Ingrid Erhardt (Hg.)
Resonanzprozesse zwischen Werk und Biografie

Eine Publikation der Deutschen Gesellschaft für Psychoanalyse und Musik e.V.

Deutsche Gesellschaft für
Psychoanalyse und Musik

Kontakt
Sebastian Leikert
Lindenstr. 8
66128 Saarbrücken
E-Mail: s.leikert@web.de

Jahrbuch für Psychoanalyse und Musik

Ingrid Erhardt (Hg.)

Resonanzprozesse zwischen Werk und Biografie

Jahrbuch für Psychoanalyse und Musik
Band 5

Mit Beiträgen von Seong-u Bak, Aleksandar Dimitrijević, Ingrid Erhardt, Barbara Gindl, Sebastian Leikert, Christopher Mahlstedt, Pietro Massa, Wolfgang Mastnak, Wolfgang Tschacher und Herbert Will

Psychosozial-Verlag

Bibliografische Information der Deutschen Nationalbibliothek
Die Deutsche Nationalbibliothek verzeichnet diese Publikation
in der Deutschen Nationalbibliografie; detaillierte bibliografische Daten
sind im Internet über http://dnb.d-nb.de abrufbar.

Originalausgabe

E-Mail: info@psychosozial-verlag.de
www.psychosozial-verlag.de

Umschlagabbildung: Wassily Kandinsky, *Improvisation 26 (Rudern)*, 1912
Umschlaggestaltung & Innenlayout nach Entwürfen von Hanspeter Ludwig, Wetzlar
Satz: metiTec-Software, me-ti GmbH, Berlin
www.me-ti.de
ISBN 978-3-8379-3043-6 (Print)
ISBN 978-3-8379-7756-1 (E-Book-PDF)
ISSN 2367-2498

Inhalt

Einführung

Kleine Bemerkung zur Geburt der Psychoanalyse aus dem Geist der Literatur – ein Horsd'œuvre

Sebastian Leikert

Jahrbuch für Psychoanalyse und Musik • Band 5 (2021), 9–15
https://doi.org/10.30820/9783837930436-9
www.psychosozial-verlag.de/pum

Ein Horsd'œuvre ist diese kleine Bemerkung in doppelter Hinsicht: nichts weiter als eine kleine Improvisation vorab, quasi ein *Gruß aus der Küche*, geht sie dem eigentlichen Œuvre – der Sammlung des Jahrbuchs – voran und stimmt den Gaumen ein. Sie ist aber auch insofern hors de l'œuvre, ein Außerhalb-des-Werkes, als sie das Thema des Jahrbuchs – die Resonanzprozesse zwischen Kultur und Kunstwerk – von einem etwas anderen Punkt aus thematisiert. Es geht hier nicht um die *Musik* in Resonanz zu einer Biografie, einem psychoanalytischen Konzept oder kulturellen Kommunikationsprozess, sondern um die Resonanz zwischen Psychoanalyse und *Literatur*. Ein bekanntes Thema, sollte man meinen, aber hier stelle ich eine andere Frage als die nach der psychoanalytischen Interpretation dieses oder jenes Werkes. Hier geht es um die Resonanzprozesse zwischen Literatur und Psychoanalyse in einem anderen Sinne, nämlich um die Frage, inwieweit sich die Psychoanalyse in ihrer Methodik und ihrem Selbstverständnis der Literatur verdankt. Inwieweit sich hier Resonanzprozesse zwischen einem Feld der Kunst, vornehmlich der des Romans, und der sich neu konstituierenden Wissenschaft vom Menschen, eben der Psychoanalyse, beschreiben lassen.

Dass es Anregungen gegeben hat, wird jeder gern zugestehen, der Freuds sattsam zitierte Bemerkung kennt, seine Krankengeschichten seien »wie Novellen zu lesen« (Freud & Breuer, 1895d, S. 227). Die Sachlage wird aber komplizierter, wenn man ein wenig weiterfragt und darüber nachdenkt, wie denn dieses Verhältnis genau aussieht und was die Psychoanalyse von der Literatur übernommen hat und ob sie vielleicht sogar in ihrem Kern davon geprägt ist. Kompliziert wird das Resonanzverhältnis auch deshalb, weil es nicht einfach eine Resonanz ist, also eine imitierende Aneignung einer Form (Literatur) durch ein anderes Medium (Wissenschaft, Psychoanalyse). Wir erkennen zugleich eine *Resonanzverweigerung*,

d. h. ein Verwischen der Spur und ein Verleugnen des genealogischen Zusammenhangs. Mit anderen Worten verhält sich Freud und nach ihm seine Schülerinnen und Schüler[1] so, als hätte man der Literatur dann doch höchstens die ein oder andere Anregung zu verdanken und nicht etwa den Kern des eigenen Projekts. So also, als sei das gesamte Herangehen der Psychoanalyse an psychische Sachverhalte auf dem eigenen Mist gewachsen und nicht die Weiterentwicklung eines hoch entwickelten Kulturgutes, nämlich der Romankunst des 19. Jahrhunderts.

Die Psychoanalyse wurde jedoch, so meine These, geboren aus dem Geist der Literatur. Ein Abstammungsverhältnis, das zu verleugnen es eigentlich keinen Anlass gibt, denn ein geistvolleres Erbe ist wohl schwerlich anzutreten. Freud hat es dennoch verleugnet oder doch mindestens heruntergespielt, wohl um den wissenschaftlichen Anspruch der Psychoanalyse nicht in Gefahr zu bringen. Die Konsequenz, die sich daraus ergibt, ist jedoch, dass die Psychoanalyse das Spezifische ihres wissenschaftlichen Ansatzes nicht stringent begründen und im Kreis von Wissenschaften verteidigen kann, die eine andere Grundentscheidung getroffen haben.

Die Psychoanalyse misst nicht, sondern sie beschreibt. Sie verwendet zur Abbildung des psychischen Wortes keine Zahlen. Beide Entscheidungen sind wissenschaftstheoretisch begründbar (Leikert & Ruff, 1999). Diesen Punkt zu erläutern ist kein Thema für eine kurze Bemerkung. Hier soll es lediglich um das Offenlegen von Resonanzen zwischen Literatur und Psychoanalyse gehen. Resonanzen, allerdings, die vielfältig sind und mehrere nicht unwesentliche Punkte der Psychoanalyse betreffen. Ich glaube, dass sich die Psychoanalyse hinsichtlich des *Mediums der Abbildung*, hinsichtlich ihrer *Methodik* sowie vieler *Inhalte*, vor allem aber hinsichtlich ihrer *ethischen Ausrichtung* der Literatur verdankt. Gleich mehrere dieser Punkte finden sich im Umfeld des Zitates der Krankengeschichte als Novelle. Die Stelle lohnt also der genaueren Lektüre. In den *Studien über Hysterie* schreibt Freud:

> »Ich bin nicht immer Psychotherapeut gewesen, sondern bin bei Lokaldiagnosen und Elektroprognostik erzogen worden wie andere Neuropathologen, und es berührt mich selbst noch eigentümlich, daß die Krankengeschichten, die ich schreibe, wie Novellen zu lesen sind, und daß sie sozusagen des ernsten Gepräges der Wissenschaftlichkeit entbehren« (Freud & Breuer, 1895d, S. 227).

1 Eine gendersensible Schreibweise ist den einzelnen Beiträger*innen dieses Bandes vorbehalten. Der Verzicht auf eine konsequente Schreibweise ist ausschließlich der Praktikabilität geschuldet. Wo es aus dem Kontext nicht anders hervorgeht, sind stets Frauen, Männer und Diverse gemeint.

Freud macht also einen Gegensatz zwischen der Methodik der universitären Forschung und der Methodik des Wissensgewinns der Psychoanalyse deutlich. Die neurologischen Messungen, so Freud, geben keinen Aufschluss über die Struktur des Psychischen. Freud fährt fort:

> »Ich muß mich damit trösten, daß für dieses Ergebnis die Natur des Gegenstandes offenbar eher verantwortlich zu machen ist als meine Vorliebe; Lokaldiagnostik und elektrische Reaktionen kommen bei dem Studium der Hysterie eben nicht zur Geltung« (ebd.).

Die Methodik der Messung geht an der der Hysterie, bzw. an der Struktur des Seelenlebens, so wie Freud es konzipiert, vorbei. Freud gibt an, er sei von der Natur des Gegenstandes zu dieser Methode genötigt worden. Dieses Argument überzeugt jedoch nicht. Die Natur des Gegenstandes hat noch niemanden zu irgendetwas gezwungen. Die Natur des Psychischen hat vor der Psychoanalyse und nach der Psychoanalyse die große Mehrzahl der Psychologen nicht daran gehindert, sich dem Psychischen mit Mittelwert und Standardabweichung zu nähern. Woher aber nimmt Freud seine Methodik? Wo ist sie vorgebildet? Freud zögert nicht mit der Antwort:

> »[E]lektrische Reaktionen kommen bei dem Studium der Hysterie eben nicht zur Geltung, während die eingehende Darstellung der seelischen Vorgänge, wie man sie vom Dichter zu erhalten gewohnt ist, mir gestattet, bei Anwendung einiger weniger psychologischer Formeln doch eine Art von Einsicht in den Hergang einer Hysterie zu gewinnen« (ebd.).

Diese Passage legt die fundamentale Überschneidung von Literatur und Psychoanalyse offen. Ausgangspunkt der psychoanalytischen Forschung ist eben jene *»eingehende Darstellung der seelischen Vorgänge, wie man sie vom Dichter zu erhalten gewohnt ist«*. Die Psychoanalyse wird hier ganz klar als Schülerin der Dichtung kenntlich gemacht. Sie ist eine Methode, die ohne das Vorhandensein der Romankunst nicht denkbar ist. Zutreffend wäre daher gewesen, wenn Freud gesagt hätte: *Beeindruckt von der Literatur knüpfe ich an die Kunst der Introspektion an, wie sie von den großen Romanciers erarbeitet wurde, und beginne, mit dieser Bewusstseinsschulung zu lauschen und sie zur Grundlage einer wissenschaftlichen Verallgemeinerung zu machen.*

Gleichzeitig deutet Freud hier auch den Vorgang an, der von der Kunst zur Wissenschaft führt. Die Psychoanalyse ist ja keine Kunst, sondern eine wissenschaftliche Theorie, die ihre zentralen Aussagen – Unbewusstes, Sexualität, Übertragung – aus der Beobachtung ableitet, prüft und verallgemeinert. Ansatzstelle dieses Vorgangs ist das, was der Analysand sagt, quasi seine *spontane Literatur*, die vom Analytiker als Wissenschaftler zu Fallberichten verarbeitet wird, die ebenfalls literarische Qualität haben. Sie verbleiben auf der Ebene der sprachlichen Darstellung, stoßen sich jedoch durch einen doppelten Vorgang von der Ebene der Literatur ab und erreichen den Anspruch auf wissenschaftliche Gültigkeit. Dieser doppelte Vorgang meint einerseits die Abstraktion vom Besonderen aufs Allgemeine, d.h. z.B. von dem spezifischen hysterischen Symptom auf die Beschreibung der Struktur des hysterischen Symptoms im Allgemeinen. Der zweite Vorgang der Abstraktion liegt in der Diskussion der Fachliteratur. Die vom psychoanalytischen Wissenschaftler behauptete These verankert sich einerseits in ihrem Bezug zur klinischen Erfahrung, d.h. einem Vorgang der ausschließlich sprachlichen kasuistischen Schilderung, andererseits in der Diskussion der vertretenen Thesen im Lichte der bereits von anderen psychoanalytischen Forschern formulierten Aussagen.

Alle diese Vorgänge sind Prozesse der Abstraktion – es wird in der Erfahrung mit vielen einzelnen hysterischen Symptomen und Strukturen gesucht, was in allen Fällen typisch ist und als Allgemeines beschrieben werden kann. An keiner Stelle aber wird der von anderen Wissenschaften vollzogene Sprung vom Wort in die Zahl gemacht. Die Ebene der Abstraktion bleibt sprachlich. Ebenso verbleibt die Diskussion der eigenen These im Lichte bereits formulierter psychoanalytisch-wissenschaftlicher Aussagen sprachlich. Wir haben also einen Transformationsprozess vor uns, der nach definierbaren Regeln vom literarisch-sprachlichen Ausgangsmaterial zur wissenschaftlichen These voranschreitet (Leikert & Ruff, 1994). Eben diesen Prozess der Transformation deutet Freud an, wenn er von den »psychologischen Formeln« spricht, welche die Transformation von der Einzelaussage zur Allgemeinaussage bewerkstelligen.

> »[D]ie eingehende Darstellung der seelischen Vorgänge, wie man sie vom Dichter zu erhalten gewohnt ist, [...] gestattet, bei Anwendung einiger weniger psychologischer Formeln doch eine Art von Einsicht in den Hergang einer Hysterie zu gewinnen« (ebd., Hervorhebung S.L.).

Die Geburt der Psychoanalyse aus dem Geist der Literatur vollzieht sich also mithilfe der Geburtshelferin in einer sprachlichen Abstraktion, die genealogische Abstammung bleibt jedoch deutlich. Diese Genese wird von Freud – wohl um die Psychoanalyse als eigenständige Wissenschaft von der Kunst abzutrennen – jedoch *verschleiert*. Überhaupt lässt sich – von Freud begründet, von seinen Schülern übernommen – der Mythos einer Selbsterzeugung der Psychoanalyse beschreiben. Bruns zeigt, wie intensiv »Freud selbst daran gearbeitet hat, als heroischer geistiger Einzelkämpfer zu gelten« (Bruns, 2019, S. 12). Tatsächlich aber lassen sich vielfältige Verflechtungen und Entstehungsvoraussetzungen zeigen, sodass eine »feldbezogene Selbstreflexion« (ebd.) der Psychoanalyse hinsichtlich ihrer Genese, aber auch hinsichtlich ihrer ethischen Stellung im dynamischen Gewebe gesellschaftlicher Interessen und Institutionen angemessen erscheint.

Neben diesen Linien der Übernahme und Fortentwicklung der Kunst literarischer Schilderung von Seelenzuständen, möchte ich noch zwei weitere Punkte andeuten, nämlich zunächst die Übernahme vieler Inhalte aus der Literatur in die Psychoanalyse, und abschließend eine ethische Ähnlichkeit zwischen Kunst und Psychoanalyse. Kommen wir zunächst zur Frage der Inhalte.

Ein Dokument der intimen Verbindung, die Freud mit der Romankunst pflegte, finden wir in dem Brief vom 14. Mai 1922, in dem er dem von ihm bewunderten Arthur Schnitzler zu dessen 60. Geburtstag gratuliert. Freud spricht hier von einer »Doppelgängerscheu« und erläutert: »[Ich habe] immer wieder, wenn ich mich in Ihre schönen Schöpfungen vertiefe, in deren poetischem Schein die nämlichen Voraussetzungen, Interessen und Ergebnisse zu finden geglaubt, die mir als die eigenen bekannt waren« (Freud, 1960, S. 339). Offen wird hier die Literatur als Quelle der Inspiration angesprochen. Der eigentümliche Begriff der »Doppelgängerscheu« zeigt zugleich, dass Freud die Auseinandersetzung mit der Literatur nicht geleistet hat: wir sind keine besseren oder schlechteren Romanciers und auch keine Doppelgänger der Literaten. Wie die Romanciers gehen wir mit psychischen Tatbeständen um, aber eben in anderer Weise, nämlich durch eine Erkundung psychischer Räume in einer klinischen Beziehung und der Abstraktion dieser Erkenntnis in einem wissenschaftlichen Prozess.

Fragen wir weiter nach inhaltlichen Resonanzen zwischen Literatur und Psychoanalyse, so fällt es nicht schwer zu erkennen, dass auch der gedankliche Kernbestand der psychoanalytischen Wissenschaft zuerst im Bereich der Literatur formuliert und dann transformiert und in die Psychoanalyse übernommen wurde. Wir können erkennen, dass einige Begriffe und Denkmuster der griechischen Antike – zu nennen sind hier vor allem der *Ödipus*- und der *Narziss-Mythos* – durch die Psychoanalyse eine Konjunktur erhielten, die ich als eine *zweite Renaissance* bezeichnen möchte. Es handelt sich um Konstellationen, die Freud aus dem Denken Griechenlands entlieh, um sie für die Erforschung der menschlichen Innenwelt nutzbar zu machen.

Abschließend soll noch ein Punkt angesprochen werden, den ich an anderer Stelle ausführlicher entwickelt habe (Leikert, 2012). Ich vertrete die These, dass die Psychoanalyse als Wissenschaft sich in ihrem Herkommen weniger der Philosophie, der Medizin oder der Psychologie verdankt als der Kunst. Zweifellos übernimmt die Psychoanalyse auch Momente der Philosophie, der Medizin etc. Es gibt aber einen zentralen Punkt, den die Psychoanalyse mit keiner anderen Wissenschaft, sondern allein mit der Kunst teilt: die spezifische ethische Ausrichtung auf das Einzelsubjekt. Der Kürze halber soll dies allein an der Romankunst des 19. Jahrhunderts argumentiert werden, auch wenn sich eine vollständige Argumentation spätestens mit der Emanzipation der Kunst von der Religion in der Renaissance beginnen müsste (Burckhardt, 1860).

Ja, Freuds Fallgeschichten lesen sich wie Novellen und sind damit einzigartig in der wissenschaftlichen Literatur. Die bedingungslose Zuwendung zur Einzigartigkeit der beschriebenen Person, ihres Beziehungsgeflechts und ihrer Innenwelt zeigt, dass die psychoanalytische Reflexion stets aus der Begegnung mit einem Menschen in seiner Einzigartigkeit entsteht. Diesen Zug teilt die Psychoanalyse allein mit der Kunst. Sie verarbeitet das in der hochindividuellen Begegnung Erfahrene dann anders als die Literatur, der Ausgangspunkt aber bleibt der Einzelfall. Diese Haltung unterscheidet sie von allen messenden Wissenschaften, die das Einzelsubjekt als Kanonenfutter für Messwerte mit Mittelwert und Standardabweichung verwenden. Das Individuelle ist in der Psychoanalyse Kerninteresse der Begegnung, während es in der messenden Wissenschaft Störfaktor ist oder auf messbare Unterschiede einer Merkmalsausprägung zusammengestutzt wird, die nichts mehr abbilden vom individuellen Kosmos einer inneren Welt. Dieser ethische Unterschied des höchsten Respekts vor dem einzigartigen Subjekt zeigt sich an vielen Einzelheiten der psychoanalytischen Kur. Durch die Regel der freien Assoziation wird der Analysand aufgefordert, sich nicht von übernommenen Normen her zu beschreiben, sondern selbst den Zugang zu inneren Wirklichkeiten zu suchen, die ja nicht selten im Gegensatz zu bewussten Idealen stehen, dieser oder jener Norm zu gehorchen.

Auch in den beanspruchten Zeiträumen kommt diese Orientierung zum Tragen. Wie lang dauert eine Psychoanalyse? Es gehört zu unserem Selbstverständnis, dies von keiner Norm aus zu bestimmen, sondern dem hoch individuellen Prozess der jeweiligen klinischen Begegnung zu überlassen. Dass die meisten von uns in kassenfinanzierten Kontexten arbeiten und mit bestimmten Stundenkontingenten umgehen, tut dieser Grundüberzeugung keinen Abbruch. Die Frage, wie lang eine Psychoanalyse dauern sollte, ist also ebenso wenig definitiv zu beantworten, wie die Frage, wie lang ein Roman sein sollte. Nur eines ist klar: weder das eine noch das andere kann kurz sein.

Damit will es diese kurze Bemerkung bewenden lassen. Wer nun einwenden möchte, dies sei, verglichen mit dem Gewicht der Frage, zu kurz, dem möchte ich uneingeschränkt beipflichten, gleichzeitig aber anmerken, dass es ja um nichts Weiteres ging, als darum, den Appetit auf diese Frage anzuregen.

Literatur

Bruns, G. (2019). *Ein kulturelles Feld. Elemente einer erweiterten psychoanalytischen Kulturtheorie* [Manuskript].

Burckhardt, J. (1860). *Die Kultur der Renaissance in Italien*. Stuttgart: Reclam, 2014.

Freud, S. (1960). *Briefe 1873–1939*. Hrsg. von E. Freud & L. Freud. Frankfurt a. M.: S. Fischer.

Freud, S. & Breuer, J. (1895d). *Studien über Hysterie. GW 1*, 75–312.

Lacan, J. (1986 [1960]). *Le séminaire livre VII, L'Éthique de la psychanalyse*. Paris: Seuil.

Leikert, S. (2001). Die Forschungsgruppe – Ein Setting für empirisch-psychoanalytische Forschung. *Psychoanalyse im Widerspruch, 25*, 47–59.

Leikert, S. (2012). *Schönheit und Konflikt – Umrisse einer allgemeinen psychoanalytischen Ästhetik*. Gießen: Psychosozial-Verlag.

Leikert, S. & Ruff, W. (1994). Methodische Prinzipien psychoanalytischer Therapieforschung. *Forum Psychoanal, 10*, 77–86.

Volkan, V. (1999). *Das Versagen der Diplomatie – Zur Psychoanalyse nationaler, ethnischer und religiöser Konflikte*. Gießen: Psychosozial-Verlag.

Weber, M. (1904). *Die Objektivität sozialwissenschaftlicher und sozialpolitischer Erkenntnis*. Tübingen: Mohr.

Vorwort

Ingrid Erhardt

Jahrbuch für Psychoanalyse und Musik • Band 5 (2021), 17–20
https://doi.org/10.30820/9783837930436-17
www.psychosozial-verlag.de/pum

Nun aber zum Œuvre selbst, d. h. zum *Fünften Jahrbuch für Psychoanalyse und Musik*. Wir greifen in diesem Band das Thema des Elften Symposiums der *Deutschen Gesellschaft für Psychoanalyse und Musik* auf, das vom 1.–3. November 2019 unter dem Titel »Resonanzprozesse zwischen Werk und Biografie in Musikproduktion und -rezeption« im Klinikum rechts der Isar der Technischen Universität München stattfand. Wir möchten uns bedanken bei allen Referent*innen und Mitwirkenden, die zur Verwirklichung des Symposiums beigetragen haben, und bei den weiteren renommierten Autor*innen, die wir für dieses Buch gewinnen konnten. So kommen Psychoanalytiker*innen, Psycholog*innen, Musikwissenschaftler*innen, Musiker*innen und Musiktherapeut*innen zu Wort, wobei die meisten mehr als einem Fachgebiet angehören und ihre Leidenschaft für Musik und für psychische Zusammenhänge mit ihrer Arbeit in Forschung und Lehre, als Autor*innen oder auf der Bühne Ausdruck verleihen.

Resonanz ist ein Phänomen, das uns überall begegnet, sodass wir wie selbstverständlich auch in der Alltagssprache darauf Bezug nehmen. So hört und liest man häufig, dass etwas »Anklang findet«, »auf Resonanz gestoßen« ist, zwei Menschen die gleiche »Wellenlänge« haben. Uns (be)rühren Musik, Lyrik und andere Kunstwerke, wir lauschen ergriffen, werden innerlich bewegt und in Schwingung versetzt.

Resonanzprozesse finden nicht nur physikalisch in der Musik und zwischen Musiker*innen und ihren Instrumenten statt, sondern auch auf einer emotionalen und körperlichen Ebene in und zwischen den Musiker*innen und ihrem Publikum. Auf verschiedenen Ebenen lösen sie verschiedenste Empfindungen aus, regen zu vielfältigen Überlegungen und Forschungen an, aber vor allem zum Lauschen, Zuhören und Nach-innen-Hören.

Wodurch wird Resonanz in uns selbst und bei Anderen ausgelöst? Inwiefern übertragen wir eigenes Erleben auf unser Gegenüber? Welche Funktionen haben diese Vorgänge für die Beziehungen und das Selbstgefühl? Welche Transformationen des Innerpsychischen und welche Synchronisierungen zwischen den Individuen beziehungsweise zwischen Individuum und der Musik finden statt? Diesen und ähnlichen Fragen geht das vorliegende Jahrbuch nach.

Die wechselseitige Resonanz zwischen Therapeut*innen und ihren Patient*innen lässt die persönliche Erfahrung und die Beziehung lebendig werden. Emotionale Resonanz ist eine Voraussetzung für therapeutische Veränderung.

Resonanzprozesse sind allgegenwärtig beim Hören und Spielen von Musik sowie in zwischenmenschlichen Interaktionen. Diese Vorgänge bei mentalen Veränderungsprozessen in psychoanalytischen und psychotherapeutischen Behandlungen zu erfassen und zu begleiten ist von elementarer Bedeutung. Resonanzprozesse sind auf vielen verschiedenen Ebenen der Wahrnehmung spürbar und doch bedarf es besonderer Methoden, diese systematisch zu beschreiben oder gar zu beforschen. Durch die vielen Mikromomente der Begegnung und das wechselseitige Aufeinander-Reagieren entwickelt sich eine therapeutische Beziehung, die für jede Dyade oder Gruppe einzigartig ist und deren Qualität maßgeblich zur therapeutischen Veränderung sowie zu einer erfolgreichen Behandlung beiträgt.

In diesem fünften Jahrbuch beschäftigen wir uns mit den Zusammenhängen von Resonanzerfahrungen und -prozessen, überwiegend auf Grundlage von psychoanalytischen, psychologischen und musikwissenschaftlichen Betrachtungen. Dies erfolgt aus kulturtheoretischer aber auch klinisch-praktischer bzw. therapeutischer Perspektive. Die Beiträge nähern sich dem vielschichtigen Thema der Resonanzprozesse mit verschiedenen Ansätzen und ermöglichen so den Leser*innen, einerseits konkrete methodische Zugänge kennenzulernen und andererseits über den »Tellerrand« einzelner Disziplinen hinauszuschauen.

Die Spannweite reicht von einer differenzierten Auseinandersetzung mit der Biografie und ausgewählten Werken renommierter Komponisten, wie bspw. mit J. S. Bach, J. Brahms und A. Skrjabin. Die psychoanalytische Perspektive kommt sowohl aus der klinischen Praxis als auch in der Entwicklung einer analytischen Schule zu Wort. Zudem werden zwei empirische Studien vorgestellt, die Resonanz- und Synchronisierungsprozesse zwischen Musiker*innen und Zuhörer*innen auf einzigartige Weise untersucht haben.

Im ersten musikwissenschaftlichen Beitrag bringt uns *Wolfgang Mastnak* die Schlüsselbegriffe des Buches näher, indem er verschiedene Biografietypen differenziert und sich mit dem Werkbegriff aus unterschiedlichen Perspektiven auseinandersetzt. Mit der sogenannten Theorie der Resonanzprozessoren stellt er einen interdisziplinären Zugang vor und veranschaulicht deren Bedeutung für die Praxis anhand klinischer Beispiele.

Pietro Massa stellt uns Werke des russischen Komponisten Alexander Skrjabin vor und bringt darin biografische Aspekte und seine musikalische Entwicklung eines neuen Tonsystems in Verbindung. Dabei trat Massa bei unserem Symposium in doppelter Funktion auf – als Konzertpianist und als Musikwissenschaftler: Er spielte an einem Abend u. a. drei Sonaten von A. Skrjabin und hielt zuvor einen Vortrag über dessen Werk. Seine außergewöhnliche Leistung bescherte den Zuhörer*innen eine besondere ästhetische Erfahrung: die Werkinterpretation und im Anschluss das Konzert.

In seiner differenzierten Auseinandersetzung mit Heinz Kohuts Entwicklung der Selbstpsychologie führt uns *Aleksandar Dimitrijević* vor Augen, welche wesentliche Bedeutung Kohuts Liebe zur Musik für die Entwicklung der Selbstpsychologie als eigenständiger psychoanalytischer Schule spielte.

Sebastian Leikert präsentiert eine psychoanalytische Werkinterpretation anhand J. S. Bachs Wohltemperiertem Klavier: Er stellt den Schnittpunkt biografischer und musikgeschichtlicher Transformationen aus verschiedenen Perspektiven dar, die gleichsam unterschiedliche Zugänge zu einem Werk ermöglichen.

In einem weiteren musikwissenschaftlichen Beitrag mit psychoanalytischer Betrachtung untersucht *Seong-u Bak* die Frauenchormusik von Johannes Brahms am Beispiel des *Ave Maria* op. 12. Unter dem Blickpunkt biografischer Besonderheiten des Komponisten entwickelt er psychodynamische Überlegungen, die ein neues Licht auf dieses Werk und seinen Schöpfer werfen.

In dem Beitrag von *Ingrid Erhardt* wird zunächst ein Überblick über die vielfältige Art und Weise, in der uns Resonanzprozesse in der Musik und in der analytischen Beziehung begegnen, gegeben. Sie beschreibt, wie Autor*innen, Musiker*innen und Forscher*innen sich Resonanzprozessen annähern und welche Gemeinsamkeiten zwischen Psychoanalyse und Musik bestehen. Dabei geht sie auch auf die Auswirkung fehlender Resonanz in der menschlichen Kommunikation ein.

Ein Fallbericht von *Herbert Will* veranschaulicht in einer psychoanalytischen Behandlung die Bedeutung von Musik als Medium der Resonanz und beschreibt, wie sie zu einer emotionalen Lebendigkeit beträgt. Die Darstellung veranschaulicht, wie affektives Erleben durch das Aufgreifen von Musik Resonanzprozesse ermöglicht und den analytischen Prozess vertieft.

Barbara Gindl stellt Erfahrungen von emotionaler Resonanz als Grundprinzip therapeutischer Beziehungen in den Mittelpunkt ihrer Darstellung und legt ein entwicklungspsychologisch basiertes Therapieverständnis der Musik- und Körperpsychotherapie dar, das die Bedeutung früher Beziehungserfahrungen fokussiert.

Und schließlich schlagen zwei Beiträge die Brücke von der theoretischen und klinischen Auseinandersetzung zur empirischen Forschung. *Wolfgang Tschacher* stellt eine Studie zu Synchronisierungsprozessen im klassischen Konzert vor. Im Mittelpunkt der Untersuchung stehen unter anderem die Synchronie der Körperbewegungen von Musiker*innen und den Zuhörer*innen sowie zwischen den Zuhörer*innen.

Zum Abschluss präsentiert *Christopher Mahlstedt* eine Studie zu den Unterschieden in der emotionalen Wahrnehmung freier Improvisation zwischen Musizierenden und Rezipierenden. Damit schließt sich der Kreis, da der Beitrag das Thema des Symposiums gewissermaßen wörtlich nimmt. In einem innovativen Studiendesign erfasst und vergleicht der Autor die emotionalen Reaktionen der Zuhörenden sowie die der Musiker*innen auf eine Improvisation, um Resonanzschemata systematisch zu untersuchen und zu beschreiben.

Die Beiträge in diesem Sammelband nähern sich aus verschiedenen Perspektiven und mit unterschiedlichsten Ansätzen dem vielschichtigen Thema der Resonanzprozesse an. Trotz unterschiedlicher Disziplinen eint alle Autor*innen die Begeisterung für die Musik, die Psychoanalyse und zwischenmenschliche Prozesse. Sie lassen Resonanzerfahrungen in ihren Beiträgen lebendig werden und bereichern den Diskurs durch die Reflexion über das individuell und gemeinsam Erlebbare.

In Zukunft wären weitere empirische Studien wünschenswert, die Musiker*innen und Forscher*innen zusammenbringen und neben den messbaren Parametern und beobachtbaren Phänomenen das emotionale Erleben der Musizierenden wie Rezipierenden und somit die (inter)subjektive Perspektive miteinbeziehen. Auch die Studien auf der Mikroebene in psychoanalytischen/psychotherapeutischen Prozessen leisten einen wichtigen Beitrag zum Verständnis zwischenmenschlicher Resonanzprozesse. Dieses Forschungsfeld ist ein weites und wissenschaftliche Studien können Wirkprozesse erklären, ohne die Faszination für musikalische Erfahrungen und persönliche Begegnungen zu schmälern.

Dieses Buch richtet sich nicht nur an Psychoanalytiker*innen und Psychotherapeut*innen, sondern auch an Musiker*innen, Musikwissenschaftler*innen, Musiktherapeut*innen und alle, die sich für die wechselseitigen Prozesse in psychischem und musikalischem Erleben interessieren. Ich wünsche den Leser*innen eine sinnliche Erfahrung, die innerlich widerhallen und zu weiterem Austausch miteinander anregen möge.

Musikwissenschaftliche Untersuchungen

Resonanzprozessoren

Interdependenzfunktion zwischen Biografie und Werk

Wolfgang Mastnak

Jahrbuch für Psychoanalyse und Musik • Band 5 (2021), 23–49
https://doi.org/10.30820/9783837930436-23
www.psychosozial-verlag.de/pum

Zusammenfassung: Gehen wir davon aus, dass Biografien und musikalische Werke von grundlegend verschiedener Qualität sind, erfordern Resonanzprozesse Mediatoren, hier »Resonanzprozessoren« genannt. Lebensgeschichten werden aus psychoanalytischer Perspektive in verschiedene Typen unterteilt, die jeweils auch qualitativ unterschiedliche Resonanzbeziehungen zur Musik bedingen: situative, perzeptive, identifikatorische, submentale, multiple, reinkarnative und transpersonale Biografien. Der Begriff »Werk«, der untrennbar mit abendländischen Musiktraditionen verbunden ist, wird aus psychoanalytischer und kulturanthropologischer Sicht geweitet und musikalische Schaffensprozesse werden den Schaffensprodukten komplementär gegenübergestellt. Die Theorie von Resonanzprozessoren basiert auf interdisziplinären Zugängen. Psychoanalytische, kognitionspsychologische, philosophische, neurowissenschaftliche und physikalische Perspektiven kommen ins Spiel. Dies führt zu einer Unterscheidung in (I) kognitive Prozessoren, (II) Prozessoren, die auf dem Default Mode Network, einem mit dem Unbewussten in Verbindung stehenden zentralnervösen System, beruhen, (III) Oszillationsprozessoren und (IV) Prozessoren, die mit dem Quantenbewusstsein und einer Quantenfeld-assoziierten Theorie zur wechselseitigen Transformation von Materie und Geist in Verbindung gebracht werden. Diese theoretischen Ausführungen werden an klinischen und kulturellen Manifestationen konkretisiert: Musikalische Resonanzprozesse in der Todesvorbereitung bei Krebs, Quelle von Lebenssinn bei chronischer Schizophrenie, Verarbeitungsfunktion bei posttraumatischer Belastungsstörung, Medium zur Reintegration des Selbst bei Brustkrebs und Ausdruck von Eros und Vitalität im Sega-Tanz auf Mauritius.

Stichworte: interdisziplinäre Psychoanalyse, Musiktherapie, Psychiatrie, Psychoonkologie, Neuropsychologie, Kulturanthropologie

Einleitung

Resonanzprozesse – dieser Terminus verlangt im Zusammenhang von Psychoanalyse nach Deutung. Wobei Deutung diesem Metier nicht fremd ist. Vielmehr stand eine solche bekanntlich an der Wiege der Psychoanalyse: *Traumdeutungen.*

Deutung ist in diesem Zusammenhang kein subjektives, mit einem Hauch von Willkürlichkeit und Unverbindlichkeit behaftetes Meinen, sondern ein epistemologischer Modus, ein Weg der Erkenntnis. Das ist nicht nur das Wesen philosophischer Hermeneutik, die mit Hans-Georg Gadamers *Wahrheit und Methode* (1960) einen auch psychologisch plausiblen Gegenentwurf zur objektiven Erkenntnis darstellt, das betrifft auch den Kern anderer Disziplinen wie beispielsweise die juristische Hermeneutik (vgl. Klatt, 2017).

Deutung ist kein Beiwerk, sondern Quell von Erkenntnis. Das kennzeichnet etwa auch Umberto Ecos berühmte Unterscheidung zwischen Zeichen, die Deutung verlangen, und Signalen, die in ihrer Funktion vollständig festgelegt sind, wobei Eco – mit gewisser Ähnlichkeit zum Titel dieses Buchs – Interpretation auch als Bezug zwischen Autor und Text sieht (1992). Interpretation ist darüber hinaus sowohl in der theoretischen als auch praktischen Psychologie ein essenzielles Verfahren – insbesondere in deutungsorientierten Richtungen wie der Psychoanalyse und ihrem breiten Spektrum (vgl. Mawson, 2017).

Was ist also unter *Resonanz* zu verstehen? Oder besser: Wie kann der Begriff *Resonanz* im Kontext dieses Buchs gedeutet werden?

Zunächst ist festzuhalten, dass dieser Begriff auf wissenschaftlichem Terrain vor allem der Physik zuzuordnen ist. Dies geht auf Leonhard Eulers Bewegungsgleichung aus dem Jahre 1739 und auf Thomas Youngs Resonanzkurvenberechnungen von 1823 zurück, wobei gerade in der Psychologie terminologische und ideenmäßige Anleihen aus der Physik nicht Wunder nehmen. So griff Freud auf den physikalischen Begriff der Energie zurück, ein Griff, der sich heute gerade aus neurowissenschaftlicher Sicht als ausgesprochen sinnvoll erweist (vgl. Hopkins, 2016). Und in Kurt Lewins Feldtheorie (vgl. Lück, 1996) dringt die vektorbasierte Grundidee klassischer physikalischer Feldtheorien deutlich durch. Von daher ist es kaum verwunderlich, dass auf psychoanalytischem Terrain zunehmend ein physikalischer Begriff ins Treffen geführt wird: *Resonanz*.

Heuristisch klingt hier ein gleichsam harmonischer Einschwingprozess an, eine innere Verbindung auf sozusagen gleicher Wellenlänge, wobei unmittelbar ein markanter Unterschied zur Physik ins Auge sticht. Während physikalisch immer zwei ähnliche Objekte, zum Beispiel eine Saite und eine nur lose verankerte Glasscheibe, in Resonanz kommen, haben wir hier zwei qualitativ höchst unterschiedliche Entitäten vor uns: Biografie und Werk. Wenn es hier nun etwas wie Resonanz gibt, dann muss ihnen irgendeine qualitative Entsprechung anhaften. Und genau darin gründet ein wesentlicher epistemologischer Anspruch dieses Buchs.

Biografie

In einem Brief vom 9. September 1848 an Solange Clésinger, George Sands Tochter, schrieb Frédéric Chopin[1] (vgl. Mastnak, 2015, S. 98):

> »Als ich gerade für einige englische Freunde meine Sonate in b-Moll spielte, ereignete sich etwas ganz Sonderbares. Ich hatte gerade so einigermaßen das Allegro und das Scherzo gespielt und war daran, mich an den Marsch zu machen, als plötzlich diese verdammten Kreaturen, die schon in düsterer Nacht im Kartäuserkloster[2] in Erscheinung getreten waren, aus dem halboffenen Klavier auftauchen. Ich musste mich zurückziehen, um mich zu erholen, dann kam ich zurück und spielte ohne Kommentar weiter.«

Ganz klar: ein biografisches Vorkommnis. Die Halluzination eines höchst kreativen Musikers, um dessen fragile Gesundheit die unterschiedlichsten Hypothesen kursieren: von zystischer Fibrose bis zum Alpha-1-Antitrypsinmangel, von Epilepsie bis zur depressiven Störung mit Angstsymptomatik. Was heißt aber hier *biografisch*? Reduziert sich der Begriff auf das, was in der jeweiligen Situation vermittels Selbst- und Fremdwahrnehmung beschrieben werden kann? Wobei wir hier bereits zwei unterschiedliche biografische Qualitäten vorfinden. Den Begriff *Biografie* differenziert zu beleuchten ist im Hinblick auf die vorliegende Thematik von Relevanz. Im Folgenden werden dazu sieben verschiedene Biografietypen unterschieden.

1 Für diesen Artikel in der Neuübersetzung von Mastnak (März 2020).

2 Auf Mallorca.

Situative Biografie

> »Am 19.3.1924 hatte an den Münchner Kammerspielen Brechts Bearbeitung [...] seiner Dokumentation nach hat Orff die Aufführung besucht; er schreibt dort, dass dieser Abend ›Entscheidendes‹ für ihn gebracht habe [...] hat es Orff weiter ausgeführt: ›Unvergesslich die aufregende Inszenierung ...‹«

So liest man in Fritz Hennenbergs (2013) Orff-Studien, was im Sinne dieses Artikels einer *situativen Biografie* entspricht.

Biografie – etymologisch unschwer zurückzuverfolgen: über das Mittelalterlatein zu den altgriechischen Wurzeln βιογραφία – das Leben in Schrift – und spätestens ab der Neuzeit der Begriff für die individuelle Historie eine Lebens.

Gehen wir aber in andere Kulturräume, so verwischt sich die Eindeutigkeit dessen, was wir so klar als *Biografie*, wissenschaftlich gesichert und unverrückbar, zu verstehen meinen – ein Faktum, das für die psychoanalytische und künstlerische Auseinandersetzung mit Biografien von Bedeutung ist. Im Chinesischen etwa finden wir das Wort 传 zhuān, meist als *Biografie* oder *historische Narrative* übersetzt, gebildet aus dem Zeichen für *Mensch* 人 rén und *speziell* 专 zhuān. Damit ist aber die Sache noch nicht vom Eis: denn 传记 zhuānjí – ebenfalls *Biografie* – heißt so viel wie sich des Speziellen des Individuums zu erinnern; und 正传 zhèngzhuàn kann – mit dem Wort 正 zhèng, das unter anderem auch *richtig* heißt, in Verbindung – sowohl *wahre Biografie* als auch die Essenz eines literarischen Werks bedeuten. Diese (scheinbare) Doppelbedeutung aber steht in scharfem Widerspruch zum Biografiebegriff des Westens, insbesondere zu dem, was hier *situative Biografie* genannt wird.

In der situativen Biografie sind die äußeren Fakten von Belang: in der konventionellen historischen Musikwissenschaft, in der formalen klinischen Anamnese, im Indizienbeweis eines Kriminalfalls. Das Individuum lässt sich jedoch nicht darauf reduzieren, worin ein essenzielles Moment von Psychoanalyse und Künsten verborgen liegt.

Perzeptive Biografie

Farbe existiert nur in unseren Köpfen. Außerhalb von uns gibt es lediglich ihre elektromagnetische Wellenentsprechung. Das ist ebenso neuropsychologisches Faktum wie der Umstand, dass Musik durch unsere Psyche erst geschaffen wird.

Wahrnehmung ist ein kreativer Prozess, was auch in Amei Schneiders Symposiumsworkshop aufs Tapet kam. Außen und innen klaffen qualitativ auseinander. Das ist zumindest auch eine plausible Deutung des Platonischen Höhlengleichnisses.[3]

Dennoch können wir uns (vermutlich) vermittels unserer Sinne relativ gut orientieren, womit sich die Frage nach dem pragmatischen Link zwischen Innen und Außen stellt. Hier gibt die Evolutionäre Erkenntnistheorie, die vor gut einem halben Jahrhundert eine wichtige Brücke zwischen Epistemologie, Evolutionstheorie und Psychologie geschlagen hat (vgl. Vollmer, 1975), ein Erklärungsmodell. Der Wahrnehmungs- und Erkenntnisapparat von Lebewesen hat sich evolutionär an die entsprechenden Umweltbedingungen pragmatisch angepasst: Wir als Menschen brauchen etwa keine Drucksensoren wie die Fische, um uns in unserer Lebenswelt zurecht zu finden. Dafür sollten wir aber unter erdnahen atmosphärischen Bedingungen visuelle Ferndaten empfangen und verarbeiten können. Solche sind Bausteine dessen, was hier perzeptive Biografie genannt wird: die Möglichkeit einer hohen intersubjektiven Konkordanz von Perzeption, was vielfach mit dem Übereinstimmen von (sogenannter) Realität und Realitätsbewusstsein in Zusammenhang gebracht wird. Was hat das nun aber mit Resonanzprozessen zwischen Werk und Biografie zu tun?

Der englische Komponist und Dirigent Ralph Bateman schrieb für den Autor dieses Artikels und die chinesische Perkussionistin 彭瑜 Peng Yu *8 Trigrams and a Finale for Piano and Chinese Percussion*, ein Werk, das 2010 in Shanghai uraufgeführt wurde. Im siebten Trigram verlor sich die Perkussionistin, was im Pianisten komplexe Mentalprozesse auslöste: genaue Vergegenwärtigung der Partitur als Referenzhintergrund, Überlegungen zur Lösung dieses Akutproblems, Kontrolle der zeitgleichen künstlerischen Expression, die nun dialogisch-improvisatorisch wurde. Auf emotionaler Ebene hatte er Angst, das alles könne in ein Abbrechen münden; gleichzeitig verspürte er eine prickelnde Dynamik, an der in diesen Momenten nur die Perkussionistin und er selbst teilhaben konnten.

3 Platon lässt im siebten Buch seiner Schrift *Politeia* seinen Lehrer Sokrates ein Gleichnis erzählen. Eine Höhle ist durch einen Schacht mit der Außenwelt verbunden. In ihr sind Menschen ihr ganzes Leben so gefesselt, dass der Schacht hinter ihnen liegt und sie nur die Höhlenwand vor sich sehen können. Weit hinter ihnen liegt eine Lichtquelle. Wenn nun andere Menschen zwischen ihnen und der Lichtquelle agieren, sehen sie nur deren Schatten, hören aber ihre Stimmen und denken, die Schatten würden reden. Auch wenn Platons Gleichnis die Notwendigkeit des philosophischen Bildungswegs darstellen will, so ist es später zu einem allgemeinen erkenntnis- und wahrnehmungstheoretischen Modell geworden. Weiterführende Empfehlung: Platon (2012).

Heute, nach zehn Jahren, ist genau dieses Moment in seiner biografischen Rückerinnerung das stärkste. Ralph Bateman selbst hat damals zwar »something was different« bemerkt, die Uraufführung, die auch in seinen offiziellen Biografien auftaucht, insgesamt aber ästhetisch genossen. Das Publikum konnte die Deviationen ohne Kenntnis der Partitur freilich nicht entdecken. Eine einzige Situation, aber verschiedene Wahrnehmungen und verschiedene Verankerungen in der jeweiligen perzeptiven Biografie.

Perzeptive Biografie bezeichnet hier also Biografien, die sich aus der Verarbeitung von äußeren Sinnesreizen und von innerpsychisch produzierten Phänomenen, wie Imaginationen oder schizophrenen Halluzinationen, ergeben – so wie im oben zitierten Chopin-Vorkommnis. Trotz ihrer Subjektivität haftet perzeptiven Biografien dennoch meist eine sehr klare deskriptive Diktion und eine realistische beziehungsweise realistisch erscheinende Wahrhabung der betreffenden Geschehnisse an.

Identifikatorische Biografie

Arthur Schopenhauers *Die Welt als Wille und Vorstellung* (1819) hat nicht nur maßgebliche Akzente in der Philosophie gesetzt, vergleichende Forschungen zeigen auch deutliche Parallelen zwischen Schopenhauers und Freuds Denken (vgl. Young & Brook, 1994). Seine legendär pessimistische Philosophie wird zudem neuerdings auch als ein Vorreiter der kognitiven Neurowissenschaften, der Psychoanalyse und der evolutionären Psychologie gesehen (Baptista, 2016). In diesem Kontext setzt auch der hier verwendete Begriff *Identifikatorische Biografie* an.

Auch wenn in diesem Artikel Aleksandar Dimitrijevićs These von der *Geburt der Selbstpsychologie aus dem Geist der Musik*[4] aus psychologiehistorischen Gründen (vgl. Fosshage, 2009; Hartmann, 2009) nur sehr bedingt geteilt wird, von der Substanz her liegt ihr eine tiefe Wahrheit inne, die es in Zukunft noch genauer zu ergründen gilt. Von hier aus ins Praxisfeld:

Beginn des neuen Jahrtausends. Ein Altenheim in Strasbourg. Arbeit im musik-gerontologischen Bereich: eine heterogene Gruppe, teils moderate Demenz, teils soziale Isolation, teils pathologische Züge von Depression und Angst. Im Zentrum stehen biografische Arbeit und Selbstakzeptanz. Chanson-Protagonisten mit einer Wahrnehmung ihres Daseins, die sich von den vorhergegangenen

4 Eröffnungsvortrag des 11. Symposiums der Deutschen Gesellschaft für Psychoanalyse und Musik, gehalten am 2. November 2019 in München.

Biografietypen deutlich unterscheidet, stoßen auf Resonanz. Ihr Selbst hat mit dem plausiblen Rollen-Selbst im Sinne der Sozialpsychologie kaum etwas gemein – modellhaft, Henri Contets *Le Carrosse*, 1958 für den großen Chansonnier Yves Montand geschrieben[5]:

> »Er wartete auf seine Kutsche, er wartete auf seine Pferde, Schwarze Schürze, Bürstenfrisur,
> Man nannte ihn Monsieur Carabosse. Er erfand sich Barone, die sein Schloss besuchten […]
> Ich fand ihn in der Rue de Courcelles als er gerade Feuersteine verkaufte,
> Und er ging umher, von Funken gekrönt, als wäre er Ludwig XIV nach einem Bankett […]
> Er war stolz auf sich und seine Hochzeit mit der Tochter eines Königs von Schottland,
> Die, zum Spaß der Zuschauer, auch anwesend war, es war wie immer seine liebe Yvonne […]
> Aber die Zeit rannte und brachte die Erde durcheinander; man zerstörte und baute wieder auf;
> Das Glück zog in einem Donnerkrachen vorüber, er aber verkaufte nach wie vor seine Feuersteine […]
> Wunderbar ein Kindheitstraum, wenn man mit aller Kraft an ihn glaubt,
> Und Aschenputtel persönlich schlief abends im Schloss […]«

> »Il attendait son carrosse / Il attendait ses chevaux / Tablier noir cheveux en brosse /
> On l'appelait monsieur Carabosse / Il s'inventait des baronnes / Qui visitait son château […]
> Je l'ai retrouvé dans la rue de Courcelles / Alors qu'il vendait des pierres à briquet /
> Et se baladait couronné d'étincelles / Comme un Louis XIV après un banquet […]
> Très fier de lui et de ses noces / Avec la fille d'un roi d'Écosse /
> Elle était là en personne / Pour amuser les badauds / C'était toujours sa bonne / La bonne Yvonne […]
> Mais le temps courait et chambardait la terre / On démolissait, on rebâtissait /
> La fortune passait dans un bruit de tonnerre / Lui, vendait toujours ses pierres à briquet […]
> C'est merveilleux un rêve de gosse / Quand on y croit de toutes ses forces /
> Et Cendrillon en personne / Dormait le soir au château […]«

5 Textübertragung Mastnak.

Was sich hier abspielt, liegt qualitativ weit jenseits des Subjektiven im Sinne der perzeptiven Biografie. Hier zeigt sich ein Selbst in verblüffender Nähe zu Wille und Vorstellung. Hier werden das Ich und seine Einbettung in die soziokulturelle Wirklichkeit in einer von der Außensicht nahezu abgekoppelten Weise gelebt, wobei – ähnlich wie bei den angesprochenen Charakteren – ein submentaler Prozessor die Grenzen auslotet und kurz vor einem Bruch mit fatalen Folgen realitätskompatibel korrigiert. Im Sinne Identifikatorischer Biografie – was konventionell-psychopathologisch freilich angezweifelt werden kann – liegt aber weder eine psychotische noch eine Persönlichkeitsstörung vor. Vielmehr handelt es sich um eine Selbst-Identität, die mehr einer soziokulturell inkompatiblen Individualität (antisoziale Persönlichkeitsstörung ausgenommen), denn einer pathologischen Manifestation entspricht. Leben jenseits des Normativen, zu dem einige der Résidents dieses Altenheims eine innere, vielleicht auch projektive und introjektive Beziehung verspürten – Resonanzprozesse.

Submentale Biografie

In Lalandes 1769 in Paris erschienen Schrift *Voyage d'un François en Italie* lesen wir die berühmte Entstehungsgeschichte von Tartinis Teufelstrillersonate[6]:

> »Eines Nachts träumte mir von einem Geschäft mit dem Teufel, bei dem ich meine Seele versetzte. Alles lief, wie ich es orderte, und mein neuer Sklave las mir jeden Wunsch von den Augen ab. Da durchzuckte mich die Idee, ihm meine Geige in die Hand zu drücken und zu sehen, was passieren würde. Wie war ich aber erstaunt, als ich ihn mit vorzüglicher Gewandtheit eine Sonate von einer Schönheit, wie ich sie mir in meinen kühnsten Fantasien nicht hätte vorstellen können, spielen hörte. Ich war wie gebannt, hingerissen, es raubte mir den Atem – und ich erwachte. Ich schnappte mir die Geige und versuchte, die Klänge, die ich eben gehört hatte, zurückzubringen. Aber vergeblich. Das Stück, das ich daraufhin komponierte, die Teufelstrillersonate, blieb, wenngleich sie das beste wurde, was ich je geschrieben habe, weit hinter dem zurück, was ich im Traum gehört hatte.«

Ohne Zweifel, dieser Traum gehört zu Tartinis Biografie. Damit nimmt er aber keine Sonderstellung ein. Träume und unbewusste Gehalte gehören zumindest ebenso mächtig zu unserer Historie wie die situative Biografie, wobei sich bei-

6 Textübertragung Mastnak.

der biografische Qualitäten deutlich unterscheiden. Situative Bio-grafien sind zeitlich linear, haben genau festgelegte Orte und klar identifizierte Akteure. Submentale Biografien enthalten Träume, bei denen sich Zeiten durchdringen und umkehren können. Hier finden sich dynamische Räume mit variablen Grenzen ebenso wie sich verschmelzende Entitäten, so zum Beispiel Gegenstände mit menschlichen Qualitäten und Namen. Oft jenseits des euklidischen Raums und des konventionell-rationalen Zeitkonstrukts werden Erfahrungsintensität und Bedeutungsamalgame dominant.

Es gehört zu den klassischen psychoanalytischen Axiomen, dass biografische Erfahrungen unsere unbewussten Prozesse beeinflussen. Umgekehrt gehören allerdings submentale Prozesse auch unabdingbar zur Biografie. Teils liegen sogar etwa die erotischsten Erfahrungen im Traumgeschehen, lassen an Intensität – ähnlich wie bei Tartini – alles in der sogenannten Realität zurück und werden zur individuell bedeutsamsten Wirklichkeit. Im Kontext von musikalischem Erfahren ist das zu berücksichtigen: Tartini ist kein Einzelfall.

Multiple Biografie

Der italienische Parapsychologieforscher Ernesto Bozzano (1862–1943) war ein Verfechter der Existenz der Bilokation (vgl. Alvarado, 2005), ein Phänomen, zu dem es über die letzten Jahrzehnte relativ viele empirische Daten gibt (vgl. Ingrisch, 2011), und dem gerade auch die neuere Physik die Existenzmöglichkeit nicht generell abspricht. Wenn es tatsächlich so etwas wie Bi- oder Multilokation gibt, dann müsste diese aber auch psychologisch-biografisch berücksichtigt werden.

Das komplementäre Pendant dazu wären multiple Persönlichkeiten oder – mehr pathologisch bezeichnet – dissoziative Identitätsstörungen, die in der transkulturellen Psychiatrie sehr komplexe Zugangsweisen erfordern (vgl. Dorahy et al., 2014) und nicht selten mit außergewöhnlich kreativen und künstlerischen Potenzialen in Verbindung stehen (vgl. Şar et al., 2018). Multilokation und multiple Persönlichkeit sind unter Berücksichtigung epistemologischer und wahrheitstheoretischer Relativität Kern dessen, was hier als *Multiple Biografie* bezeichnet wird.

Eine der berühmtesten literarischen Fälle multipler Persönlichkeit findet sich in E. T. A. Hoffmanns *Das Fräulein von Scuderi* (vgl. Tölle, 1996), wobei der Protagonist, der Goldschmied Cardillac, später auch zur Titelfigur von Paul Hindemiths gleichnamiger Oper wurde. Schauplatz der Handlung ist Paris im Jahr

1680, die Uraufführung der Oper Cardillac fand am 9. November 1926 in der Semperoper in Dresden statt, die Uraufführung der Neufassung war am 20. Juni 1952 im Stadttheater Zürich.

Aus psychoanalytischer Sicht stellt sich allerdings die Frage, ob Cardillac tatsächlich eine dissoziative Identitätsstörung hatte. Vielmehr erscheint es plausibel, dass er im kreativen Akt jeweils Ich-Anteile in die Schmuckstücke legte, wodurch der Kauf eines Schmuckstücks als Teilmord am Schöpfer interpretierbar wird, was nur durch die Ermordung des Käufers zu tilgen ist (vgl. Mastnak, 1995) – ebenfalls deutbar als substanzielle Resonanz zwischen Werk und Biografie. Im psychopathologischen Höhepunkt der Oper manifestiert sich der innere Zwang zu Töten in einem repetitiven Motiv, das sich von seiner Fast-Unhörbarkeit bis zum vollen orchestralen Unisono durcharbeitet und unausweichlich Dominanz annimmt. Gibt es hier aber eine Brücke zum Komponisten, zu Hindemith selbst?

Multiple Identitäten müssen nicht immer pathologisch sein – hier gibt es graduelle Unterschiede, hier spielen oft auch Steckenpferde mit ihrer nicht selten ungemein Ich-prägenden Funktion herein. Zu Hindemith erinnert sich die Schweizer Cembalistin Silvia Kind:[7]

> »Er besaß damals 300 Meter Schienen, die raffiniertesten elektrischen Bahnen mit Fernweichen und Signalen. Sonntags konnte er sich hinsetzen und einen minutiösen Fahrplan ausarbeiten, der jedem Stationsvorstand Ehre gemacht hätte ... Wenn die Mitwirkenden bei einander waren, wurde einen halben Tag durch drei Zimmer hindurch aufgebaut. Nachmittags ging es los; jeder bekam einen Fahrplan und eine Stoppuhr und mußte einen Zug bedienen, der genau die angegebenen Halte- und Ausweichstellen einhalten und zur richtigen Sekunde ankommen mußte. Frau Hindemith erzählte, daß oft morgens um 2 oder 3 Uhr die Männer (besonders wenn Artur Schnabel – auch ein großer Eisenbahnverrückter – dabei war) erschöpft und bleich bei ihr um einen Schnaps baten.«

Jenseits vermessener Direktvergleiche zwischen Cardillac und Hindemith, wohl aber im Auge haltend, dass symbolische Transformationen in der Psychoanalyse zum methodologischen Erkenntnistool gehören: Vielleicht war die Modelleisenbahnerbiografie für Hindemith nicht unbedingt schwächer als jene des Komponisten. Und vielleicht scheinen in beiden Praxisfeldern, so unterschiedlich sie auch sind, tiefere, gemeinsame Momente in Hindemiths Persönlichkeit durch:

---

7 Verfügbar unter https://www.hindemith.info/de/leben-werk/unbekannter-hindemith/ (letzter Zugriff: 19. Januar 2021).

konstruktive Kreativität, Liebe zu systemischer Gestalt, kompromissloser Einsatz und ein ästhetisches Empfinden für präzise aufeinander abgestimmte Dynamik.

Reinkarnative Biografie

Weltreligionen wie der Hinduismus beinhalten den Glauben an Reinkarnation. Dass sich hier Mystik und Positionen positivistischer Psychologie widersprechen, liegt auf der Hand. Allerdings gibt es etwa in den Archiven der Division of Perceptual Studies an der University of Virginia an die 2.500 Fallstudien, die es schwer machen, Reinkarnation und ein Bewusstsein aus früheren Leben und früheren Identitäten kategorisch abzulehnen (Bonilla, 2015, S. 215): »The cases that have been described so far, isolated or combined, do not provide irrefutable proof of reincarnation, but they supply evidence that suggest its reality.« Sich um Reinkarnation rankende Fragen betreffen auch das Problem der Wiedergeburt von Komponisten sowie Modi des Wiedererkennens früher erfahrener Musiken bei Föten, was auch die Frage nach transpersonalem Erinnerungstransfer aufwirft (vgl. Tayo, 2011, S. 18).

Der Einfluss von empfundenen Erfahrungen aus selbst so attribuierten früheren Leben ist eine klinische Realität mit Potenzial zu Konflikten zwischen dem eigenen therapeutischen Handeln und der therapeutischen Richtung, die man vertritt, was auch therapieethische Fragen aufs Tapet ruft (vgl. Gadit, 2009). In Ländern, in denen Reinkarnation zur kulturellen Tradition gehört, die gleichzeitig aber auch unterschiedliche therapietheoretische Bekenntnisse vertreten, sind heterogene Sichtweisen virulent und reichen von der Ansicht, dass Reinkarnationsglaube Todesängste verringern kann (vgl. Hui & Coleman, 2012) bis zur Gewissheit, dass sich Biografien und Selbst-Phänomene verschiedener Leben durchdringen. Dabei dürfte es eine gewisse Tendenz zu Reinkarnationsbewusstsein bei bestimmten psychischen Dispositionen, wie etwa High-Functioning-Autism (vgl. Chandradasa & Champika, 2018) geben, was westliche Sichtweisen von Psychopathologie relativiert.

Nicht zuletzt auch im klinisch-musiktherapeutischen Bereich kennen wir Aussagen von Patienten, dass sie beim Hören bestimmter Musiken Reinkarnationserfahrungen haben. Falls es reinkarnative Biografien gibt und falls etwa frühere Traumatisierungen in gegenwärtigen klinischen Phänomenen ihren Niederschlag finden und falls Musik das In-Resonanz-Bringen mit früheren Leben fördert, dann liegt eine entsprechende therapeutische Berücksichtigung dessen nahe, dann begeben wir uns aber auch auf eine Gratwanderung zwischen

Epistemologie, Mystik und Esoterik. Psychoanalyse hat traditionell vor solchen Gratwanderungen keine Scheu, wobei sie klar zwischen Akzeptanz von Inhalt und seiner psychoanalytischen Aufschlüsselung unterscheidet. Aus wissenschaftstheoretischer Perspektive: Die psychoanalytische Arbeit mit einem Objekt heißt nicht, sich auch mit ihm zu identifizieren.

Transpersonale Biografie

Am 14. Juli 1996 schrieb *The New York Times*:

> »Gottfried von Einem, a composer whose eclectic theatrical style made him Austria's best-known postwar composer, died on Friday at his home in Oberduernbach, a village about 30 miles north of Vienna. He was 78 [...]. Mr. von Einem was best known for a handful of operas, and was widely praised for the deftness with which he captured the atmosphere and drama of the often dark librettos that attracted him.«

Jahre nach seinem Tod wurde ich von seiner Witwe, Lotte Ingrisch, gebeten, seine dramatische Skizze, *Die Eiserne Wolke*, zur Uraufführung zu bringen und eine innige Freundschaft mit der österreichischen Schriftstellerin, die zuletzt mit von Einem in der Wiener Hofburg lebte, begann. Für mich war es die Initialzündung, um mich für seine Musik zu engagieren, ich hatte ihn aber nie persönlich kennen gelernt. Und so wollte mir Lotte Ingrisch seine Biografie näherbringen, auch das Haus in Rindlberg im Waldviertel, wo sie früher gewohnt hatten und wo er viele seiner Werke geschrieben hatte. Das Haus gehörte nun einem Wiener Arzt. Wir waren beide zum Besuch angemeldet.

Im Wohnraum im Erdgeschoss stand ein neuer Steinway B-Flügel, im ersten Stock aber war alles wie früher – von Einems Arbeitszimmer mit einem alten Klavier. Lotte bat mich hinein, blieb aber selbst draußen. Ich war allein, setzte mich ans Tasteninstrument. Ein eigenartiges Empfinden überkam mich, ich verlor das Zeitbewusstsein und spürte, wie meine Hände zu spielen begannen, ganz anders als ich sonst improvisierte, technisch nicht besonders gewandt, motorisch von mir – empfundener Maßen – nicht kontrollierbar, solange, bis der Spuk zu Ende ging. Ich ging hinaus. Lotte Ingrisch stand ruhig da, sah mich an und sagte lediglich: »Hier hat Gottfried gespielt.« Sie kannte sein Spiel, wusste auch, dass er – wie sie sagte – kein guter Pianist war. Und sie hörte ihn spielen. Wir gingen hinunter und ich setzte mich an den Steinway. Ich wollte das im ersten Stock

Erlebte weiterführen. Es ging nicht. Ich spielte wie sonst und auch Lotte, die mich auch von Konzerten in Wien her kannte, hatte denselben Eindruck: Meine Hände gehörten wieder mir. Diese Musik schaffende Von-Einem-Resonanz war vorüber.

In vielen Kulturen und mystisch-mythischen Weltbildern sind transpersonale Verbindungen nicht ausgeschlossen. Wenn dem so ist, dann müssten wir aber auch transpersonale Biografien in Betracht ziehen, Biografien, bei denen sich Persönlichkeiten nicht-pathologisch und eventuell auch nur temporär durchdringen und eine einzige, untrennbare biografische Einheit bilden, was – wie in meinem Fall – auch deutliche Spuren der Resonanz zwischen Werk und Selbst hinterlässt.

Werk

Werk ist in diesem Buch möglicherweise der problematischste Begriff. Ihm haftet etwas Mechanistisches und Abgeschlossenes an, in ihm schwingen Kunstauffassungen eines überkommenen Bildungsbürgertums mit, er bindet kultursoziologisch wie ethnologisch problematische ästhetische Wertungen ein, und er findet sich abgezirkelt auch im deutschen *Gesetz über Urheberrecht und verwandte Schutzrechte (Urheberrechtsgesetz):* § 2 *Geschützte Werke*. Dort freilich passt der Begriff bestens.

Bringen wir das Deutsche Requiem von Johannes Brahms ins Spiel, so zitiert Arthur M. Abell (1962, S. 22) den Komponisten:

> »Es kann nur durch die inneren Seelenkräfte geschehen […]. Diese Kräfte ruhen für das bewusste Denken, wenn sie nicht vom Geist erleuchtet werden. Sofort strömen Ideen auf mich ein, direkt von Gott […], Takt für Takt wird mir das fertige Werk geoffenbart.«

Zum einen wird hier eine göttliche Resonanzbeziehung zwischen Biografie und Werk transparent, zum anderen stellt sich die Frage nach dem Werkbegriff, den Brahms hier selbst in den Mund nimmt, ebenso wie nach der Autorenschaft, die in diesem Fall genau genommen im göttlichen Milieu gesucht werden müsste.

Ein Blick ins Terrain der Musikpädagogik wirft auch für den hier verwendeten Werkbegriff Fragen auf. Im Jahre 1968 erschien Michael Alts musikdidaktische Konzeption *Orientierung am Kunstwerk*, was unmittelbar zu kritischen Reaktionen geführt hat, vor allem im Hinblick auf die Enge der damit verbundenen musikalischen Sicht und die zu starke Fokussierung auf analytisches und theoriegeleitetes Hören. Wenn wir davon ausgehen, dass Resonanzbeziehungen zwischen Mensch und Musik nicht nur auf ein engeres deutschsprachiges Musikmilieu beschränkt sind, dann steht eine radikale Weitung an.

Gestalteter Klang und Rhythmus sind ein global anzutreffendes Kulturphänomen. Damit erschöpft sich aber auch bereits die Universalität musikalischer Merkmale und Charakteristika, wobei das, was der Begriff Werk üblicherweise umfasst, eine kleine Teilmenge der Weltmusik ausmacht. Sogar das Wort *Musik* ist ein Abstraktum und damit keineswegs so selbstverständlich in anderen Sprachen vorhanden. So gibt es zwar etwa im Inuit-Kulturkreis die weit zurückreichende Vokaltradition *Katajjaq*, das Inuktitut, eine Hauptsprache dieser Kulturen, beinhaltet aber kein Wort, das dem westlichen Begriff *Musik* gleichkäme. Sprache, die sich kulturspezifisch entwickelt hat, und das, was sie bezeichnet, sind nicht ohne Weiteres über die Kulturen hin transferierbar.

Musik, tiefenpsychologisch verstanden, ist einerseits Kern der Analytischen Musiktherapie (vgl. Priestley, 1994), ist andererseits aber auch – selbstredend – Hauptfokus der *Deutschen Gesellschaft für Psychoanalyse und Musik*, die bereits vor einigen Jahren (Leikert & Scharff, 2013) den Begriff *Resonanz* thematisiert hat. Das folgende Kapitel soll den Mechanismen von Resonanz nachgehen. Die Lichtkegel stellen sich auf Resonanzprozessoren.

Resonanzprozessoren

Geht man davon aus, dass der Begriff Resonanzprozesse in diesem Buch nicht nur eine allgemeine Metapher ist, sondern in qualitativer Nähe zum gleichlautenden Phänomen in der Physik steht, dann stellt sich zunächst die Frage, ob Resonanz direkt erfolgen kann, also analog zu einer Saite, die durch das Schwingen einer anderen in derselben Eigenfrequenz angeregt wird, oder einen Resonanzmediator braucht. Zwei Perspektiven sprechen für letzteres: zum einen sind Werk und Biografie, sind Mensch und Musik qualitativ so unterschiedlich, dass kaum von einer Resonanz im physikanalogen Sinn gesprochen werden kann, zum anderen werden Musik als Gestalt und musikalisches Erfahren im psychischen Prozess erst gebildet, was einen direkten Resonanzprozess wenig plausibel macht.

Darüber hinaus handelt es sich bei solchen Resonanzprozessen um Übergänge zwischen den Popperschen Welten 1 und 2 (Popper & Eccles, 1985), die vielfach unter der Annahme direkter Transformationen mit relativ wenig substanziellem Erfolg beforscht wurden. Darauf kommen wir im Subkapitel *Quantum Consciousness* wieder zurück.

Kognitive Prozessoren

Zeiten der Befehdung zwischen verschiedenen Schulen der Psychologie gehören der Vergangenheit an und interdisziplinäre Kooperation hat zu wesentlichen Erkenntnisweitungen beigetragen, so etwa die kognitionspsychologische Rezeption von Freuds Theorien (vgl. Wegman, 1985). In ähnlicher Weise könnte auch eine musik-kognitionspsychologische Perspektive einen sinnvollen Beitrag zu den in diesem Buch behandelten psychoanalytischen Perspektiven liefern.

Informationsverarbeitende Prozessoren spielen in der Kognitionspsychologie und in den kognitiven Neurowissenschaften eine zentrale Rolle. Inzwischen ist die kognitive Musikpsychologie relativ weit fortgeschritten und setzt sich mit Themen wie den kognitiven Mechanismen zwischen Instinkt und ästhetischer Erfahrung oder dem Zusammenhang zwischen musikassoziierten Emotionen und Persönlichkeit (vgl. Perlovsky, 2017) auseinander.

Im Kontext dieses Buchs werden hier kognitive Resonanzprozessoren als systemische Mechanismen verstanden, die zum einen Regelkreisfunktion haben und Schaffensobjekte mit ich-bedeutsamer Kreativität verbinden, zum anderen Langzeit- oder mikrotemporalen Charakter annehmen können. *Langzeit* bedeutet hier, dass das Objekt des musikalischen Schaffens – also auch das Werk – und die Biografie in einem relativ stabilen, persönlichkeitsprägenden Verhältnis zueinanderstehen. Dem hingegen bezeichnet der Begriff *mikrotemporal* extrem schnelle, psychodynamische Prozesse der Interdependenz von kreativem Akt – etwa in der Improvisation – und ich-bedeutsamer ästhetischer Erfahrung der synchronen Musik. Dabei spielen sowohl im Prozess der Musikproduktion als auch der Musikrezeption psychoanalytisch relevante Momente wie zum Beispiel künstlerische Ich-Symbolisationen oder verarbeitende Sublimierung eine prägende Rolle. Das ist auch für tiefenpsychologische Therapieformen relevant.

Das hier vorgestellte Modell ist im Sinne von Systemkompatibilität mit kognitionspsychologischen und neurokognitiven Theorien verträglich und könnte zur Diskussion von Resonanzprozessen zwischen *Werk und Biografie* auch auf interdisziplinärem Terrain beitragen.

Default Mode Network (DMN)

Das Default Mode Network ist ein mächtiger zerebraler Prozessor, der multimodal Daten zusammenführt und verarbeitet (vgl. Horn et al., 2014), eine entscheidende Funktion für unser Selbst und unser Verhaltensprofil hat (vgl. Wagner & Northoff, 2014) und unserem Bewusstsein nicht zugänglich ist. Freud wollte bekanntlich seine Theorien ursprünglich neurophysiologisch fundieren, was er allerdings dann vollends aufgegeben hat. Warum aber?

Der Autor dieses Artikel teilt die Meinung von Georg Northoff (2012) von der University of Ottawa, dass sich Freud nicht aus wissenschaftsideologischen Gründen von den damaligen Neurowissenschaften abwandte, sondern einfach deshalb, weil diese noch nicht so weit fortgeschritten waren, dass sie für seine tiefenpsychologischen und psychodynamischen Überlegungen eine adäquate Referenzbasis hätten bieten können. Bringen wir die Theorien über das Unbewusste mit den Daten über das DMN in Verbindung, dann liegt es sogar nahe, hier einen Sitz des Unbewussten zu verorten. Warum nicht *den* Sitz, wird weiter unten im Zusammenhang mit *Quantum Consciousness* angesprochen.

Vermutlich spielt das DMN zudem bei kreativen Prozessen eine zentrale Rolle. Neurowissenschaften sind dabei, hirnphysiologische Bedingungen von Kreativität aufzuschlüsseln und so psychologische Theorien von Kreativität neurobiologisch zu untermauern, zu relativieren oder Korrekturen vorzuschlagen. Das betrifft den engen Zusammenhang zwischen DMN, freien Assoziationen und Kreativität (vgl. Marron et al., 2018) ebenso wie den Einfluss von innerem Engagement auf das Zusammenspiel von DMN und Kreativität (vgl. Huo et al., 2020) oder die verschiedenen DMN-Kreativitäts-Modi, je nachdem, ob wir uns in einem meditativen Zustand befinden oder uns mit einer Aufgabe, die schöpferisches Potenzial einfordert, konfrontiert sehen (vgl. Shi et al., 2018).

Zudem steht das Default Mode Network eng mit musikalischen Prozessen und ästhetischer Erfahrung von Musik (vgl. Reybrouk et al., 2018) in Verbindung. Diese multimodalen Funktionen, die letztlich auch das autobiografische Gedächtnis und das biografische Selbst (vgl. Spreng et al., 2009) miteinbeziehen, rechtfertigen hier, das Default Mode Network als psychoanalytisch relevanten Resonanzprozessor im Zusammenhang von Musik und Mensch anzusehen.

Oszillationsprozessoren

In deutlicher Nähe zur Frage von Resonanz hat die Professorin für elementare Musik- und Tanzpädagogik am Orff-Institut der Universität Mozarteum in Salzburg, Anna Maria Kalcher, in ihrer Habilitationsschrift (Kalcher, 2018, 2020) den Begriff der Oszillation in die musikpädagogische und musikpsychologische Diskussion eingebracht. Für diesen Artikel fasst sie selbst zusammen:[8]

> »Die Denkfigur des Oszillierens soll eine Möglichkeit bieten, (musikbezogene) Kreativität als komplexe dynamische Prozessualität zu beschreiben. Im Hinblick auf kreative Prozesse in musikalischen Kontexten entwickelte ich folgende Bedeutungs-Facetten und interpretiere Oszillieren im Sinne von ...
>
> - Pendeln, Changieren zwischen zwei oder mehreren Polen; als eine Hin- und Herbewegung, aber auch als ein Sowohl- als auch z. B. von divergentem und konvergentem Denken oder von fokussierten und defokussierten Aufmerksamkeitsprozessen;
> - Schwankungen in der Ausdehnung und Ausprägung – was die zeitliche Dauer kreativer Prozesse betrifft, was die Intensität und den innovativen und weiterführenden Gehalt/Wert musikalischer Arbeiten betrifft;
> - Oszillieren wird auch als Verschränken von Prozessen begriffen. Ich deute dies als Zusammenspiel bzw. Zusammenschwingen verschiedener Aspekte ... kognitive, emotionale, kommunikative, technisch-strategische ...
> - Schwingen interpretiere ich zudem als Resonanzaspekte. Inspiration entsteht häufig dort, wo sich Menschen durch Ideen oder Arbeiten anderer ansprechen lassen. Resonanz zeigt sich im In-Gang-Setzen kreativer Prozesse und im Aufgreifen und Fortspinnen vorhandener, aber auch selbst generierter Ideen, sowie in Impulsen, die in Unterrichtssituationen kreative Prozesse auszulösen vermögen.
>
> [...] definierte ich in der Folge sechs Oszillationsfelder, innerhalb derer kreative Prozesse näher beleuchtet wurden. [...] Musikbezogene Kreativität [...] als das Zusammenspiel motivationaler, personaler, sozialer, ästhetisch-künstlerischer, kultureller und edukativer Prozesse [...].«

Dieser multidimensionale Ansatz lässt sich unmittelbar auf die Frage zu Resonanzprozessen zwischen Werk und Biografie in Musikproduktion und -rezeption anwenden und gibt einen erkenntnisleitenden Bezugsrahmen.

Quantum Consciousness

In der Einleitung zu diesem Kapitel kam das relative Scheitern von transversalen Versuchen zu Umsetzungen zwischen Poppers Welt 1 und 2 auf Tapet, was eng

8 Aus einer E-Mail vom 9. März 2020 an Wolfgang Mastnak.

mit dem Leib-Seele-Dualismus in der westlichen Geistesgeschichte zu tun hat und in die psychoanalytische Diskussionen substanziell eingreift (vgl. Erreich, 2016). Insgesamt hat dieses Problem auch dazu geführt, dem Verhältnis von Leib und Seele beziehungsweise von Bewusstsein und Materie gleichsam im *Nanobereich* nachzugehen, was letztlich zum Begriff des Quantenbewusstseins und assoziierten Forschungen geführt hat (vgl. Li et al., 2019). Der Begriff *Quantum Brain* wurde zudem mit besonderem Fokus auf die Beziehung von *Being Alive* und *Consciousness* und als Entsprechung von quantenphysikalischen Zuständen auch in die psychoanalytische Diskussion von *bewusst* und *unbewusst* eingebracht (vgl. Cocchi et al., 2017).

Vor etlichen Jahren hat der Autor dieses Beitrags (Mastnak, 2013) mit besonderem Fokus auf Musik ein transkulturell-interdisziplinäres Modell in dem Bereich Quantum Consciousness vorgestellt, das weiter in Ausarbeitung ist. Dabei spielen zwei Perspektiven eine entscheidende Rolle. Zum einen ist in der westlichen Wissenschaftsgeschichte das Moment der qualitativen Transformation von Manifestationsebenen so gut wie unerforscht. Zum Beispiel: Während auf molekularer Ebene die Chemie immens differenziert und fortgeschritten ist und Analoges für die physikalischen Arbeiten auf atomarer Ebene gilt, werden innere Mechanismen, die zur qualitativen Veränderung zwischen Molekül und ihren atomaren Bestandteilen führen, kaum unter die Lupe genommen. Der Autor plädiert für einen verstärkten Forschungsfokus auf qualitative Transformationsprozesse, was ähnlich (wenn auch nicht so klar beschreibbar) für den Bereich der psychischen Prozesse gilt.

Zum anderen – und das ist die Quintessenz dieses spezifischen Forschungsansatzes – sieht der Autor auf der tiefsten Ebene ein energetisches Feld, das zwar mit physikalischen Methoden beforscht werden kann, sich aber nicht darauf reduzieren lässt. Hier kommt eine Theorie der inneren Verbindung von Quantenfeld, Vitalenergie und Seele ins Spiel, was in der chinesischen Medizin eng mit dem Qi 气 oder 氣-Begriff in Verbindung gebracht wird. Hier dürfte nach dieser Theorie auch das Bindeglied zwischen Welt 1 und Welt 2 liegen, ein *Drittes* also, das für eine Lösung des Leib-Seele-Problems vorgeschlagen wird.

Dieses Feld, das letztlich mit dem Quantenfeld, nicht aber mit der Quantenfeldtheorie, übereinstimmt – hier wird ja eine spirituell-energetische Qualität dieser Entität angenommen – vermittelt interaktiv und quasi ohne Zeitverlust zwischen den Transformationsbereichen und zwischen Materie und Geist und kann damit als dynamischer Hochgeschwindigkeitsresonanzprozessor angesehen werden. Gleich wie das Quantenfeld ist es omnipräsent – in jeder Nervenzelle, in jeder Zellorganelle, im schwingenden Luftmilieu gegenwärtig – lässt sich aber nicht nur nicht auf Materielles reduzieren, sondern ist von grundlegend anderem Sein. Wenn diese Theorie Wahrheit hat, dann liefert sie letztlich auch ein Begründungsmodell von Resonanzprozessen zwischen Werk und Biografie.

Klinische Manifestationen

Auf dem Kongress der Deutschen Gesellschaft für Psychoanalyse und Musik, der Anlass zu dieser Publikation ist, stellte Karin Nohr Resonanzprozesse in der klinischen Praxis in den Mittelpunkt ihres Workshops. Damit ist eine Kernthematik angesprochen, die letztlich auch den pragmatischen Aspekt dieses Artikels definiert: Resonanzprozesse zwischen Patient und Klangkreationen im Spiegel von Psychoanalyse und klinischer Effizienz.

Die folgenden Kurzkasuistiken sind allesamt von bestimmten Resonanzprozessen zwischen Werk und Biografie geprägt und stehen mit obigen Biografietypen und Resonanzprozessor-Modellen in engem Zusammenhang.

Bruckner und die Jenseits-Resonanz

Psychiatrische Abteilung einer österreichischen Landesnervenklinik. Frau K. leidet an chronischer Depression und hat Krebs im letzten Stadium. Sie ist sich ihrer Lage bewusst und spricht ruhig und so überlegt, wie früher kaum zu beobachten war, mit der Stationsleitung. Wissend, dass sie nur noch einige Wochen, vielleicht noch einige Monate zu leben habe, lehnt sie alle medikamentöse und psychologische Therapie ab. Ausnahme: Schmerzmittel und Musiktherapie.

Dabei bezeichnet sie Musiktherapie auch nicht als Therapie. Sie will zusammen mit dem Therapeuten Musik von Anton Bruckner hören, besonders seine späten Messen, das *Te Deum*, das *Locus iste*. Sie will sich nicht beruhigen oder ablenken. Sie will auch nicht ihr gelebtes Leben – das sie als nicht besonders gut empfindet – verarbeiten. Sie hat mit dem irdischen Leben abgeschlossen und will sich mit der Sakralmusik Anton Bruckners auf das Leben nach dem Tod einstimmen. Im Lauschen spürt sie einen Widerhall des Jenseits, tritt in Resonanz mit einem Leben, das in dieser Fülle in ihrem irdischen Dasein nicht spürbar wurde.

Aufgrund ihrer chronisch-depressiven Erkrankung ist Frau K. mit Psychotherapie vertraut. Sie kennt ihre Methoden und Theorien und weiß, wie sich Psychotherapie anfühlt. Begriffe wie das Unbewusste sind ihr geläufig. Sie hat aber ihre ganz eigene Theorie vom Freud'schen Modell abgeleitet: Das Unbewusste ist ein Tor zu anderen Welten. Die langsam abwärts gehende Sopranstimme im C-Dur des *Locus iste* ist für sie nicht von dieser Welt, der schlichte Satz spiegelt Reinheit wider, ist letztlich nicht denkbar, soll auch nicht analysiert werden. Hier endet für sie Sprache. Hier endet für sie auch Emotion. Sie legt ihre Gefühle ab und ist nur mehr in einem Sein, das an das »göttliche Milieu« bei Teilhard de Chardin (1957) erinnert.

Resonanz und die Verhinderung des 3. Weltkriegs

Schauplatz, vor geraumer Zeit, wie oben: Landesnervenklinik, Psychiatrie. Herr L. ist als chronisch-schizophren diagnostiziert, arbeitsunfähig, lebt im beschützten Bereich, der dem Klinikareal angrenzt. Er ist örtlich orientiert und nicht fremdgefährdend, was es ihm ermöglicht, sich frei in der Stadt zu bewegen.

Regelmäßig kommt er, pünktlich um dieselbe Zeit, in die Räumlichkeiten der Musiktherapie (die heute im Klinikgelände in einem anderen Gebäude untergebracht ist) und erfüllt seine Pflicht an der E-Orgel: Die Verhinderung des 3. Weltkriegs. Verbalkommunikation mit ihm gut verständlich und er erklärt auch gerne, was er hier denn macht: In seinem Gehirn sei ein Sensor, mit dem er mit der E-Orgel in Resonanz treten könne. Über das elektronische Instrument könne er nun mit dem Radiosender auf dem Gaisberg in Verbindung treten und so den 3. Weltkrieg verhindern.

Nach jeweils einer halben Stunde Hirn-Orgel-Gaisbergsender-Resonanz ist Herr L. sichtlich erleichtert. Die musikalische Arbeit hat ihm zwar Energie gekostet, nun ist er für den Rest des Tages beruhigt. Sein Leben hat für ihn Sinn.

Stimmresonanz gegen Würgetraumatisierung

Frau N. ist Patientin einer deutschen Universitätsklinik für Psychiatrie. Sie ist in ihren späten 20er Jahren und wurde vor vielen Jahren beinahe erwürgt. Sie ist, damit in Zusammenhang, mit einer posttraumatischen Belastungsstörung diagnostiziert, die mit häufigen Spontanbewusstseinsverlusten assoziiert ist, was auch zu häufigen Unfällen führt. Ihre sensible Krisenregion sind Hals und oberer Brustbereich. Selbst wenn sie nur den Eindruck hat, jemand fixiert hier seinen Blick, kommt panikartiger Stress in ihr hoch und/oder sie verliert das Bewusstsein. Sie trägt daher auch immer hochgeschlossene Kleidung – selbst im Sommer bei großer Hitze.

Frau N. hat früher Horn gelernt, liebt Musik und hat dafür sichtlich Talent. Sie nimmt in der Klinik an professionellem (klinischem) Gesangsunterricht teil und erreicht ein hohes künstlerisches Niveau (vgl. Boning, 2019). Im Singen kommt sie in Resonanz zu ihrem emotional abgespalteten, traumasensiblen Körperbereich. Das ästhetische Erfahren von Schönheit, das mit dieser Region in Verbindung steht, schafft einen neuen, ich-syntonen und positiv besetzten Bezug zu ihrer Person. Sie spricht darüber klar und selbstreflektiert.

Frau N. beginnt nach und nach auch freiere Kleidung zu tragen und verliert zunehmend den Eindruck, dass ihre Hals- und obere Thoraxregion Ziel von visuellen Angriffen sei. Sie singt Schubert ebenso wie Hugo Wolf oder Max Reger, sie arbeitet künstlerisch, nimmt die Zeit ihres früheren musikalischen Lernens wieder auf. Ästhetische Resonanz zwischen künstlerischer Gestalt und ihrem Selbst sowie die damit verbundene musikbasierte Selbstregulationskompetenz sind essenziell.

Gu Qin 古琴 und Selbst-Resonanz bei Brustkrebs

Frau Y. ist Mitte 40 und lebt südlich von Wuhan, einer chinesischen Stadt, die noch vor Kurzem im Westen weitgehend unbekannt war, durch das Corona-Virus weltweit zu einem Begriff geworden ist. Frau Y. wurde vor gut einem Jahr mit Mammakarzinom im mittleren Stadium diagnostiziert und wird in einem Zentralkrankenhaus der Provinz Hunan nach Standards, die mit der deutschen Onkologie vergleichbar sind, behandelt.

Die Therapien sprechen an. Frau Y. hat aber Angst, macht depressionsähnliche Phasen durch, fühlt teils ihre Person in einer diffusen Art von Auflösung begriffen, zerbrechend. Das, was ihr dabei nach Selbstauskunft am meisten hilft, ist direkt vor ihr gespielte Musik der Gu Qin 古琴 (vgl. Yeung, 2018), einer altchinesischen Wölbbrettzither, der in China eine bis zu 8.000-jährige Tradition nachgesagt wird. Die Gu Qin wird zudem mit dem Taoismus und seinem Basiswerk, dem 道德经 Dàodéjīng, in enge Verbindung gebracht (vgl. Nathanson, 2012) und zurzeit am Forschungszentrum für künstlerische Therapien der Beijing Normal University 北京师范大学 艺术治疗研究中心 systematisch im Hinblick auf Depressionstherapie untersucht.

Frau Y. sagt, dass sich das, was sie hier erlebt, schwer in Worte fassen lässt. Sie kommt – sinngemäß – mit der Musik in eine qualitative Resonanz. Dies sei mehr als bloßes Hinhören, bloßer Musikgenuss. Musik tritt mit ihr in Verbindung, strömt innere Ruhe aus, bringt in ein spürbares Gleichgewicht und löst, obwohl sie ihre Erkrankung sehr belastet, mitunter auch Freude aus. Es ist wie eine andere

Sphäre des Seins: Sie spürt Innigkeit; hier schwingt die Größe der chinesischen Kultur und die ihr immanente Weisheit und Wahrheit mit; sie empfindet sich einfühlende Schönheit. Jahrhunderte alte tradierte Werke treten mit ihrer momentanen Biografie als Krebspatientin psychisch heilend in Resonanz.

Sega – Eros-Resonanz und Thanatos-Transformation

Januar. Arbeitsplatz Mauritius, wo ich an der Universität das Studium der Musik aufgebaut habe. Ich weiß, dass ich in wenigen Stunden zurück nach Paris fliege. In Mauritius ist Sommer. In Paris soll es kalt sein. Ich gehe zum Strand am Indischen Ozean, um mich vom Wellenrauschen zu verabschieden.

Ich gehe von der Universitätswohnung in das Strandareal der Hotels. Auf weißen Liegen liegen die Erholung Suchenden. Ihre Gesichter spiegeln Langeweile und Leblosigkeit wider. Ein bedrückender Kontrast: Paradies und innere Leere. Ich gehe zurück zum Strand der Einheimischen von Mauritius. Eine Frau um die 25 Jahre tanzt. Ihre weibliche Begleiterin ruht sich aus. Daneben der Player, aus dem die Musik tönt. Die Tanzende ist leicht bekleidet, gelb, ihre Haut dunkel, ihre Augen leuchten, ihre Bewegungen sind euphorisch. Ich bleibe wie gebannt stehen, sie tanzt mich an. Das ist wohl der rechte Ausdruck: sie tanzt mich wie in einem Sexualritual an – *Sega*.

Obwohl Sega (vgl. Broswell, 2006, S. 62ff.) oft als Volkstanz von Mauritius bezeichnet wird, ist dies vielmehr ein Musik-Tanz-Wort-Phänomen mit vielfältigen Wurzeln. Sega geht auf die Sklavenzeit zurück und hat sich in Créole bis heute erhalten. Sega ist teils auch mit exorzistischen Riten verbunden und wird heute vielfach touristisch vermarktet. Sega war ursprünglich auch Protest gegen soziale Ungerechtigkeit und wurde in dieser Funktion auch als *Santé engagé* bezeichnet. Dieser Begriff ist gerade heute aus kultursensibler musiktherapeutischer Sicht von Interesse. Wenn wir moderne psychiatrische Diktion ins Treffen führen, so könnten wir sagen: Empowerment for Health.

In gewissem Sinne verbindet Sega traditionell Eros mit Thanatos. Sega war Musik-Tanz-Wortkunst, welche die Qualen der Sklaverei zum Ausdruck brachte, die tödliche Unterdrückung, das Ersticken der Seele. Dabei ist Sega kein Lamento, sondern spannt die unendliche Gefühlsbreite des Menschen auf. Und Sega ist energieschwanger. Sega strömt förmlich über von Energie. Und Sega hat, besonders wie in diesem Ereignis am Strand, etwas ungemein Erotisches an sich. Es kommt in den Sinn, dass hier in einem künstlerischen Transformationsprozess Thanatos zu Eros verwandelt wird.

Lassen wir die vermarktete Tourismus-Sega-Szene beiseite, so zieht Sega als Tanz in den Bann, Sega vibriert, Sega bringt in Resonanz mit der Energie des Lebens. Henri Bergsons *L'évolution créatrice* und sein *Élan vital* (1907) drängen sich nahezu auf. Dies ist nicht Show. Es ist – wie dort am Strand – ein Zelebrieren des puren Lebens.

Mauritius ist gerade dabei, eine genuin mauritische Musiktherapie zu entwickeln, eine, die auf die kulturellen Traditionen von Mauritius gründet und gleichzeitig die gegenwärtige Therapieszene und ihre Theorien berücksichtigt. Ein Kernstück dabei ist Sega. Sega im Bereich von Public Health, Sega zur Verarbeitung von Traumata, Sega, um Lebensenergie zurückzugewinnen, Sega, um mit den Quellen des Seins in energetische Resonanz zu treten, dann, wenn die Lebensrealität brüchig und geistlos geworden ist.

Ausblick

Das vorliegende Buch liefert Beiträge. Aber wofür? Zunächst ist der interdisziplinären Szene von Musik, Psychoanalyse, Public Health und Klinik sehr zu wünschen, dass es hier Folgen gibt. Sollte dem so sein, so lassen sich besonders in den folgenden Bereichen Erkenntnisse, Innovationen und Benefits erwarten: tiefenpsychologisch orientierte Musiktherapiepraxis, systematische Musikwissenschaft, Musik-Anthropologie, psychologisch orientierte Symboltheorie, gesundheitsorientierte Musikpädagogik …

Die drei Punkte sind keine Verlegenheitspunkte. Vielmehr deuten sie an, dass die Grenzen nicht abzustecken sind. Das Terrain ist unbegrenzt – ebenso wie die Musik und die Psychoanalyse selbst.

Literatur

Abell, A.M. (1962). *Gespräche mit berühmten Komponisten*. Garmisch-Partenkirchen: G.E. Schroeder-Verlag.

Alt, M. (1968). *Didaktik der Musik. Orientierung am Kunstwerk*. Düsseldorf: Schwann.

Alvarado, C.S. (2005). Ernesto Bozzano on the Phenomena of Bilocation. *Journal of Near Death Studies, 23*(4), 207–238.

Baptista, T. (2016). Psychotherapists: Should We Meet Arthur Schopenhauer? *Investigación Clínica, 57*(4), 409–26.

Bergson, H. (1907). *L'évolution créatrice*. https://philosophie.cegeptr.qc.ca/wp-content/documents/L%C3%A9volution-cr%C3%A9atrice.pdf (29.10.2020).

Bonilla, E. (2015). Evidence that Suggest the Reality of Reincarnation. *Investigación Clínica, 56*(2), 215–40.

Boning, T. (2019). *Funktionale Gesangspädagogik im psychiatrischen Setting.* PhD-Dissertation. Salzburg: Universität Mozarteum.

Broswell, R. (2006). *La Malaise Créole. Ethnic Identity in Mauritius.* New York: Berghahn Books.

Chandradasa, M. & Champika, L. (2018). Reincarnation Type Presentations of Children with High-Functioning Autism in Sri Lanka. *Explore (N. Y.), 14*(3), 230–233. 10.1016/j.explore.2017.09.011

Cocchi, M., Gabrielli, F., Tonello, L. & Tuszynski, J. (2017). A Dialogue on the Issue of the »Quantum Brain« Between Consciousness and Unconsciousness. *Journal of Integrative Neuroscience, 16*(s1), 13–18. 10.3233/JIN–170062

De Chardin, T. (1957). *Le Milieu Divin.* Paris: Seuil.

Dorahy, M.J., Brand, B.L., Sar, V., Krüger, C., Stavropoulos, P., Martínez-Taboas, A., Lewis-Fernández, R. & Middleton, W. (2014). Dissociative Identity Disorder: An Empirical Overview. *The Australian and New Zealand Journal of Psychiatry, 48*(5), 402–417. 10.1177/0004867414527523

Eco, U. (1992). Between Author and Text. In ders., *Interpretation and Overinterpretation* (S. 67–88). Hrsg. von S. Collini. Cambridge, UK: Cambridge University Press.

Erreich, A. (2016). An Exchange with Thomas Nagel: The Mind-Body Problem and Psychoanalysis. *Journal of the American Psychoanalytic Association, 64*(2), 389–403. 10.1177/0003065116647053

Fosshage, J.L. (2009). Some Key Features in the Evolution of Self Psychology and Psychoanalysis. *Annals of the New York Academy of Sciences, 1159*, 1–18. 10.1111/j.1749-6632.2008.04346

Gadamer, H.G. (1960). *Wahrheit und Methode: Grundzüge einer philosophischen Hermeneutik.* Tübingen: J.C.B. Mohr (Paul Siebeck).

Gadit, A.A. (2009). Myth of Reincarnation. A Challenge for Mental Health Profession. *Journal of Medical Ethics, 35*(2), 91. 10.1136/jme.2007.024000

Hartmann, H.P. (2009). Psychoanalytic Self Psychology and Its Conceptual Development in Light of Developmental Psychology, Attachment Theory, and Neuroscience. *Annals of the New York Academy of Sciences, 1159*, 86–105. 10.1111/j.1749-6632.2009.04476

Hennenberg, F. (2013). *Orff-Studien.* Leipzig: Engelsdorfer Verlag.

Hopkins, J. (2016). Free Energy and Virtual Reality in Neuroscience and Psychoanalysis. A Complexity Theory of Dreaming and Mental Disorder. *Frontiers in Psychology, 7*, 922. 10.3389/fpsyg.2016.00922

Horn, A., Ostwald, D., Reisert, M. & Blankenburg, F. (2014). The Structural-Functional Connectome and the Default Mode Network of the Human Brain. *NeuroImage, 102*(Pt. 1), 142–151. 10.1016/j.neuroimage.2013.09.069

Hui, V.K. & Coleman, P.G. (2012). Do Reincarnation Beliefs Protect Older Adult Chinese Buddhists against Personal Death Anxiety? *Death Studies, 36*(10), 949–58. 10.1080/07481187.2011.617490

Huo, T., Li, Y., Zhuang, K., Song, L., Wang, X., Ren, Z., Liu, Q., Yang, W. & Qiu, J. (2020). Industriousness Moderates the Link Between Default Mode Network Subsystem and Creativity. *Neuroscience, 427*, 92–104. 10.1016/j.neuroscience.2019.11.049

Ingrisch, L. (2011). *Die doppelte Lotte – oder warum es uns mehrmals gibt*. München: Nymphenburger.

Kalcher, A.M. (2018). *Musikbezogene Kreativität als Phänomen oszillierender Prozesse*. Habilitationsschrift. Salzburg: Universität Mozarteum (Einreichung: März 2018).

Kalcher, A.M. (2020). *Musikbezogene Kreativität als Phänomen oszillierender Prozesse*. Wiesbaden: Reichert.

Klatt M. (2017). Juristische Hermeneutik. In E. Hilgendorf & J. Joerden (Hrsg.), *Handbuch Rechtsphilosophie* (S. 224–230). Stuttgart: J.B. Metzler.

Leikert, S. & Scharff, J.M. (2013). *Korrespondenzen und Resonanzen – Psychoanalyse und Musik im Dialog*. Frankfurt a.M.: Brandes & Apsel.

Li, T., Tang, H., Zhu, J. & Zhang, J.H. (2019). The Finer Scale of Consciousness: Quantum Theory. *Annals of Translational Medicine, 7*(20), 585. 10.21037/atm.2019.09.09

Lück, H.E. (1996). *Die Feldtheorie und Kurt Lewin. Eine Einführung*. Weinheim: Psychologie Verlags Union.

Marron, T.R., Lerner, Y., Berant, E., Kinreich, S., Shapira-Lichter, I., Hendler, T. & Faust, M. (2018). Chain Free Association, Creativity, and the Default Mode Network. *Neuropsychologia, 118*(Pt. A), 40–58. 10.1016/j.neuropsychologia.2018.03.018

Mastnak, W. (1995). Cardillac. Künstlerische Erfahrung, kulturelle Mündigkeit und Gesellschaftskritik als musikpädagogischer Auftrag. In W. Roscher (Hrsg.), *Sinn und Sinne. 25 Jahre integrale Perspektiven Polyästhetischer Erziehung* (S. 206–227). München: Katzbichler.

Mastnak, W. (2013). Subatomare Bewusstheit und Musiktherapie. Quantenphysikalische Hypothesen zur psychosomatischen Wirkung von Musik. *Musik-, Tanz- und Kunsttherapie, 24*(4), 174–187. 10.1026/0933-6885/a000145

Mastnak, W. (2015). Frédéric Chopin: Epileptische Halluzination oder visionäre Kreativität. In H.J. Trappe & W. Mastnak (Hrsg.), *Krankheit – Sphäre des Schaffens. Komponisten im Spiegel medizinischer Forschung* (S. 83–105). Lengerich: Pabst Science Publishers.

Mawson, C. (2017). Interpretation as Freud's specific action, and Bion's container-contained. *The International Journal of Psycho-Analysis*, 98(6), 1519–1532. 10.1111/1745-8315.12668

Nathanson, D.H. (2012). *Dao De Qin: A Case Study of the Guqin*. Independent Study Project (ISP) Collection. 1344. https://digitalcollections.sit.edu/isp_collection/1344 (29.10.2020).

Northoff, G. (2012). Psychoanalysis and the Brain. Why Did Freud Abandon Neuroscience? *Frontiers in Psychology, 3*, 71. 10.3389/fpsyg.2012.00071

Perlovsky, L. (2017). *Music, Passion, and Cognitive Function*. Cambridge, MA: Academic Press.

Platon (2012). *Das Höhlengleichnis*. Berlin: Insel.

Popper, K. & Eccles, J. (1985). *Das Ich und sein Gehirn*. München: Piper.

Priestley, M. (1994). *Essays on Analytical Music Therapy*. Phoenixville, PA: Barcelona Publishers.

Reybrouk, M., Vuust, P. & Brattico, E. (2018). Brain Connectivity Networks and the Aesthetic Experience of Music. *Brain Sciences, 8*(6), pii: E107. 10.3390/brainsci8060107

Şar, V., Mutluer, T., Necef, I. & Fatih, P. (2018). Trauma, Creativity, and Trance: Special Ability in a Case of Dissociative Identity Disorder. *The American Journal of Psychiatry, 175*(6), 506–507. 10.1176/appi.ajp.2018.17121347

Schopenhauer, A. (1819). *Die Welt als Wille und Vorstellung*. Leipzig: Bibliographisches Institut/F. A. Brockhaus.

Shi, L., Sun, J., Xia, Y., Ren, Z., Chen, Q., Wei, D., Yang, W. & Qiu, J. (2018). Large-Scale Brain Network Connectivity Underlying Creativity in Resting-State and Task fMRI: Cooperation Between Default Network and Frontal-Parietal Network. *Biological Psychology, 135*, 102–111. 10.1016/j.biopsycho.2018.03.005

Spreng, R. N., Mar, R. A. & Kim, A. S. (2009). The Common Neural Basis of Autobiographical Memory, Prospection, Navigation, Theory of Mind, and the Default Mode: A Quantitative Meta-Analysis. *Journal of Cognitive Neuroscience, 21*(3), 489–510. 10.1162/jocn.2008.21029

Tayo, A. N. (2011). *Reincarnation or Memory Transfer – Which?* Bloomington, IN: Trafford Publishing.

Tölle, R. (1996). Dissoziative Identitätsstörung (Doppelleben) in der Psychopathologie und in der Dichtung. *Zeitschrift für klinische Psychologie, Psychiatrie und Psychotherapie, 44*(2), 174–85.

Vollmer, G. (1975). *Evolutionäre Erkenntnistheorie*. Stuttgart: Hirzel.

Wagner, N. F. & Northoff, G. (2014). Habits: Bridging the Gap Between Personhood and Personal Identity. *Frontiers in Human Neuroscience, 8*, 330. 10.3389/fnhum.2014.00330

Wegman, C. (1985). *Psychoanalysis and Cognitive Psychology. A Formalization of Freud's Earliest Theory*. Cambridge, MA: Academic Press.

Yeung, J. L. (2018). *Standards of the Guqin*. Toronto: Toronto Guqin Society.

Young, C. & Brook, A. (1994). Schopenhauer and Freud. *The International Journal of Psychoanalysis, 75*(Pt. 1), 101–118.

Resonance Processors: The Function of Interdependency of Biography and Oeuvre

Abstract: Taking into account that the natures of biographies and pieces of music/oeuvre (in German language »Werk«) differ considerably from each other, related resonance processes require functional links, the so-called resonance processors. Psychoanalytic considerations gave rise to a new theoretical framework to conceptualise life histories and suggest distinctive categories, such as situational, perceptive, submental, multiple, reincarnative and transpersonal biographies. These types are also assumed to determine dissimilar resonance processes. The German notion of »Werk« (oeuvre) is inextricably tied to traditional Occidental views of music and to satisfy the scientific requirements of this book it has to be discussed from a broader psychoanalytic and cultural anthropological perspective. This issue also involves the relationship between creative processes and their outcomes, videlicet the piece of music. The theory of resonance processes is based on interdisciplinary approaches and calls psychoanalytic, cognitive-psychological, philosophical, neuro-scientific and physical perspectives into play. This results in a differentiation between (I) cognitive processors, (II) processors that are based on the default mode network, a central nervous system that is closely intertwined with the unconscious, (III) oscillatory processors and (IV) processors that are related to the quantum consciousness and a novel approach in interdisciplinary quantum field theory that sheds light on modes of transformation between matter and mind. Clinical and cultural phenomena substantiate these theoretical analyses and help us to explore the multifaceted range of music-associated resonance processes: palliative areas and preparing for death, sense of meaning in life in chronic schizophrenia, coping processes in post-traumatic stress disorders, resilience and re-integration of self in breast cancer and the expression of erotic vitality in the Mauritian Sega.

Keywords: interdisciplinary psychoanalysis, music therapy, psychiatry, psycho-oncology, neuro-psychology, cultural anthropology

Der Autor

Wolfgang Mastnak ist Professor an der Beijing Normal University (BNU) und dort Leiter des Forschungszentrums für künstlerische Therapien. An der Hochschule für Musik und Theater München hat er den Lehrstuhl für Musikpädagogik inne. Er ist Vollmitglied der Europäischen Akademie der Wissenschaften und Künste sowie der New York Academy of Sciences. Er wurde vom International Biographical Centre Cambridge zu den »2.000 Outstanding Intellectuals of the 21st Century« gezählt und vom American Biographical Institute unter die »Great Minds of the 21st Century« gereiht. Seine Forschungsschwerpunkte sind künstlerische Therapien & Ethnomusiktherapie, transkulturelle Musikpädagogik, Gesundheitspädagogik, Neuropsychologie, Sportmedizin, kardiologische Langzeitrehabilitation, Quantenbewusstsein, Metatheorie der Forschungsmethoden und Wissenschaftstheorie sowie Kulturanthropologie und Psychoanalyse. Künstlerisch ist er Pianist, Sänger und Komponist.

E-Mail: wolfgang.mastnak@hmtm.de

Flug und Ekstase in Alexander Skrjabins Tonsystem

Gedankenwelt und Visionen eines Mystikers

Pietro Massa

Jahrbuch für Psychoanalyse und Musik • Band 5 (2021), 51–71
https://doi.org/10.30820/9783837930436-51
www.psychosozial-verlag.de/pum

Zusammenfassung: Der russische Komponist und Pianist Alexander Nikolajewitsch Skrjabin (1871–1915) entwickelte in den ersten Jahren des 20. Jahrhunderts, nachdem seine frühen Kompositionen noch unter dem starken Einfluss von Frédéric Chopins Musikstil entstanden waren, ein innovatives Tonsystem, das zu einer radikalen Atonalität in seinen Spätwerken führte. Skrjabins kompositorischer Weg war von beharrlichem Fortschrittsdrang charakterisiert und die Aufhebung der Tonalität geschah als Folge einer progressiven chromatischen Evolution der Terzschichtung im Akkordaufbau. Diese Wende ergab sich in enger Verbindung zur parallelen Entfaltung seiner Gedankenwelt, in der außermusikalische Faktoren als ständige Triebschaft für sein Schaffen fungierten. Skrjabin war nicht nur ein Genie der Avantgarde, sondern – wie sein Freund und erster Biograf Leonid Sabanejew ihn definierte – ein »mystischer Tonschöpfer«, ein »Künstler, der unbedingt ein Mystiker sein wollte« (Sabanejew, 2006, S. 2). Es ist nach solchen Voraussetzungen, dass Mystik und Ekstase (neben den für den Komponisten zentralen Themen des »Fluges« und des »Lichtes«) eine tragende Funktion in seiner Musik gewannen. Anders als bei Arnold Schönberg, der mit der Zwölftontechnik ein neues musiktheoretisches System als Basis des Komponierens erarbeitete, vollzog sich bei Skrjabin der Schritt in die Atonalität aus Voraussetzungen innerhalb der Tonalität selbst und es ist in dieser Hinsicht bemerkenswert, dass der letzte C-Dur-Akkord des »Poème de l'Extase« ein point of no return bedeutete: nicht nur für Skrjabin, dessen folgende Ansätze eine perfekte Synthese in der Atonalität der Klaviersonate Nr. 7 Op. 64 »Weiße Messe« erreichten, sondern für eine ganze Epoche, die unwiederbringlich zu Ende war.

Stichworte: Ekstase bei Skrjabin, »Le Poème de l'Extase«, das Thema des Flugs, Mysterium als Synthese der Künste, Chromatik und Mystik am Anfang des 20. Jahrhunderts

Vorliegender Beitrag stellt die schriftliche Abhandlung des Vortrags dar, den der Autor vor seinem Klavierabend am Freitag, den 1. November 2019 im Kleinen Konzertsaal im Gasteig München hielt. Nach dem Vortrag wurden im ersten Teil des Konzertes die 24 Préludes Op. 24 von Frédéric Chopin und im zweiten Teil die Klaviersonate Nr. 2 gis-Moll Op. 19 »Sonate-Fantaisie«, die Klaviersonate Nr. 5 Op. 53 »Le Poème de l'Extase«[1] *und die Klaviersonate Nr. 7 Op. 64 »Weiße Messe« von Alexander Skrjabin gespielt.*

Der tragische Abbruch eines künstlerischen Vorhabens

Skrjabin war Einzelkind und verlor seine Mutter, eine anerkannte Pianistin am Konservatorium in St. Petersburg, als er nur ein Jahr alt war. Sein Vater arbeitete als Diplomat für das russische Außenministerium und leistete seine Dienste vor allem in der Türkei und in Griechenland. Skrjabins Kindheit wurde hauptsächlich von Frauenfiguren begleitet, da in erster Linie seine Tante Ljubow Skrjabina, ihre Mutter und ihre Schwester sich um das Kind kümmerten. Zu einem späteren Zeitpunkt meinte der Komponist, dass die stark ausgeprägte weibliche Komponente seiner Persönlichkeit in dieser Phase entstanden sei, und definierte sich damals als »Glaskind« (später nannten ihn seine Studienkollegen am Konservatorium sogar »Kätzchen«). Die Männer der Familie hatten sich seit Generationen für eine militärische Karriere als Offiziere entschieden, aber Alexander war nur 155 cm groß und nicht geeignet für den Militärdienst. Sein auffälliges musikalisches Talent führte zur Entscheidung, den künstlerischen Weg zu gehen, was einen großen Skandal in der Familie erzeugte. Wegen einer chronischen Erkrankung seiner rechten Hand in den Jahren 1891 und 1893

1 Anders als die Bezeichnungen »Sonate-Fantaisie« für die Sonate Nr. 2 und »Weiße Messe« für die Sonate Nr. 7, die original vom Komponisten sind, etablierte sich der Untertitel »Poème de l'Extase« für die Sonate Nr. 5 nur traditionsgemäß, da Skrjabin bei der Erstveröffentlichung am Anfang des Werks ein vierzeiliges Zitat aus seinem Gedicht »Poème de l'Extase« abdrucken ließ.

musste sich Skrjabin definitiv mit dem Ende einer vielversprechenden Karriere als Konzertpianist abfinden, die sich vor allem in der Rivalität mit Sergej Rachmaninow abzeichnete (vgl. Reder, 2001). Er trat dann immer wieder in kleinen Konzertsälen auf, aber die Lehren und das Komponieren wurden zu seinen Haupttätigkeiten. Eine extreme Empfindsamkeit führte aber regelmäßig zu Nervenzusammenbrüchen.

Seinen Vater konnte er erst als erwachsener Mensch kennenlernen und thematisierte direkt mit ihm per Brief, wie er als Sohn an dessen autoritärer und trockener Ideengestaltung gelitten hatte (Bowers, 1973, S. 23ff.). Im Jahr 1913 unternahm er eine Reise in die Schweiz, wo sein Vater wohnte, und hatte damit Gelegenheit, der Bestattung seiner Mutter beizuwohnen (sie war an einem Kurort in den Alpen nach erfolgloser Behandlung einer Tuberkulose gestorben): Der Komponist schrieb am 13. Oktober 1913 seiner Frau Tatjana, dass der Besuch des Friedhofs ihn sehr stark betroffen hatte (vgl. Druskin, 1988, S. 331ff.).

In den letzten Jahren seines Lebens nahm der Komponist Kontakt zu theosophischen Kreisen auf, kam ins Gespräch mit dem englischen Arzt und Psychologen Charles Samuel Myers[2] und entwickelte zunehmend eine Tendenz zur synästhetischen Wahrnehmung von Tönen und Farben. Es ist im Rahmen dieser Konstellation, dass Skrjabins Gedankenwelt neue Ansätze gewann, die seinem Entwicklungsprozess als Komponist eine wesentliche Energie verliehen. Im April 1915 erkrankte er an einer Blutvergiftung und am Abend des 14. Aprils lauteten im Alter von 44 Jahren seine letzten Worte: »Es ist eine Katastrophe.«

Ein Jahr später veröffentlichte Leonid Sabanejew die erste Monografie über den Komponisten. Das Vorwort des Autors zur ersten Ausgabe entstammt der Stimmung eines Andenkens: »Skrjabins Leben liegt heute vor uns wie das unvollendete Fragment eines gewaltigen Vorhabens. Es ist gleichsam das Bruchstück einer riesigen Symphonie, die bereits vor dem Höhepunkt abbricht. Diesen Höhepunkt, mit dem für ihn wichtigsten und ureigensten Anliegen, brachte er nicht mehr zustande, weil hier der Tod seinen Schlusspunkt setzte« (Sabanejew, 2006, S. 1). Die Vorstellung eines den ganzen Kosmos umfassenden Mysteriums als Synthese der Künste fand damit ein unerwartetes Ende. Er konnte lediglich den Text und einige musikalische Ideen vor seinem Tod entwerfen (später unternahm Alexander Nemtin aus Skizzen Skrjabins eine Rekonstruktion der *»Vorbereiten-*

2 Charles Samuel Myers (1873–1946) war ein englischer Psychologe, Gründer und Direktor des Laboratoriums für experimentelle Psychologie der Universität Cambridge (vgl. Hellmundt, 1988, S. 336 und S. 431). Skrjabin trat im Jahr 1914 mit ihm in Kontakt.

den Handlung« zum Mysterium). Mit dem Tod des Komponisten begann eine außergewöhnliche Legendenbildung um seine Person und in den folgenden Jahren wurde Skrjabin immer mehr im wahren, orphischen Sinne des Wortes als »Mystiker« wahrgenommen, der der Menschheit durch die Kunst eine neue Dimension des Geistes erschließen wollte.

Die »Ekstase« als Erhebung zu einer höheren Bewusstseinsstufe

Der in Skrjabins Gedankenwelt so wichtige Begriff der »Ekstase« steht in engem Zusammenhang mit der von ihm angestrebten Selbstbestätigung des künstlerischen Ichs – nämlich: des eigenen schöpferischen Geistes – und eine solche Einstellung ist tief in der abendländischen[3] Philosophiegeschichte verwurzelt. Das moderne Wort »Ekstase« stammt bekanntermaßen aus dem altgriechischen Substantiv ἔκστασις (»ék-stasis«) und ergibt sich als Substantiv aus dem Verb ἐξ-ίστασθαι (»ex-hístasthai«): »außer sich geraten«. In den botanischen Abhandlungen von Aristoteles und seinem Schüler Theophrast von Eresos[4] lässt sich eine Anwendung des Worts in Zusammenhang mit der Natur feststellen: ἔκστασις φύσεως (»ék-stasis Physeos«) bezeichnet die »Entfernung von der Natur« im Sinne eines degenerativen Prozesses. Eine wichtige Rolle spielt die Ekstase in der neoplatonischen Philosophie bei Plotin[5], für den die Ekstase der Prozess ist, wodurch die Seele, nachdem sie ihre Form aufgegeben hat, in die himmlische Heimat zurückkehrt und sich dem Einen anschließt. Eine ähnliche, deutlich abstraktere Prägung des Worts lässt sich beim Kirchenlehrer Tertullian[6] um 210 n. Chr. und Augustinus feststellen, wo der Begriff den kontemplativen Zustand bezeichnet, in dem sich Gott dem Gläubigen offenbart. Es ist dann in den um 500 n. Chr. verfassten Schriften von Pseudo-Dionysi-

3 Es ist an dieser Stelle zu bemerken, dass die Ekstase als mystisch-religiöse Erfahrung auch in anderen, extra-europäischen Kulturen zu finden ist. In Stammesgesellschaften kann beispielsweise die Ekstase Bestandteil von Initiationszeremonien sein und wird sogar durch physische und mechanische Mittel gesucht.

4 Theophrastos von Eresos (371–287 v. Chr.) war Schüler des Aristoteles und Leiter der peripatetischen Schule als dessen Nachfolger. Zur »ékstasis physeos« s. De causis plantarum, 3, 1, 6.

5 Plotin (205–270 n. Chr.) war Begründer des Neoplatonismus.

6 Quintus Septimius Florens Tertullianus oder kurz Tertullian (150–220 n. Chr.), ein früher christlicher Philosoph.

us Areopagita[7], dass die Ekstase als »Heraustreten von sich selbst« bzw. als »Gehoben-Werden« zum überwesentlichen Strahl Gottes beschrieben wird. Bei den mittelalterlichen Mystikern (wie zum Beispiel St. Bernardus, Hugo und Richard von St. Victor[8], Bonaventura[9], Eckhart Hochheim[10] und Johannes Tauler[11]) und bei Autoren der Renaissance wie Giordano Bruno[12] stellt die Ekstase das ultimative Ziel des philosophischen Prozesses bzw. der ethischen Erkenntnis dar.

So wie in der Philosophie der Moderne ist auch für Skrjabin die Ekstase als eine höhere Bewusstseinsstufe des Menschen zu verstehen. Im Jahr 1904 begann er mit dem Entwurf eines Gedichts, das in Verbindung zu einer kurz darauf begonnenen Komposition stand und denselben Titel trug: »Le Poème de l'Extase«[13]. Das 370 Zeilen umfassende Gedicht wurde im Jahr 1906 in Genf[14] fertiggestellt, erst in einem Selbstverlag publiziert[15] und zwei Jahre später zusammen mit dem gleichnamigen symphonischen Werk Op. 54 im Verlag des Mäzens Mitrofan Petrowitsch Beljajew in Leipzig und St. Petersburg unter dem Titel »Le Poème de l'Extase. Le Texte et la Musique par Alexander Scriabine« veröffentlicht. Inhaltlich steht das Gedicht in Zusammenhang mit den philosophischen Spekulationen Skrjabins, die durch Nietzsche, die Theosophie und ein zunehmend solipsistisches Weltbild beeinflusst waren.[16] In einem dem Symbolismus naheste-

---

7 Der Areopagit (aus dem altgriechischen Dionysios Areopagites), christlicher Autor des frühen 6. Jahrhunderts und Kirchenvater.

8 Richard (1110–1173) und Hugo von St. Viktor (1097–1141) gehörten zu ihrer Zeit zu den wichtigsten Theologen in St. Viktor bei Paris.

9 Bonaventura da Bagnoregio, eigentlich Giovanni di Fidanza (1221–1274), Philosoph und Theologe der Scholastik.

10 Meister Eckhart (1260–1328), einflussreicher thüringischer Theologe im Spätmittelalter.

11 Johannes Tauler (1300–1361) war Dominikaner und Theologe, als Mystiker und Prediger tätig.

12 Giordano Bruno (1548–1600) war ein italienischer Priester und Philosoph und wurde durch die Inquisition wegen Ketzerei und Magie zum Tod auf dem Scheiterhaufen verurteilt.

13 In einer ersten Entstehungsphase war eigentlich der Titel »Poème orgiaque« vorgesehen.

14 Skrjabin hielt sich in dieser Zeit vorwiegend am Genfersee auf.

15 Anscheinend hing dies mit der Uraufführung des Werks eben im Jahr 1906 in New York zusammen.

16 S. dazu die wertvolle Publikation von Marina Lobanova *Mystiker, Magier, Theosoph, Theurg: Alexander Skrjabin und seine Zeit* (2004).

henden Charakter schildert der Autor die Auseinandersetzungen zwischen dem »schöpferischen Geist«, der sich für Freiheit und Liebe einsetzt, und den dunklen Schreckgestalten, die gegen das Licht und die Entfaltung der Lebensenergie wirken wollen. Das Gedicht gewinnt in seinem Verlauf zunehmend direkte Rede und das erzählende Ich übernimmt immer mehr für die Menschheit eine Erlöserrolle: Diese Erlösung soll in der Ekstase stattfinden. Um diesen Prozess zu ermöglichen, muss der Geist jedoch in einer Art von Seelenwanderung zuerst den Körper verlassen und im etymologischen Sinne des Worts »außer sich geraten« (»ex-hístasthai«), damit er die überwesentliche »Höhe des Seins« erreichen kann: »Ein Flammenmeer / Erfaßt das Weltall. / Der Geist auf der Höhe des Seins, / Fühlt nun / unendlichen Strom / Der göttlichen Kraft / Des freien Willens« (Skrjabin, »Poème de l'Extase«, in Druskin, 1988, S. 353, Übersetzung von Ernst Moritz Arndt). Diese höchst vitalisierte Funktion des Geistes ist in Skrjabins Gedankenwelt besonders wichtig, da seine Wanderung sogar vorausgesetzt wird, um die Sphäre des Unendlichen bzw. des Göttlichen zu betreten. Damit definierte sich auch die Funktion der Musik als Weg, dem Zuhörer durch die Versetzung in die Ekstase die überwesentliche Dimension des eigenen Seins zu erschließen. In diesem Kontext benötigt die Wanderung des Geistes einen motorischen Prozess zur Überbrückung des Dualismus zwischen Körper und Sein. Dieser Prozess verwirklicht sich bei Skrjabin im Sinne eines »Flugs«, zu dem der Geist aufgerufen wird: »Der spielende Geist, / der flatternde Geist, / In ewigem Streben / Ekstase erschaffend« (ebd., S. 350). Der Geist ist für Skrjabin von »ewigem Streben« durchdrungen und die Entfaltung der Lebensenergie empfindet er als Befreiung einer kosmischen Kraft: »O meine Welt, mein Leben, / Meine Blüte, meine Ekstase!« (ebd., S. 349)

Ein solcher programmatischer Hintergrund des Flugs gewann mit dem symphonischen Werk »Le Poème de l'Extase« eine derartige Bedeutung, dass dieses Thema offensichtlich zu einem zentralen Motiv in allen Spätkompositionen des Komponisten wurde. Das Element des Fliegens und der Helligkeit betrifft dann nicht nur die Agogik – von den Tempoveränderungen bis zu den detaillierten Ausführungsanweisungen –, sondern auch die Harmonik und bei den künftigen Orchesterwerken die Instrumentation.[17] Mit dem letzten, stark ersehnten C-Dur-Akkord von »Le Poème de l'Extase« erlebt der Zuhörer die Auflösung einer unübertrefflichen chromatischen Harmonik. Danach konnten Skrjabins Werke nicht mehr tonal sein und dieser Schritt in die Atonalität bedeutete für den Komponisten eine weitere stilistische Entwicklung auf mehreren Ebenen, wie

17 Nicht Gegenstand des vorliegenden Beitrags.

ein Vergleich der Ausführungsanweisungen in den Klaviersonaten Nr. 5 Op. 53 »Poème de l'Extase« und Nr. 7 Op. 64 »Weiße Messe« beispielhaft belegt.

Das Thema des »Flugs« bei den Ausführungsanweisungen in der Klaviersonate Nr. 5

Das sogenannte Thema des »Flugs« wird vom Komponisten gerade am Anfang seines Gedichts »Poème de l'Extase« als eine »Wanderung des Geistes« präsentiert: »Der Geist, / Vom Lebensdurst beflügelt, / Schwingt sich auf zum kühnen Flug« (Druskin, 1988, S. 345). Um die Dynamik der Ekstase zu erläutern – sowie diejenige des Mysteriums, wo insbesondere das Element des Lichtes eine besondere Funktion übernimmt –, stellt die Klaviersonate Nr. 5 Op. 53[18] eine wesentliche Voraussetzung dar. Zwischen dem »Poème de l'Extase« und dieser Sonate ergab sich in der Kompositionstechnik des Komponisten ein Wendepunkt: Mit diesen beiden Werken verabschiedete sich Skrjabin endgültig von der dur-moll-tonalen Dialektik und die letzten fünf Sonaten (entstanden zwischen 1911 und 1913) haben weder eine Grundtonart, noch eine gefestigte Tonalität. Skrjabins Kompositionstechnik sucht und realisiert ein neuartiges Konzept für den Akkordaufbau, wo die Anwendung des sog. »mystischen Akkords«[19] eine zentrale Bedeutung gewinnt und dieses Konstrukt in seiner schwebenden Energie keiner Auflösung im herkömmlichen Sinne der Harmonik bedarf. Die Noten-Gruppen werden dann genauso horizontal wie vertikal in der harmonischen Struktur angewendet und nach der Klaviersonate Nr. 5 bestehen Skrjabins Sonaten nur noch aus einem Satz.

In gleicher Weise wie die Klaviersonate Nr. 4, die mit dem »Divin Poème«[20] eng verknüpft war, zeigt die Sonate Nr. 5 eine starke Verbindung zu einem gleichzeitig komponierten symphonischen Werk. Skrjabin ließ über dem Notentext der

---

18 Die Uraufführung der Klaviersonate Nr. 5 Op. 53 fand 1906 durch den jungen Artur Rubinstein in London statt. Von dieser Sonate existiert bedauerlicherweise keine Aufnahme durch den Komponisten selbst am Flügel, wie im Fall der Sonate Nr. 2, die Skrjabin 1908 auf einer Klavierwalze aufnahm.

19 Die Bezeichnung »mystischer Akkord« geht auf die Analyse von Leonid Sabanejew zurück. Skrjabin benutzte diesen Akkord vor allem in seinem Orchesterwerk »Prométhée. Le Poème du feu« Op. 60 (1911) und der Akkord wurde aus diesem Grund auch als »Prometheischer Akkord« bekannt.

20 Mit diesem Namen bezeichnet man heute immer noch Skrjabins Sinfonie c-Moll Nr. 3 Op. 43 (1904).

Sonate bei der Erstveröffentlichung folgendes vierzeiliges Zitat abdrucken: »Je vous appelle à la vie, / ô forces mystérieuses, / Noyées Dans les obscures profondes / De l'esprit créateur«.[21] Dieses Werk entstand in einer Phase fieberhafter Kreativität und gehört zweifelsohne zu seinen kraftvollsten Kompositionen für Klavier. Der Komponist glaubte sogar, dass dieser schöpferische Status eine göttliche Gabe sei. Anders als das Zitat am Anfang sind die Ausführungsanweisungen – so wie in allen Werken bis zu diesem Zeitpunkt – auf italienisch: Mit der symphonischen Dichtung »Le Poème de l'Extase« wechselte dann Skrjabin für alle Anweisungen in der Partitur zur französischen Sprache.

Anweisungen wie »accarezzevole« (»zärtlich«), »leggierissimo volando« (»fliegend mit extremer Leichtigkeit«), »con un'ebbrezza fantastica« (»mit fantastischem Rausch«), »vertiginoso con furia« (»schwindelerregend vor Wut«) und »tumultuoso, esaltato« (»turbulent, exaltiert«) belegen den starken Zusammenhang der Musik mit ihrem programmatischen Hintergrund. In seiner Forschungsarbeit »Alexander Skrjabin und seine Musik« analysierte der Musikwissenschaftler Sigfried Schibli (Schibli, 1983, S. 180ff.) zu Anfang der 80er-Jahre die leitenden thematischen Motive der Sonate ausführlich. Schibli bezieht sich auf die Analyse von Hanns Steger: »Der Weg der Klaviersonate bei Alexander Skrjabin« (Steger, 1979) und versucht den psychologischen Handlungsablauf des Komponisten durch fünf Hauptelemente nach den Studien von Leonid Sabanejew zu rekonstruieren.

Diese Passage fand bereits in den 30er-Jahren eine interessante Deutung durch den Musikwissenschaftler Paul Dickenmann (vgl. Dickenmann, 1935, S. 96), der mit Recht betonte, wie der harmonische Verlauf einen »Zug von Unbestimmtheit« bewahrt. Dickenmann schreibt: »Das Wachsen der Akkorde über die Dreiklangsform hinaus kann auf noch andere Art zu einer Komprimierung der Harmonik führen. Unter Umständen wirken solche Klänge als Kombination von zwei verschiedenen Akkorden« (ebd., S. 97). Es ist diesbezüglich fraglich, ob Skrjabin einfach die Tonika im Dominantseptakkord hören lässt, ohne den Akkord aufzulösen, um eine spannende Ambiguität zu erzeugen. Am Ende des »Poème de l'Extase« erlebt man dieselbe Technik, aber umgekehrt in der Bassstimme: Die Tonika wird hier durch einen C-Dur-Akkord bei Fagotten, Posaunen, Tuba und Hörnern im *ff* schon mit dem Maestoso (s. dazu Skrjabin, 1953,

21 Der Text im Original ist auf Französisch neben einer russischen Übersetzung. Die deutsche Übertragung lautet: »Ich rufe euch ins Leben, Ihr geheimnisvollen Kräfte, / Versunken in den dunklen Tiefen / des Schöpfergeistes / Ihr ängstlichen Schatten des Lebens / Euch bringe ich Kühnheit!« (Schibli, 1983, S. 180)

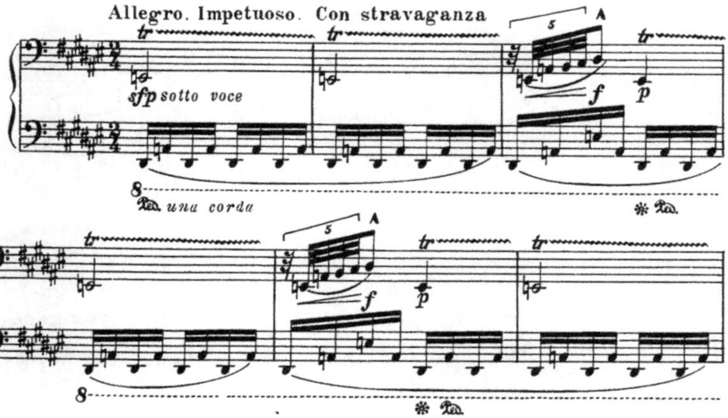

Abb. 1: Das Motiv der »verborgenen ungeheuren Kräfte« (Takte 1–12)

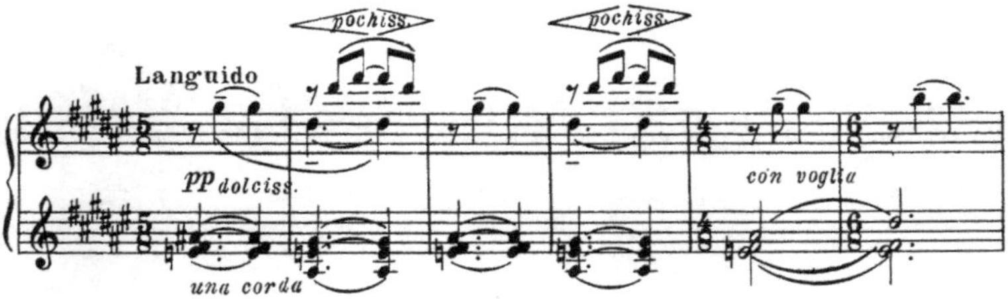

Abb. 2: Das »Frage- und Erleuchtungsmotiv« (Takte 13–18)

»Le Poème de l'Extase« Op. 54, S. 177) erreicht und 53 Takte lang vor dem Schluss gehalten. Durch diesen Akkord der Bläser wird trotzdem die Spannung beim Zuhörer für mehr als drei Minuten weiter bis zur Auflösung des letzten Akkords bewahrt (ebd., S. 197), da diese Tonika im Höhepunkt der Ekstase nur eine Täuschung ist.

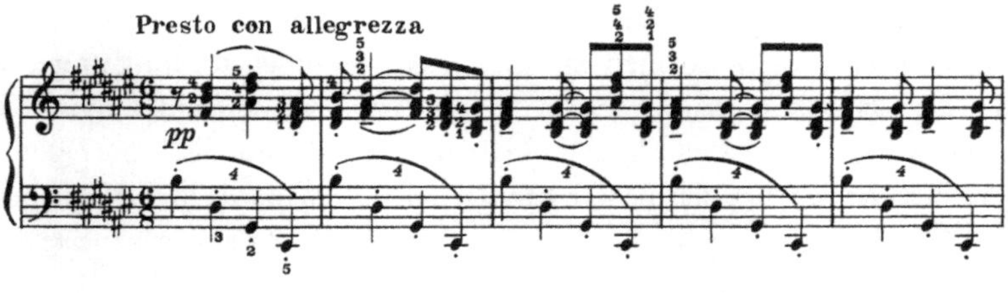

Abb. 3: Das »Motiv der Erweckung zum Leben« (Takte 46–92)

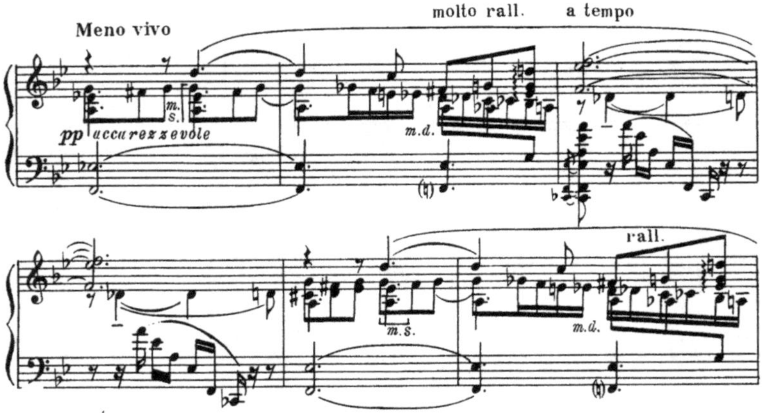

Abb. 4: Das Motiv »des erzählenden Schöpfergeistes« (Takte 120–139)

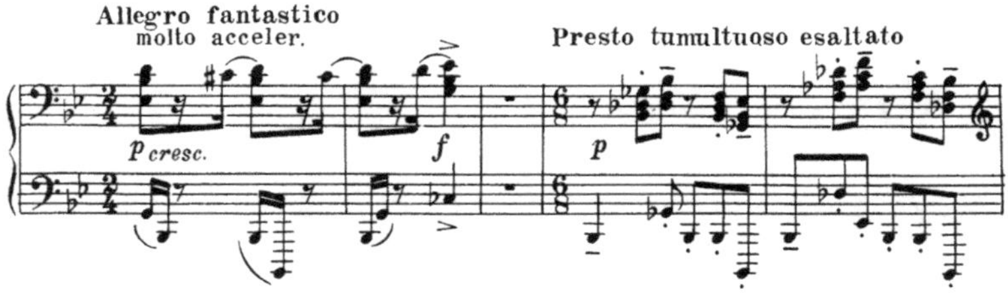

Abb. 5: Das sog. »Kühnheitsmotiv« (Takte 140–141)

In einem wesentlichen Moment in der Mitte der Sonate präsentiert Skrjabin das erste Motiv ein drittes Mal: Die »ungeheuren Kräfte« werden damit ins Leben gerufen, aber dafür schreibt der Komponist diesmal »leggierissimo volando« und dazu »accelerando«. Es ergibt sich damit die wesentliche motorische Klimax, die durch das Element des Flugs zum »Presto giocoso« führt, wo das »Erleuchtungsmotiv« mit der melodischen Quarte in höchster Geschwindigkeit, leicht und beflügelt wieder präsentiert wird (vgl. Abb. 6).

Schibli und Steger scheinen einem anderen wesentlichen Motiv in der Sonate, das nicht nur wegen der starken Präsenz im Werk, sondern aufgrund der kompositorischen Behandlung strukturelle Substanz übernimmt, keine besondere Aufmerksamkeit beizumessen. Es handelt sich um ein musikalisches Fragment, das sich beim Zuhörer wesentlich einprägt (vgl. Abb. 7). Skrjabin generierte dazu ein weiteres Element (Abb. 8).

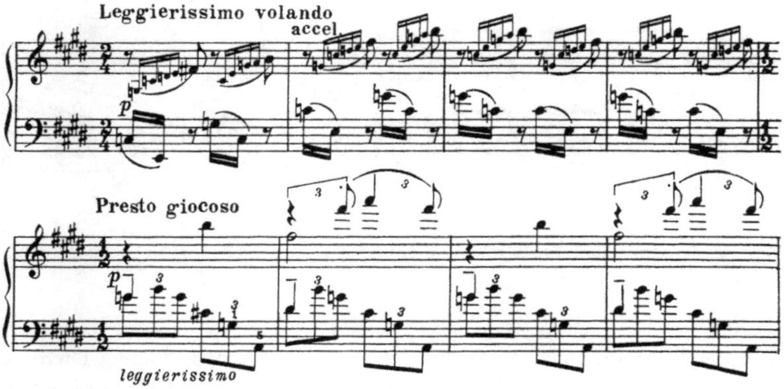

Abb. 6: Das »Erleuchtungsmotiv«, kombiniert mit dem Element des Flugs (Takte 246–253)

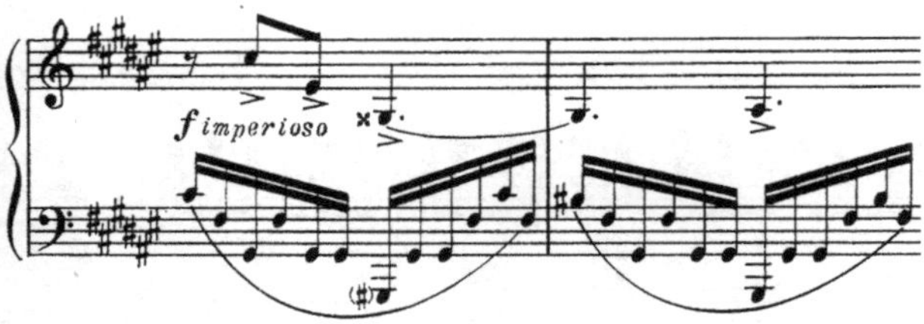

Abb. 7: Fragment von zwei Sexten nach unten (Takte 95–96)

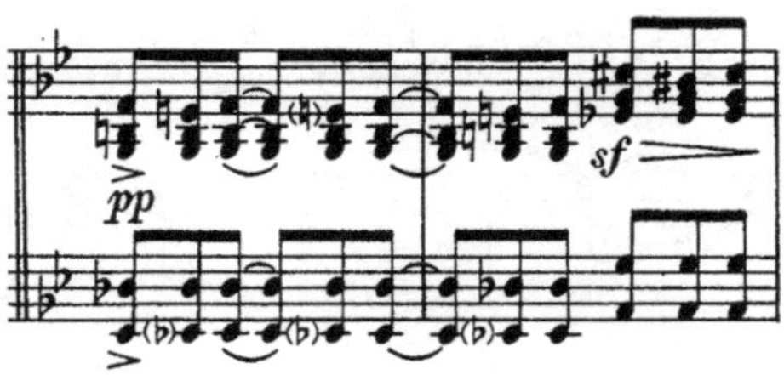

Abb. 8: Weiteres Motiv (Takte 105–106)

Dickenmann kommentiert mit Recht folgendermaßen:

> »Der Akkord dieser beiden Takte heißt durchgehends es-g-b-d. Beim Durchspielen hat der Hörer indessen nicht den Eindruck, dass ein einfacher Septimenakkord über dem Grundton es vorliege, der Klang wirkt vielmehr als Zwischengebilde zwischen einem Es-Dur und einem g-Moll Dreiklang« (Dickenmann, 1935, S. 97).

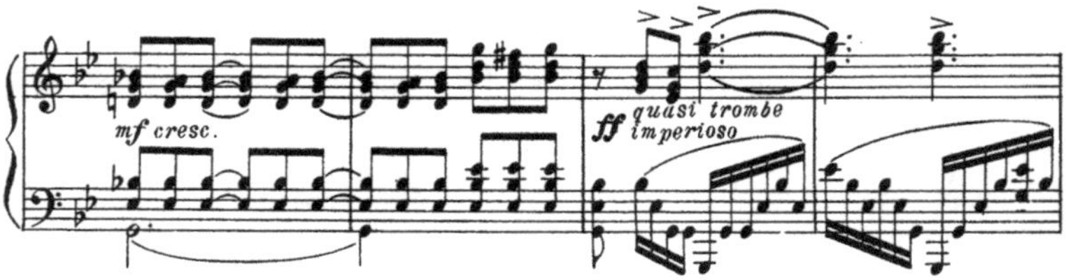

Abb. 9: Zwischengebilde zwischen einem Es-Dur und einem g-Moll Dreiklang (Takte 111–114)

Die beiden Elemente zusammen führen zu einem breiten melodischen Thema, das der Komponist beim Höhepunkt des Werks kurz vor dem Schluss verwendet. Die Anweisung »con luminosità« (»mit Leuchtkraft«) in der Passage fügt zum ersten Mal das Element des Lichts als apollinisches Ziel des Fliegens hinzu (vgl. Abb. 10).

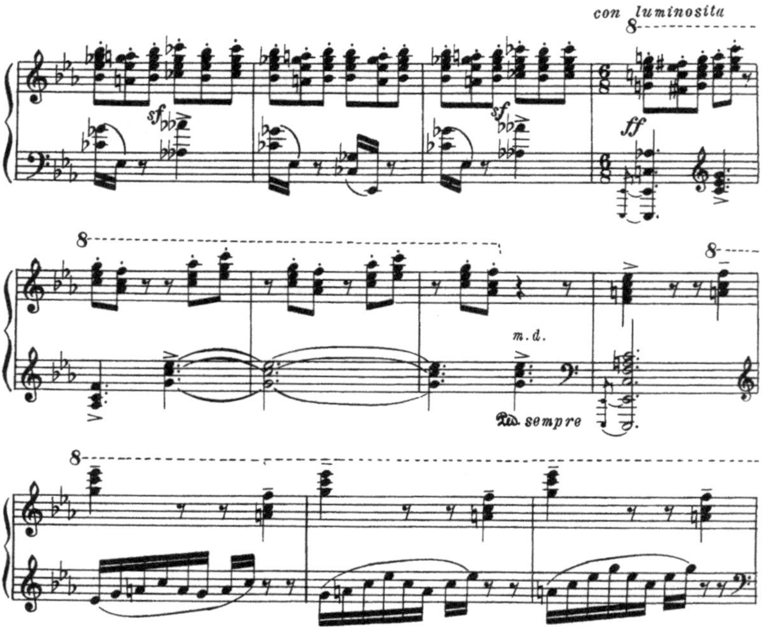

Abb. 10: Das Element des Lichts im Höhepunkt der Sonate (Takte 411–421)

Das Motiv der »ungeheuren Kräfte« kommt dann ein letztes Mal zum Schluss der Sonate vor. Der Zuhörer bekommt jedoch den Eindruck, dass die Sonate eigentlich kein Ende findet bzw. in der Form eines Rituals abgeschlossen wird:

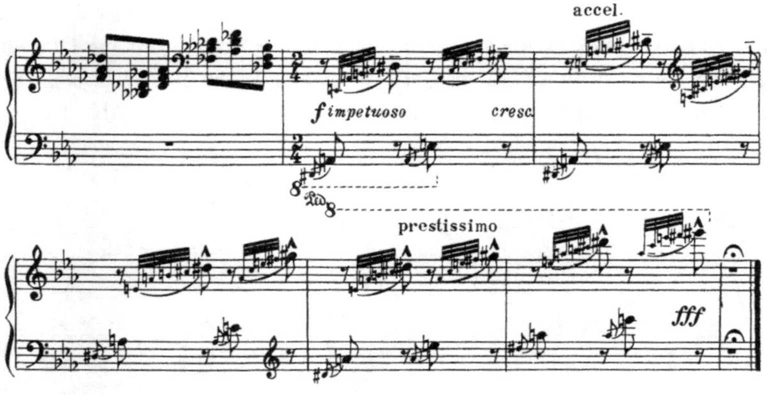

Abb. 11: Das Motiv der »ungeheuren Kräfte« erneut am Ende des Werks (Takte 448–453)

Skrjabins Kompositionslehrer Sergej Tanejew bemerkte, dass das Ende »in programmatischer Absicht offengehalten ist: Dieses Werk ist ein Aufruf, eine Beschwörung, kein in sich geschlossenes Ganzes« (Schibli, 1983, S. 183).

All diese Elemente ergaben dann mit der Klaviersonate Nr. 7 einige Jahre später das höchste Ergebnis von Skrjabins Kompositionstechnik, wo die Tonalität nur ein weit entfernter Stern darstellt, der zwar hoch suggestiv wirkt, aber keine Orientierung mehr ermöglicht.

Das Thema des »Lichts« bei den Ausführungsanweisungen in der Klaviersonate Nr. 7

Im Gegensatz zur Sonate Nr. 6, die Skrjabin als »alptraumhaft, undurchschaubar, unsauber und hinterhältig« empfand (sogar im Sinne einer »dämonischen Verdorbenheit«), stellte er die Sonate Nr. 7, die den Titel »Weiße Messe« trägt, als »weihevoll« vor.[22] Französische Begriffe leiten den Interpreten überall in der Partitur, wo sich quälende Dissonanzen, flammende Arpeggi und kontrastreiche Momente in einem strukturell extrem einheitlichen kompositorischen Aufbau abwechseln. Wie in einer idealen Fortführung der verbalen Deutungen

22 Die Sonate wurde 1912 mit Skrjabin selbst am Flügel in Moskau uraufgeführt.

im »Poème de l'Extase«, wo der Komponist zum Beispiel mit Begriffen wie »très parfumé« (»sehr wohlriechend«), »presque en délire« (»fast wahnsinnig«) oder »avec une volupté de plus en plus extatique« (»mit einer immer ekstatischer werdenden Wollust«) die Interpretation bestimmt hat, weist die Sonate Nr. 7 eine weitere Erhebung in eine höhere, göttliche Sinnlichkeit auf. Dies zeigt sich zum Beispiel beim sehnsüchtigen zweiten Thema, wo die Anweisung »avec une céleste volupté« (»mit einer himmlischen Wollust«) lautet (Abb. 12).

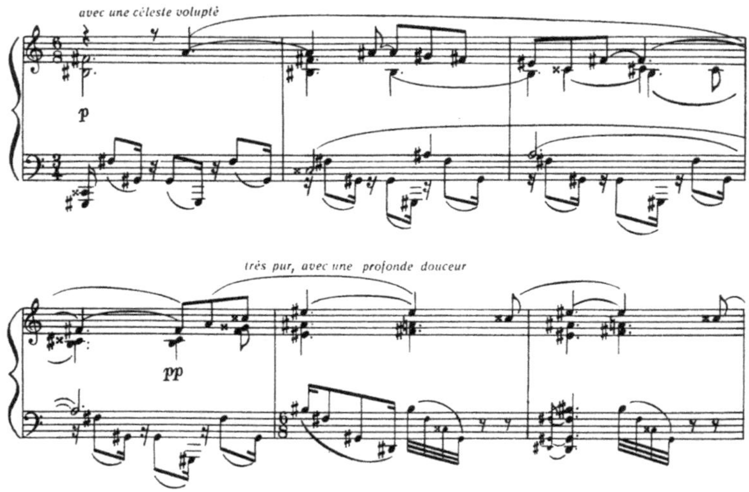

Abb. 12: »avec une céleste volupté« (Takte 29–34)

Die motorische Komponente mit dem Thema des Flugs erscheint erneut: »animé, ailé« (»lebhaft, beflügelt«):

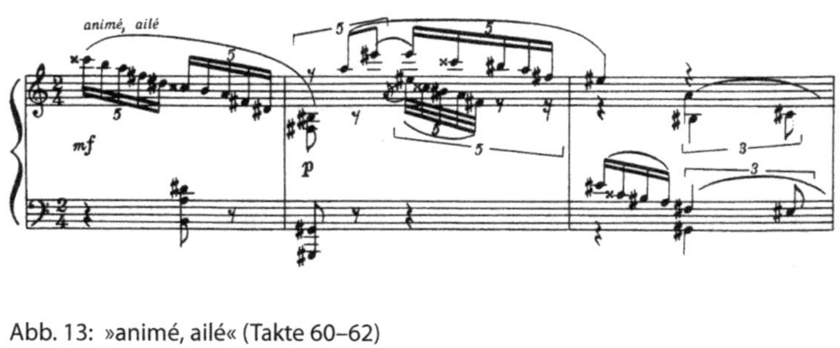

Abb. 13: »animé, ailé« (Takte 60–62)

Dasselbe Motiv verziert dann das zweite Thema in der Sonate, mit einem »vol joyeux« (»freudigen Flug«) (Abb. 14).

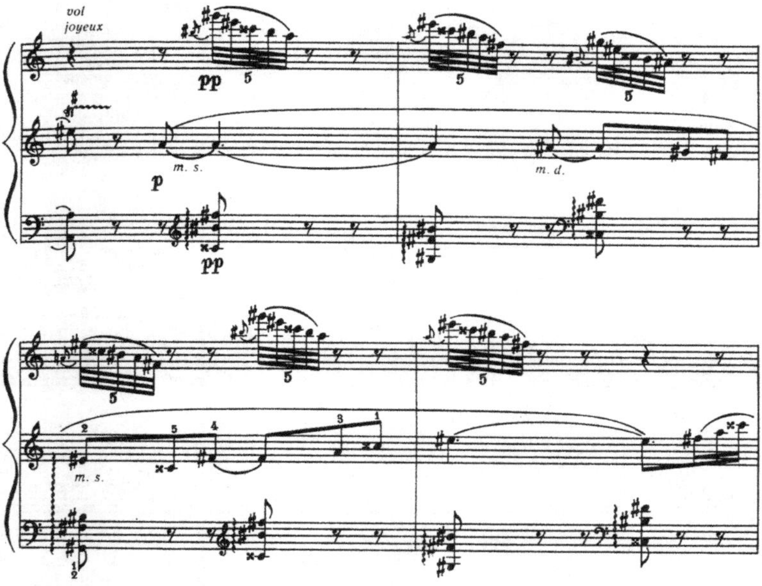

Abb. 14: »vol joyeux« (Takte 145–148)

Im Verlauf des Werks kommen weitere Anweisungen wie zum Beispiel, »très pur, avec douceur« (»sehr rein, mit Sanftmut«), »onduleux, insinuant« (»wellig, einschleichend«), »de plus en plus sonore et animé« (»immer klangvoller und lebhafter«) vor. Mit dem Thema des Lichts sieht sich der Interpret aufgrund der Deutungen »comme des éclairs« (»wie Blitze«), »foudroyant« (»blitzartig«), »fulgurant« (»blitzschnell«), oder »étincelant« (»funkelnd«) konfrontiert (Abb. 15).

Es ist die Ekstase in Form eines vorbereitenden Elements auf die letzte Steigerung im Werk sowie auf den finalen Höhepunkt. Beim wiederholten Erscheinen des zweiten Themas schreibt Skrjabin diesmal »avec une volupté radieuse, extatique« (»mit strahlender Wollust, ekstatisch«, Abb. 16). Es folgen »en un vertige« (»in einem Schwindel«), »fulgurant« (»blitzschnell«), »avec une joie débordante« (»mit überquellender oder überbordender Freude«, Abb. 17).

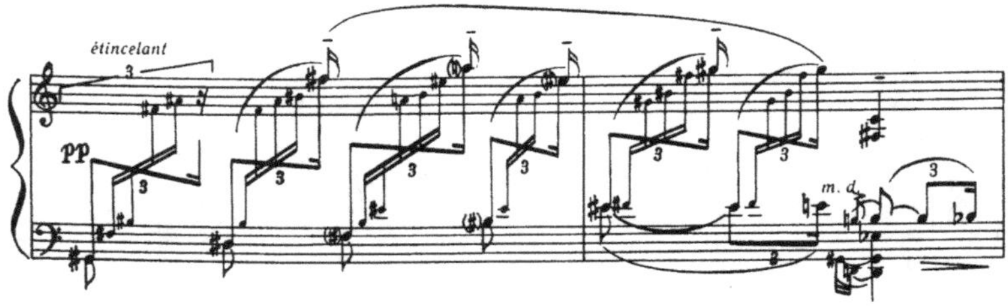

Abb. 15: »étincelant« (Takte 73–74)

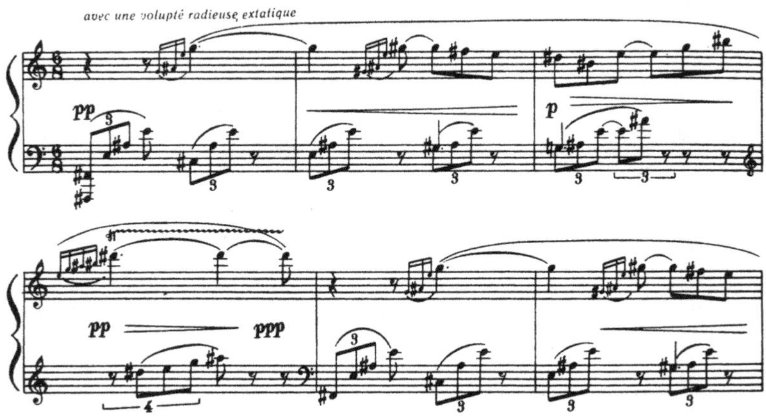

Abb. 16: »avec une volupté radieuse, extatique« (Takte 252–257)

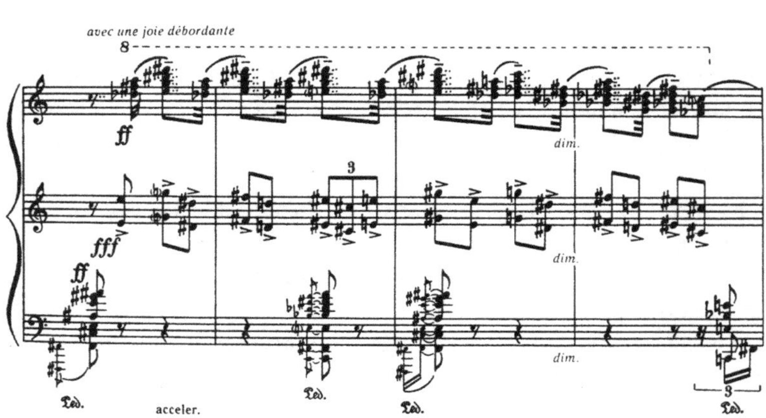

Abb. 17: »avec une joie débordante« (Takte 312–315)

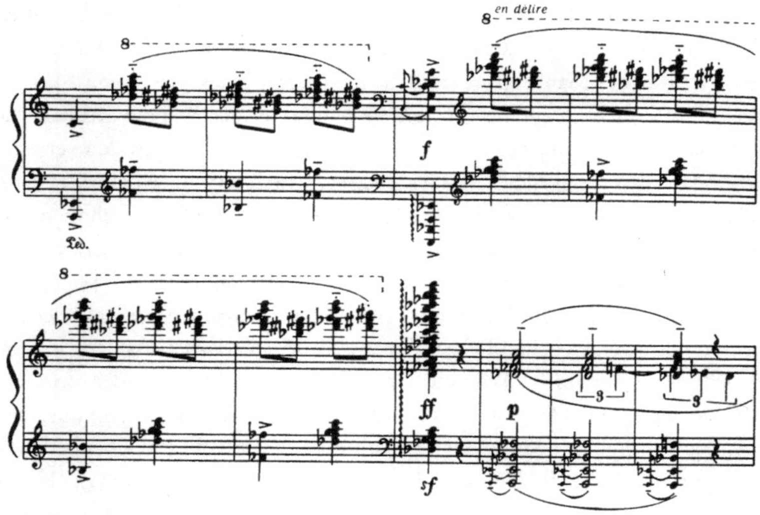

Abb. 18: »en délire« (Takte 326–330)

Der Schluss findet wie »en délire« (»im Delirium«) statt (Abb. 18). Kurz vor dem Ende, in den letzten neun Takten, lässt Skrjabin die Sonate mit einer horizontalen Umsetzung des mystischen Akkords ausklingen (Abb. 19).

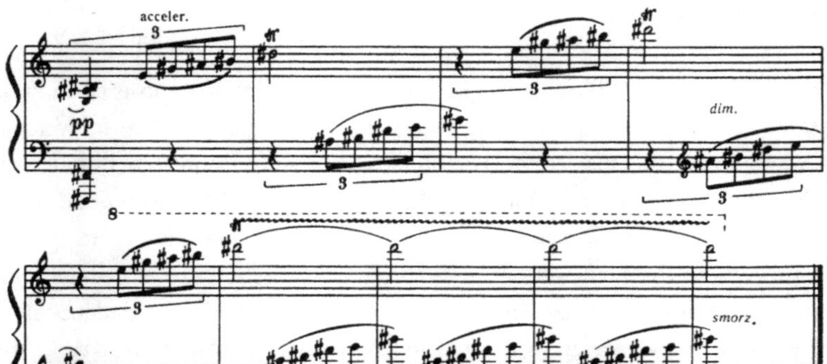

Abb. 19: »accelerando« (Takte 334–342)

Es soll beachtet werden, dass das Thema des Lichtes bzw. der Helligkeit in der Klaviersonate Nr. 7 einem ständigen metamorphischen Prozess unterzogen wird, bei dem die Aufflugbewegungen immer wieder zu neuen Ergebnissen führen. Der Komponist selbst gab dem Werk den Titel »Weiße Messe«[23] und über den Anfangstakten des Manuskripts steht die handschriftliche Anweisung »prophétique« (»prophetisch«). Der liturgische Charakter des Werks wird nach den Vorstellungen des Komponisten vor allem in den Glocken-Episoden vergegenwärtigt. Dies war für Skrjabin die Grundlage für die Schaffung eines Mysteriums, in dem die Idee der Helligkeit zu Sphären des göttlichen Lichtes erhoben wird. Skrjabin empfand diese Sonate als »reine Mystik« und damit bewirkte er den Weg für eine weitere Entwicklung, die in der Entstehung des symphonischen Werks »Prométhée. Le Poème du feu« Op. 60[24] ihre Krönung fand. Hier werden Orchester, Klavier, Orgel und Chor durch ein Farben-Klavier verstärkt. In dieser Hinsicht bildet Skrjabins »Prometheus« eine weitere Dimension der Ekstase, da das Licht durch das Element des Feuers in einer konkreten Bühnenumsetzung visuell die Wirkung der Musik auf den Zuhörer unterstützen soll. Dies bedeutete für den Komponisten die Überschreitung aller sensorischen Grenzen des Hörens und erschloss ihm den Horizont der Synästhesie, wo jede Tonart per Intuition einer Farbe zugeordnet wird und diese Farbe im Konzertsaal dementsprechend erstrahlen sollte. Es scheint die letzte Etappe im Sinne einer *Vorbereitenden Handlung* für das Mysterium zu sein, die tragischerweise wegen Skrjabins frühzeitigem Tod musikalisch unverwirklicht blieb.

Deutungsversuch

Um das Thema der »Ekstase« bei Alexander Skrjabins Kompositionen zu erläutern, musste in erster Linie der Frage nachgegangen werden, in welchem Zusammenhang die spezifische Persönlichkeit des Komponisten mit den damaligen zeitgeschichtlichen und musikhistorischen Entwicklungen um die Jahrhundertwende stand. Skrjabins Gedankenwelt selbst bildet einen entscheidenden außermusikalischen Faktor, um die programmatischen Hintergründe seiner Kompositionen zu verstehen. Im Zentrum des Beitrags wurde die Bedeutung des Begriffs »Ekstase« erörtert, um festzustellen, wie nah sich Skrjabin an der Philosophiegeschichte orientierte. Das Thema des Flugs als Wanderung des Geists hin zu einer höheren Stufe des Seins gilt in dieser Konstellation als zentral, da die Ek-

---

23 In Analogie zur Klaviersonate Nr. 9, die er »Schwarze Messe« nannte.

24 Die Uraufführung (ohne Lichtstimme) fand am 15. März 1911 in Moskau unter der Leitung von Sergei Kussewizki statt.

stase für Skrjabin das Ergebnis eines motorischen Prozesses der Musik darstellt, um dem Zuhörer den Weg zu einer höheren Sphäre bzw. einer emotional-kognitiven Erkenntnis des Seins zu ermöglichen. Der Flug dient als Klimax, um die Ekstase im etymologischen Sinne des »Außer-sich-Geratens« zu entfalten. Als Folge stand dann die Frage im Vordergrund, wie Skrjabin diese Momente musikalisch umsetzte. Es wurden die Aufführungsanweisungen mit Musikbeispielen aus den Klaviersonaten Nr. 5 Op. 53 und Nr. 7 Op. 64 herangezogen, um die engen Verbindungen zur Auffassung des Komponisten zu belegen und die »Ekstase« bei Skrjabin als Wanderung des »Schöpfergeistes« vom Körper zum Sein durch einen sinnlich-musikalischen Flug in die allumfassende Sphäre des Göttlichen zu definieren.

Literatur

Alexejew, A. (2008). *Einführung in die Klaviermusik von Alexander Skrjabin*. Berlin: Ernst Kuhn.

Belsa, I. (1986). *Alexander Nikolajewitsch Skrjabin*. Berlin: Neue Musik.

Bosshard, D. (2002). *Thematisch-chronologisches Verzeichnis der musikalischen Werke von Alexander Skrjabin*. Ardez: Trais Giats.

Bowers, F. (1973). *The New Scriabin. Enigma and Answers*. New York: St. Martin's Press.

Danilewitsch, L. (1954). *Alexander Nikolajewitsch Skrjabin*. Leipzig: Breitkopf & Härtel.

De Schloezer, B. (2012). *Alexander Skrjabin auf seinem Weg zum Mysterium*. Berlin: Ernst Kuhn.

Dickenmann, P. (1935). *Die Entwicklung der Harmonik bei A. Skrjabin*. Bern u. a.: Haupt.

Druskin, M. (1988). *Alexander Skrjabin. Briefe. Mit zeitgenössischen Dokumenten und einem Essay*. Hrsg. von C. Hellmundt. Leipzig: Reclam.

Eberle, G. (1978). *Zwischen Tonalität und Atonalität. Studien zur Harmonik Alexander Skrjabins*. Salzburg: Katzbichler.

Gleich, C. (1963). *Die Sinfonischen Werke von Alexander Skrjabin*. Bilthoven: Creyghton.

Gorentsein, F. (1994). *Skrjabin: Poem der Ekstase*. Berlin: Aufbau.

Gorischek, T. (2007). *19./20. Jahrhundert: Revolution & Emigration. Alexander Glasunow, Alexander Skrjabin, Sergej Rachmaninow, Igor Strawinsky*. Graz: Studio Ed.

Hanns, St. (1979). *Der Weg der Klaviersonate bei Alexander Skrjabin*. München-Gräfelfing: Wollenweber.

Kolleritsch, O. (Hrsg.). (1980). *Alexander Skrjabin*. Graz: Universal Edition.

Lobanova, M. (2004). *Mystiker, Magier, Theosoph, Theurg: Alexander Skrjabin und seine Zeit*. Hamburg: von Bockel.

Mast, D. (1981). *Struktur und Form bei Alexander N. Skrjabin*. München-Gräfelfing: Wollenweber.

Münch, M. (2004). *Die Klaviersonaten und späten Préludes Alexander Skrjabins. Wechselbeziehungen zwischen Harmonik und Melodik*. Berlin: Ernst Kuhn.

Reder, E. (2001). *Sergej Rachmaninow, Leben und Werk (1873–1943)*. Gelnhausen: Taiga.

Sabanejew, L. (2005). *Erinnerungen an Alexander Skrjabin.* Mit einem Essay von Andreas Wehrmeyer. Aus dem Russischen übertragen und hrsg. von E. Kuhn. Berlin: Ernst Kuhn.

Sabanejew, L. (2006). Alexander Skrjabin. Werk und Gedankenwelt. In E. Kuhn (Hrsg.), *Musik konkret. Quellentexte und Abhandlungen zur russischen Musik des 19. und 20. Jahrhunderts.* Mit einer systematischen Bibliografie. Berlin: Ernst Kuhn.

Schibli, S. (1983). *Alexander Skrjabin und seine Musik. Grenzüberschreitungen eines prometheischen Geistes.* München, Zürich: Piper.

Schmidt, M. (1989). *Ekstase als musikalisches Symbol in den Klavierpoèmes Alexander Skrjabins.* Pfaffenweiler: Centaurus.

Skrjabin, A. (1953). *Le Poème de l'Extase for Orchestra Op. 54.* London u. a.: Boosey & Hawkes.

Skrjabin, A. (1982). *Klaviersonaten.* Hrsg. von P. Günter. Leipzig: Edition Peters.

Skrjabin, A. (1988). *Complete Piano Sonatas.* New York: Dover Publications.

Steger, H. (1979). *Der Weg der Klaviersonate bei Alexander Skrjabin.* München-Gräfelfing: Wollenweber.

Widmaier, S. (1986). *Skrjabin und Prometheus.* Weingarten: Hanke.

The Notions of »Flight« and »Ecstasy« in Alexander Scriabin's Sound System. World of Thoughts and Visions of a Mystic

Abstract: Despite the influence of Frédéric Chopin's musical style on his early compositions, the Russian composer and pianist Alexander Nikolajewitsch Skrjabin (1871–1915) developed an innovative sound system in the first years of the 20th century, which led to a radical atonality in his late works. Scriabin's compositional path was characterized by a persistent urge for a progressive chromatic evolution and the stratification of thirds in the chord structure resulted in the loss of tonality. This turn came about closely linked to the simultaneous development of his world of thought, in which extramusical factors acted as a constant driving force for his work. Scriabin was not only a genius of the avant-garde, but also – as his friend and first biographer Leonid Sabanejew defined him – a »mystical sound creator«, an »artist who absolutely wanted to be a mystic« (Sabanejew, 2006, p. 2). According to such preconditions, mysticism and ecstasy (in addition to some central themes for the composer such as the notions of »flight« and »light«) gained a supporting function in his music. Unlike Arnold Schönberg, who developed a new music theory system (twelve-tone technique) as a basis for composing, Scriabin took the step into atonality from requirements within the tonality itself. In this regard, it is remarkable that the last C major Chord of the »Poème de l'Extase« represented a point of no return: not only for Scriabin, whose following approaches are perfectly synthesized by the atonality of the sonata Piano Sonata No. 7 Op. 64 »White Mass«, but also for an entire epoch that was irretrievably over.

Keywords: the notion of ecstasy in Scriabin's work, »Le Poème de l'Extase«, the theme of flight, mystery as a synthesis of the arts, chromatics and mysticism at the beginning of the 20th century.

Der Autor

Pietro Massa, Dr., geboren 1973 in Mailand, studierte Klavier in Paris bei Aldo Ciccolini, Komposition in seiner Heimatstadt bei Bruno Bettinelli und Klassische Philologie mit Schwerpunkt Gräzistik an der Universität Pavia. 2005 promovierte er an der Freien Universität Berlin im Fach Musikwissenschaft bei Prof. Dr. Jürgen Maehder mit der Dissertation »Carl Orffs Antikendramen und die Hölderlin-Rezeption im Deutschland der Nachkriegszeit« (Frankfurt a. M.: Peter Lang). Neben der akademischen Laufbahn ist Pietro Massa weltweit als Pianist tätig. Nach der Veröffentlichung seiner Live-Aufnahme des 3. Klavierkonzerts Sergej Rachmaninows (Genuin Classics) brachte er gemeinsam mit der Neubrandenburger Philharmonie und dem Ernst-Senff-Chor Berlin das *Concerto für Klavier, Orchester und Männerchor* von Ferruccio Busoni auf CD heraus (Preis der Kritik »Hessischer Rundfunk«). Der Pianist gastiert regelmäßig in Deutschland mit Klavierabenden in Berlin (Philharmonie und Konzerthaus), Hamburg (Laeiszhalle), München (Gasteig), Düsseldorf (Tonhalle und Robert-Schumann-Saal), Nürnberg (Meistersingerhalle) und Stuttgart (Liederhalle).

E-Mail: info@pietromassa.com

Psychoanalytische Perspektiven zur Musik

Geburt der Selbstpsychologie aus dem Geist der Musik[1]

Aleksandar Dimitrijević

Jahrbuch für Psychoanalyse und Musik • Band 5 (2021), 75–90
https://doi.org/10.30820/9783837930436-75
www.psychosozial-verlag.de/pum

Zusammenfassung: Heinz Kohut idealisierte Freud ursprünglich und bekam sogar den Spitznamen »Mr. Psychoanalysis«. Seine Wandlung zum Gründer einer eigenständigen psychoanalytischen Denkrichtung scheint, trotz gewisser Ansätze, noch nicht erklärt zu sein. Um den Prozess dieser Veränderung tiefer zu verstehen, biete ich hier eine genauere Betrachtung von Kohuts Schriften zur Musik (veröffentlicht zwischen 1950 und 1957) mit Bezug auf die darauffolgenden Aufsätze zur Empathie (erstmals präsentiert in 1957), zum Narzissmus (1966) und Selbstobjekten (1968). Ich beabsichtige zu zeigen, dass die Musik, für die Kohut ein tiefgreifendes Interesse hegte, ein Konzept lieferte, das nachträglich auf klinische Phänomene übertragen werden konnte. Es scheint nämlich seine Theorie über die Musik als Spiegel unserer Emotionen gewesen zu sein, die es Kohut später ermöglichte, die Begriffe der spiegelnden Übertragung und der spiegelnden Objekte einzuführen. Diese Ideen, die Kohut selbst lediglich als eine Ergänzung des Freud'schen Modells ansah, wurden durch die starken Widerstände, auf die sie im psychoanalytischen Establishment stießen, zu den Bausteinen einer neuen Denkschule geschliffen. Die Geschichte über Kohut und die Musik ist schließlich auf mehreren Ebenen wichtig: Sein nicht-reduktionistischer Ansatz ermahnt uns als Psychoanalytiker, a) kulturelle Phänomene nicht nur zu interpretieren, sondern uns von ihnen inspirieren und belehren zu lassen; b) uns auf die Entwicklung und Vermittlung spezifischer Formen psychoana-

1 Übersetzung von Lisa Malmheden. Dank für Hinweise zum Text an Prof. Dr. Michael B. Buchholz und Anja Guck-Nigrelli und an Dr. Ingrid Erhardt für ihre Einladung, Unterstützung und Austausch.

lytischen Zuhörens zu fokussieren; und c) für ein besseres Containment der Kreativität in unseren eigenen Reihen zu sorgen.

Stichworte: Selbstpsychologie, Empathie, narzisstische Übertragung, Kohuts psychoanalytisches Konzept, Kreativität im psychoanalytischem Denken

Es scheint, je mehr man über Selbstpsychologie lernt, desto weniger versteht man, woher sie kommt. Obwohl die Konzepte verständlich und leicht anwendbar sind, bleibt das Problem, den transformativen Weg von der Psychoanalyse zur psychoanalytischen Selbstpsychologie zu verstehen. Während mittlerweile alle Psychoanalytiker über Empathie, Narzissmus oder das Selbst sprechen, gab es bis dato nicht genügend Anstrengungen, den Ursprung hiervon zu erforschen. In diesem Aufsatz werde ich daher versuchen, mögliche Ursachen für den Paradigmenwechsel zu untersuchen, der als psychoanalytische Selbstpsychologie bezeichnet wurde und als neue Schule des psychoanalytischen Denkens in den 1960er und 1970er Jahren von Heinz Kohut gegründet wurde. Darüber hinaus werde ich zwei Themen diskutieren, die für mich eng damit verbunden sind. Erstens, wie viel Reduktionismus ist in der psychoanalytischen Interpretation der Künste gerechtfertigt? Zweitens, wie stehen wir zur Kreativität in der Psychoanalyse, zur möglichen Weiterentwicklung der psychoanalytischen Theorie und Praxis?

»Mr. Psychoanalysis«

In den 1950er Jahren erhielt Heinz Kohut, damals noch junges Mitglied der Fakultät am Chicago Institute of Psychoanalysis, den Spitznamen »Mr. Psychoanalysis«. Das war keine Überraschung: Er hielt Seminare über Freud, riet jedem, dass Antworten auf alle psychoanalytischen Dilemmata in sorgfältigem und erneutem Lesen von Freud zu finden seien und avancierte zum Vizepräsidenten der *International Psychoanalytic Association*. Ich finde es sehr faszinierend, wie und weswegen Kohut das Gefühl bekam, dass etwas Neues von der psychoanalytischen Theorie und Praxis verlangt wurde; und wie er zu der Überzeugung kam, dass er derjenige war, der die Vision hatte, welche notwendig war, um den Wandel einzuleiten.

Natürlich gab es bereits zuvor Versuche, diese Fragen zu beantworten und den Ursprung von Kohuts kreativer Modifizierung von Freuds psychoanalytischer

Theorie zu erklären. Ganz besonders war es Dr. Paul H. Ornstein, einer der engsten Mitarbeiter und Freunde von Kohut, sowie Herausgeber der vierbändigen Sammlung von Kohuts Aufsätzen *Auf der Suche nach dem Selbst*, der mehrere mögliche Erklärungen diskutierte (Ornstein, 2008, S. 574f.): Kohuts tiefes Eintauchen in Freuds Œuvre; die Bedeutung des ersten in einer Reihe von Artikeln über Empathie (1959) und seine frühe Interpretation von Thomas Manns *Der Tod in Venedig* (1957); Narzissmus in psychoanalytischen Institutionen; Seminare, die Kohut für die fortgeschrittenen Kandidaten des Chicago Institute of Psychoanalysis (Tolpin & Tolpin, 1996) gab; Lebenserfahrungen und Kohuts eigene Persönlichkeit.

In der Annahme, dass es noch deutlich mehr zu sagen gibt, werde ich versuchen eine nicht vollständig bewusste Strömung in Kohuts kreativem Geist aufzudecken und zu diskutieren. Ich werde nicht nur versuchen zu zeigen, dass Heinz Kohuts Haltung zur Musik seinen Grundsätzen zur Selbstpsychologie entsprach, sondern auch, dass seine psychoanalytische Herangehensweise an Musik den fundamentalen Vorstellungen seiner klinischen und entwicklungsbezogenen Theorien zeitlich voranging und diese beeinflusste. In einer ungewöhnlichen dialektischen Wendung, in der die angewandten psychoanalytischen Begriffe (sozusagen) auf die analytische Situation rückübertragen wurden, war das Ergebnis eine bemerkenswerte Synthese, die die Geschichte der amerikanischen Psychoanalyse veränderte.[2]

Freud und Musik

Zu der Zeit, als Kohut Psychoanalytiker wurde, gab es kaum etwas, was man als »Psychoanalyse der Musik« hätte bezeichnen können. Der Grund hierfür liegt in der Person Freuds. Es ist nämlich bekannt, dass solche Erlebnisse in Zusammenhang mit Musik für diesen fremd waren. Er war immer ein Mann der Künste, seine Leidenschaft beschränkte sich allerdings einerseits auf Literatur und bildende Kunst, andererseits auf Antike und die Klassiker. Es ist mittlerweile gut dokumentiert, dass er von den Künsten seiner Zeit völlig unberührt blieb und insbesondere keine Affinität zur Musik hatte.[3] In seinen Erinnerungen schrieb Max

2 In einem dem Thema »Geburt der Selbstpsychologie« gewidmeten Aufsatz erwähnte Ornstein die Musik nicht, obwohl er sie in seiner Einführung in die Sammlung von Kohuts Aufsätzen für wichtig gehalten hatte (Ornstein, 1981).

3 Freuds Haltung gegenüber den Künsten seiner Zeit wurde in Breger (2000, S. 32f., 127), Gay (1988, S. 165–9), Schorske (1981, S. 244) zusammengefasst. Seine Haltung zur Musik wurde von Cheshire (1996) herausgearbeitet.

Graf, der Vater des sogenannten »Kleinen Hans« und selbst Musikwissenschaftler: »Freud war ein Mann mit großem künstlerischen Gespür, aber zu seinem großen Bedauern war er ziemlich unmusikalisch« (1942, S. 473f.).[4]

Freuds Feindseligkeit gegenüber der Musik war so groß, dass er als Kind seine Mutter gezwungen hatte, das Klavierspielen seiner Schwestern im eigenen Haushalt zu beenden, und er ließ später seine eigenen Kinder niemals musikalisch unterrichten (Breger, 2000, S. 32f.). Seine Frau Martha war gezwungen, »dem Vergnügen des Besuchs einer Opernaufführung zu entsagen, weil sie beim Abendessen anwesend sein wollte, welches Freud zu einer bestimmen Uhrzeit haben wollte« (Reik, 1956, S. 181). Außerhalb seines persönlichen Bereichs konnte Freud es nicht ertragen, ein Restaurant mit Livemusik zu betreten, und er ging nie zu Konzerten. Angeblich besuchte er die Oper nur fünfmal in seinem Leben. Alle Opern, die er mochte – *Don Giovanni, Die Hochzeit des Figaro, Die Zauberflöte, Carmen,* sowie *Die Meistersinger* – mochte er wegen ihres Dramas, ihrer Handlung und ihrer Worte, nicht wegen der Musik oder des Gesangs (Breger, 2000, S. 32f.; Gay, 1988, S. 168f.), und er betonte die Wichtigkeit der Erfahrung des Zuschauens, nicht des Zuhörens (Nagel, 2012, S. 12).

Von seinen frühesten psychoanalytischen Schriften an gestand Freud diesen, gelinde gesagt, Mangel an Interesse gegenüber Musik, ein. In *Die Traumdeutung* scheint er beinahe stolz auf sein unmusikalisches Gehör zu sein (1900, S. 208). Im Alter von 57 Jahren gestand Freud, bereits ein erfolgreicher und berühmter Autor, in »Der Moses von Michelangelo« anonym, dass er mit Kunstwerken

> »versuche, sie auf [seine] eigene Weise zu erfassen, d.h., [sich] selbst zu erklären, worauf ihre Wirkung zurückzuführen sei. Wo ich das nicht machen kann, wie zum Beispiel bei Musik, bin ich beinahe unfähig, irgendein Vergnügen daran zu finden. Eine rationalistische oder vielleicht analytische Einstellung in mir wehrt sich dagegen, von etwas bewegt zu werden, ohne zu wissen, warum ich so bewegt bin oder was mich bewegt« (1914, S. 211).

Diese rationalistische und analytische Haltung hat ihn wahrscheinlich dazu motiviert, später an Romain Rolland zu schreiben, er sei »der Mystik ebenso verschlossen wie der Musik« (E.L. Freud, 1961, S. 388f.). Er konnte in sich selbst keine Spur des »ozeanischen Gefühls« finden: »ein Gefühl der ›Ewigkeit‹, ein Gefühl, von etwas Grenzenlosem, Schrankenlosem« (Freud, 1929, S. 66).

4 Dies ist eine überraschende Aussage, da es keinen anderen Zeugen für dieses Bedauern gibt, und ich sie auch in Freuds Veröffentlichungen nirgendwo ausmachen konnte.

Warum sollte uns das aber interessieren? Freud könnte einfach einer von vielen unmusikalischen Menschen gewesen sein. Warum sollte sein Mangel an Musikalität von entscheidender Bedeutung sein? Ich behaupte, dass Freuds Einstellung zur Musik – und insbesondere zur Musik seiner Zeit – uns einen hervorragenden Einblick in seine Begrenzungen beim Aufbau und der Umgestaltung der psychoanalytischen Theorie sowie in sein Unbehagen für Aspekte der Übertragung und Gegenübertragung in seiner klinischen Arbeit gibt.

Zu Beginn von Freuds psychoanalytischem Denken in *Studien über Hysterie,* wurde die Übertragung als Hindernis verstanden. Freud glaubte, er solle dagegen ankämpfen, fühlte sich aber zunächst sehr selbstbewusst – so sehr, dass er Martha einmal schrieb, dass er nie vor dem Problem stehen würde, sich während der Analyse in eine Patientin zu verlieben, denn »dazu müsste man ein Breuer sein« (zitiert nach Etchegoyen, 1991, S. 78). Es war die Jung-Spielrein-Affäre (Kerr, 2011) sowie die Affäre von Gisela Palos und Ferenczi (Berman, 2018), also die Ereignisse, mit denen Jung und Ferenczi, seine engsten Mitarbeiter, »Breuer wurden«. Diese Momente drängten ihn vermutlich, Psychoanalytikern eine neutrale Haltung zu empfehlen und ihnen zu raten, für den Patienten undurchdringlich zu werden und lediglich als Spiegel zu dienen (Freud, 1912). Die andere seiner bekannten Metaphern für die psychoanalytische Beziehung, die des chirurgischen Eingriffs, drückte sein Bedürfnis aus, die wechselseitige emotionale Bindung zwischen Analytiker und Patient zu leugnen (Rudnytsky, 2002, S. 93).

In *Das Unbehagen in der Kultur* erklärte Freud das ozeanische Gefühl als Verlangen nach der einst so genossenen Einheit mit der Mutter. Unter Ausblendung der schwierigen Umstände seiner frühen Beziehung zu seiner Mutter und seiner Gouvernante in seiner Selbstanalyse (Sprengnether, 2003, S. 277), hatte Freud möglicherweise unbewusst Angst vor Erfahrungen, die ihn mit Gegenseitigkeit, Verschmelzung und Verstrickung verbanden. Beide zuvor diskutierten Erfahrungen – von Musik inspiriert zu sein und Teil einer mütterlichen Übertragung zu sein – könnten von ihm mit der Verschmelzung und damit dem Erwachen von frühen und unerträglichen Ängsten in Verbindung gebracht worden sein. Eine Konsequenz davon könnte sein Unvermögen gewesen sein, das Trieb-Modell loszulassen und die frühen Schritte zur relationalen Psychoanalyse, die von Ferenczi und anderen früheren Schülern und späteren Dissidenten unternommen wurden, zu akzeptieren.

Die gleiche Unfähigkeit, die wechselseitige Beeinflussung zwischen Therapeut und Patient zu akzeptieren, hat ihn möglicherweise dazu gezwungen, der Musik auszuweichen, wodurch er keine Gelegenheit hatte, sich mit dem vertraut zu machen, was ich als »musikalische Wurzeln zeitgenössischer psychoanalytischer Vorstellungen vom Selbst« bezeichnen würde.

Kohut, Musik und Selbstobjekte

Musik spielte nämlich in Kohuts Leben eine gänzlich andere Rolle als in Freuds – sie war eine seiner größten persönlichen Leidenschaften. Teilweise bedingt durch die Identifikation mit seinem Vater, dessen Traum es war, Konzertpianist zu werden, besuchte Kohut seit seiner Kindheit regelmäßig Konzerte und Opernaufführungen. Als Jugendlicher folgte er einmal Wilhelm Furtwängler nach einem Konzert in ein Restaurant und initiierte ein Gespräch mit dem großen Dirigenten, während er sich bei einer anderen Gelegenheit in Toscaninis Probe schlich.[5] Seine Wiener Kindheit und sein späteres Weltbild als Ganzes waren durchdrungen von Musik aus der Feder von Schönberg, Strawinsky, Bartók und vor allem Alban Berg.

Kohut ließ im Erwachsenenalter nie in dieser Leidenschaft nach. Als Einwanderer in die USA entschied er sich, nach Chicago zu kommen, weil dort sein Freund Sigmund Levarie lebte, ein professioneller Musiker, mit dem Kohut später eine Arbeit über das psychoanalytische Verständnis von Musikgenuss verfassen sollte. In den folgenden dreieinhalb Jahrzehnten besuchte Kohut häufig Konzerte und pflegte jeden Abend eine Stunde Musik zu hören (Strozier, 2004, S. 243). Er beschrieb seine Reaktionen auf Musik als sehr persönlich und emotional. In einem der Interviews von Charles Strozier (Kohut, 1985, S. 243) gab Kohut ohne weiteres zu, dass ihm beim Anhören einer Komposition, die er mochte (in diesem Fall

5 In ähnlicher Weise adressierte er den berühmten Dirigenten Bruno Walter, als er während der Arbeit an seiner Publikation über *Der Tod in Venedig* die Hypothese verfolgte, dass der Protagonist der Novelle, Gustav Aschenbach, dem Komponisten Gustav Mahler nachempfunden sei. Walter antwortete auf Kohuts Brief, teilte ihm aber merkwürdigerweise mit, dass Mann und Mahler sich nie getroffen hatten (Kohut, 1994, S. 69). Dies war jedoch nicht korrekt, da Mahlers Konzertmeister in Wien, zu der Zeit als Walter einer von Mahlers Assistenten war, kein anderer als Klaus Pringsheim war, der Schwager Thomas Manns. Pringsheim nahm Mahler bei mehreren Gelegenheiten in München auf, zu denen auch Thomas Mann anwesend war. Mann war tief beeindruckt von der Premiere von Mahlers Achter Symphonie am 12. September 1910 in München, was mittlerweile von den Biografien von Mann (Winston, 1981, S. 267f.) und Mahler (de la Grange, 2008, S. 1008–10; Feder, 2004, S. 248–50) belegt wird, ebenso durch den Herausgeber von Kohuts Briefwechseln (Kohut, 1994, S. 69).

Alban Bergs *Lyric Suite*), Tränen in die Augen traten. Er hatte außerdem ein tiefes Verständnis und Wissen über Musik und soll in der Lage gewesen sein, stundenlang über Musik zu diskutieren (Strozier, 2004, S. 45); als junger Mann schrieb er sogar ein Libretto für einen Freund, der Komposition bei Alban Berg studierte. Die Musik war so tief in seiner Persönlichkeit verwurzelt, dass seine Art, wissenschaftliche Arbeiten zu schreiben, oft musikalisch war: voller Wiederholungen mit kleinen Änderungen, Improvisationen in seinen Vorlesungen, fast polyphon in der Art, wie er mehrere Ideen auf kleinem Raum behandelte: »[…] eher wie ein Leitmotiv in einer Wagner-Ouvertüre. Er umkreist sein Thema und wiederholt es, aber in einer neuen Tonart, invertiert oder um ein Drittel höher« (ebd., S. 18; die ursprüngliche Idee wurde Strozier von John Gedo vorgeschlagen).

Ich sollte unterstreichen, dass das bisher vorgebrachte Argument größtenteils metaphorisch war. Ich argumentierte, dass es eine bemerkenswerte Ähnlichkeit zwischen Freuds Haltung zur Musik (oder auch zur weiblichen Psychologie oder Persönlichkeitsintegration) und seiner Übertragungstheorie gibt: Wenn man über eine davon lernt, weiß man auch viel über die andere(n). Andererseits, wenn das Argument eine Erklärung liefern sollte, stütze es sich auf *ad hominem* und auf *in absentia*: Ich behauptete, dass alle zuvor erwähnten Einstellungen Freuds (gegenüber Musik, Psychologie der Weiblichkeit, Integration und Übertragung) aus den niemals analysierten Teilen seiner Persönlichkeit stammten und lange andauernde Konsequenzen für die Art und Weise hatten, wie Generationen von Psychoanalytikern mit ihren Klienten arbeiteten.

Ich glaube jedoch, dass es noch mehr hinzuzufügen gibt. Kohut begann seine Karriere als Autor mit zwei Artikeln über Psychoanalyse und Musik (Kohut, 1957b; Kohut & Levarie, 1950) und drei Rezensionen von Büchern über Musik (Kohut, 1952, 1955a, b), was ein klares Zeichen der Bedeutung dieses Themas für ihn ist. Diese Veröffentlichungen erregten vor allem Aufmerksamkeit als Meilensteine für den Beginn der psychoanalytischen Musikforschung, blieben jedoch weitgehend vom Rest der Kohutschen Theorie getrennt.

Vermutlich ahnte niemand beim Lesen des Titels der allerersten Veröffentlichung von Kohut – »Über den Genuss, Musik zu hören« – dass sich eine Revolution anbahnte.[6] Der Begriff »Genuss« sollte hier nicht falsch verstanden werden: Die Veröffentlichung ist keine Variation der Geschichte über Triebe, Narzissmus und Sublimierung. Es beginnt mit einem Rückblick auf verschiede-

6 Kohuts Abhandlung über Thomas Manns *Tod in Venedig* wurde vor den Veröffentlichungen über Musik als Abschlussarbeit am Chicago Institute of Psychoanalysis geschrieben, wurde aber erst 1957, zwei Jahre nach Manns Tod, veröffentlicht.

ne philosophische Vorstellungen von Musik, von Platon bis Hanslick, und bietet einen Überblick über die damals spärlichen psychoanalytischen Bemühungen, Musik zu verstehen. Kohut und Levarie benutzen den damals zeitgemäßen konzeptuellen Apparat der Ich-Psychologie sehr gut, gehen aber noch weiter. Die Kraft der Musik beruht ihrer Meinung nach nicht nur auf der Abgabe von Energie, die an Triebe und Affekte gebunden ist, sondern auf der Tatsache, dass

> »die Musik und der Zuhörer emotional eins geworden sind […]. In diesem Moment unterscheidet der ekstatische Zuhörer nicht klar zwischen sich und der Außenwelt; er erlebt die Klänge als von ihm selbst erzeugt oder sogar als er selbst, weil sie emotional das sind, was er fühlt« (1950, S. 157).

Wie Gilbert Rose später zusammenfassen würde, haben Kohut und Levarie die Musik schon damals als »einen externen Spiegel für die zeitlichen, emotionalen und affektiven Aktivitäten unseres Geistes« behandelt (2004, S. 92).

In der Fortsetzung des oben erwähnten Absatzes wird Freuds »ozeanisches Gefühl« zitiert, gepaart mit den vielleicht berühmtesten Worten in der Musikgeschichte – *Seid umschlungen, Millionen!* aus »Ode an die Freude«. Der Unterschied zwischen den beiden ist, dass Kohut den Begriff des »ozeanischen Gefühls« nicht negativ konnotiert. Ganz im Gegenteil beschreibt er die musikalische Erfahrung folgendermaßen: »Der Hörer erreicht die Vereinigung mit dem Musikalischen, das seine Identität erweitert, um ein ganzes primitives, nonverbales Universum von Klängen zu umfassen« (1950, S. 158).

Durch ständige Vergleiche mit der Entwicklungspsychologie und der Säuglingsforschung eröffnen Kohut und Levarie eine weitere Dimension dieser Diskussion. Sie schreiben, man genieße Musik durch »Regression auf einen primitiven Ich-Zustand, der den ekstatischen Genuss von Musik erlaubt« (ebd., S. 157f.).

Kohuts zweite Veröffentlichung über Musik – mit dem Titel »Observations on the Psychological Functions of Music« – widmete sich den möglichen klinischen Anwendungen seines zuvor entwickelten psychoanalytischen Musikverständnisses. Der wahrscheinlich bezeichnendste Punkt des Papiers ist, zumindest aus meiner Sicht, dass »die eigentümliche Position der Musik in einem Niemandsland zwischen Selbst und der Außenwelt [ist]« (1957b, S. 238). Es ist leider unmöglich herauszufinden, ob Kohut zu diesem Zeitpunkt wusste, dass derselbe Begriff in Winnicotts Konzept des »transitional space« vorhanden war (1953). Man könnte zwar durchaus behaupten, dass »Kohuts Beitrag eine Erweiterung von Winnicotts Arbeit darstellt« (Model, 1985, S. 98; s. a. Bacal, 1989), aber wir werden wahrscheinlich nie erfahren, ob Kohut Winnicott bereits 1957 gelesen hatte. Wie dem auch sei, wir wissen in jedem Fall, dass Kohut einen großen Teil der folgenden Jahre genau dieser Idee des Raumes zwischen dem Selbst und den Anderen widmen würde.

Kohuts Hauptbestrebungen in diesem Aufsatz waren es, »unser Wissen auf die verschiedenen Formen der Psychopathologie anzuwenden, um letztendlich unser Verständnis der heilsamen Auswirkungen musikalischer Aktivität auf eine Vielzahl von Persönlichkeiten zu erweitern« (Kohut, 1957b, S. 244). Er erörterte daher »die kathartische Rolle der musikalischen Erfahrung in Bezug auf unterdrückte Inhalte« (ebd., S. 236) und behauptete sogar, dass »das Hören von Musik solche oberflächlichen sozialen Anpassungen aufrechterhalten kann, indem es dem psychotischen Patienten Zeiträume gibt, in denen er sich in seiner Psychose entspannen kann, ohne gezwungen zu werden, sich zu verstellen« (ebd., S. 252). Kohut ging noch einen Schritt weiter und riet den psychoanalytischen Therapeuten, »dem Klang der Stimme des Patienten, der Musik, die hinter den bedeutungsvollen Worten steckt«, zu lauschen (ebd., S. 243). Darüber hinaus liefert er die Beschreibung eines Patienten, der »lernen musste, auf den Inhalt der Interpretationen zu hören, anstatt sich vom Klang der Stimme des Analytikers beruhigen zu lassen« (ebd., S. 247). Ich finde es bemerkenswert, dass Kohut zu diesem frühen Zeitpunkt in der Entwicklung seiner Theorie in der Lage war, einerseits das Erleben von Musik mit dem ozeanischen Gefühl zu verbinden und andererseits klinische Einsichten mit Verallgemeinerungen wie dieser:

> »Therapieformen, die sich scheinbar mit der strukturierten Persönlichkeit des Patienten befassen, können auch nur indirekt helfen, meistens indem sie die Erfahrung schaffen, von der Nähe beruhigt zu werden oder von einem starken Therapeuten getröstet zu werden. Der Inhalt des verbalen Kontakts (Erklärungen, zum Beispiel) ist für sich genommen nicht wirksam« (ebd., S. 245).

Schon aus diesem kurzen Rückblick auf Kohuts zwei Artikel über Psychoanalyse und Musik können wir ersehen, dass die angewandten, entwicklungsbezogenen und klinischen Konzepte für ihn sehr nahe beieinanderlagen. Um genau zu sein, es sind meiner Meinung nach diese zwei Artikel, die am besten eine parallele Entwicklung und wechselseitige Beeinflussung von Kohuts Theorien über Musik und Empathie widerspiegeln, wobei Letztere für ihn das bestimmende Merkmal der Psychoanalyse war. Dies so sehr, dass Vorstellungen der Entwicklung, des Vorhandenseins oder Fehlens von Empathie, und die Art und Weise, diese Patienten oder Kindern zur Verfügung zu stellen, die Essenz seiner Selbstpsychologie bildeten. In vollständigem Einklang hiermit wurde die erste der vier Arbeiten über

Empathie von Kohut 1957 vorgestellt und zwei Jahre später veröffentlicht. Es ist also plausibel, anzunehmen, dass die Abhandlungen über Musik und Empathie beinahe gleichzeitig und mit einem intrinsischen Zusammenhang geschrieben wurden (Ornstein, 1978, S. 20).

Das von Kohut und Levarie entwickelte Modell eröffnete einen langen Prozess der Einführung konstruktivistischer Methoden in die Psychoanalyse. Angefangen hat alles damit, wie Musik »aus dem reinen Rezipienten einen Beteiligten macht« (Rose, 2004, S. 47). Mit einem Sullivanschen Echo durchdringt diese Aussage die Publikation über Empathie mit dem Titel »An Examination of the Relationship between Mode of Observation and Theory«. Diese widmet sich einer Neudefinition des Kerns der psychoanalytischen Technik, weil es – wie Kohut herausfand – für Psychoanalytiker unmöglich war, Rezipient zu sein, ohne Beteiligter zu werden. Im Gegensatz zu Astronomen beeinflussen Psychoanalytiker zwangsläufig ihre »Beobachtungsobjekte« und lassen sich von diesen beeinflussen. Das von Freud und das Ich-psychologische Ideal von Anonymität, Neutralität und Abstinenz war nicht nur unmöglich, sondern wahrscheinlich auch schädlich. Kohut wiederholte diese Einstellung bis zum Ende seiner Karriere in Aussagen wie »Die Essenz der Psychoanalyse liegt im langwierigen einfühlsamen Eintauchen des wissenschaftlichen Beobachters in das Beobachtete« (1977, S. 302) oder »Die beobachtende Instanz ist immer ein Teil dessen, was beobachtet wird« (1984, S. 36). Über mehr als 20 Jahre wird Kohut wiederholen, dass es Empathie ist, welche die Psychoanalyse definiert (1959, S. 209; 1984, S. 174). Dabei scheint offensichtlich, dass er sich der Bedeutung von Empathie bewusst wurde, weil er versuchte über musikalische Erfahrungen nachzudenken. Darüber hinaus lässt sich feststellen, dass Musik und Einfühlungsvermögen für ihn in erheblichem Maße analog waren.

Es gibt mehrere Anzeichen dafür, dass Kohuts Theorie der psychoökonomischen Rolle musikalischer Aktivität ein Vorläufer seiner späteren Ansichten zur narzisstischen Persönlichkeitsstörung ist. Beispielsweise ähnelt die Verschmelzung (des zuhörenden Subjekts) mit Musik auffallend den narzisstischen Übertragungen, bei denen ein Patient das eigene Selbst nicht vom Selbst des Analytikers unterscheiden kann. Zu Kohuts Theorie narzisstischer Übertragungen gehörte die Vorstellung, dass ein Therapeut Talent für Empathie sowie Freude an deren Anwendung ohne Angst vor Verstrickungen benötigt (1971, S. 277). Der Grund hierfür liegt darin, dass der Therapeut oft »ein Teil des erweiterten Selbst des Patienten wird« (ebd., S. 191), oder mit anderen Worten, dass das »erweiterte grandiose Selbst des Analysanden beginnt, die Repräsentation des Analytikers als Teil seines Selbst zu erfahren« (ebd., S. 270).

Darüber hinaus wird die »eigentümliche Position der Musik in einem Niemandsland zwischen Selbst und Außenwelt« (Kohut, 1957b, S. 238) später den Selbstobjekten vorbehalten bleiben – einem der zentralen Konzepte seiner Theorie –, den Objekten, die mit Narzissmus besetzt und an der Grenze zwischen dem Selbst und der Welt der libidinösen Objekte positioniert sind. Kohut ging auch auf die Fragmentierung narzisstischer Patienten und die Desintegrationsangst ein (ebd.), welche er für wichtig genug hielt, sie zu den vier grundlegenden Konzepten der Selbstpsychologie zu zählen (Kohut, 1979).[7] Er erwähnte dieses Konzept erstmalig in der zweiten Arbeit über Musik, in der er es als »Zerfall der Ich-Funktionen« bezeichnete (1957b, S. 239).

In Bezug auf analytisches Handeln schreiben Greenberg und Mitchell in ihren mittlerweile zum Klassiker gewordenen Werk *Object Relations in Psychoanalytic Theory* (1983, S. 366): »Kohut hat bezüglich Interpretationen – über deren Inhalt hinaus – viel zu unserem Verständnis der Bedeutung von Art und Weise, Vortrag und passendem Timing beigetragen«, und in der Tat hat Kohut die Kliniker mehr als einmal daran erinnert, sich an Erfahrungen-neben-Interpretationen zu halten und Verständnis zu vermitteln, bevor man zur nächsten Ebene kommt und Erklärungen anbietet. All dies begann, wie oben gezeigt, damit, dass er der analytischen Kommunikation mit einem sehr feinfühligen, musikalischen Ohr zuhörte. Man kann sagen, dass die zeitgenössische psychoanalytische Technik, die eher beziehungsbezogen und weniger interpretativ ist, analog zu dem ist, was Kohut als Voraussetzung für Musikgenuss bezeichnete: »Die Fähigkeit, der Welt der Klänge ohne die Hilfe von Prozessen der Verbalisierung und ohne eine Logik bezüglich der Bildsprache entgegenzutreten« (Kohut & Levarie, 1950, S. 146). Heinz Kohut sprach sich in seinen Schriften für die »antizipatorische Funktion der Künste« aus (Kohut, 1977, S. 285–90, 1978a, S. 253, 1978b, S. 330). Nach seiner Auffassung, die er leider nie ausreichend herausgearbeitet hat, nehmen die Künste Veränderungen im psychologischen Status einer Epoche eine Generation vorweg. Mit anderen Worten, ein Phänomen, das von Wissenschaftlern erkannt, beschrieben und erklärt wurde, ist sicher schon einige Jahrzehnte zuvor von Künstlern beschrieben und intuitiv verstanden worden. Kohut wendete diese Hypothese auf die dynamische Psychologie an und behauptete, dass die heute weit verbreiteten Phänomene der Desintegrationsangst und der Fragmen-

7 In seiner immer noch oft unterschätzten Arbeit »On Courage« schrieb Kohut sogar, dass wir alle »widersprüchliche Selbste« haben (1975, S. 135), welche in »Aufstiegskämpfe« verwickelt seien, »sich gegenseitig blockierten, Kompromisse eingingen und gleichzeitig inkonsistent gegenüber einander handelten« (ebd., S. 162).

tierungsgefahr von verschiedenen Künstlern antizipiert und beschrieben wurden, hierunter »die Musiker des ungeordneten Klangs« (1977, S. 286) – einige von Kohuts Lieblingskomponisten: Berg, Schönberg und Webern.

Fazit: Psychoanalyse und psychoanalytische Kreativität

Was zu der neuen psychoanalytischen Schule geführt hat, mag die Tatsache gewesen sein, dass Kohut bei der Präsentation der frühen Version des Aufsatzes »Introspection and Empathy« in der *American Psychoanalytical Association* (APsaA) so heftig kritisiert worden war, dass er immer wieder zu diesen Ereignissen zurückkehrte und die Diskussionen sogar zwei Jahrzehnte später und bis zu seinem allerletzten öffentlichen Vortrag fortsetzte (Kohut, 1981a, b). Auch das *Journal of the American Psychoanalytic Association* lehnte es zunächst ab, den Aufsatz zu veröffentlichen (Ornstein, 2008, S. 571f.), und Kohut, der von all dem Durcheinander verletzt war, veröffentlichte für die nächsten sieben Jahre fast nichts.

Ich glaube, dass dies nur ein einziges Beispiel für die katastrophale Situation innerhalb der Psychoanalyse selbst ist. Wenn Kreativität aus der Psychoanalyse verschwindet, und man kann dies leicht annehmen, geschieht dies, weil Kreativität allzu oft mit Rebellion oder sogar Dissens gleichgesetzt wurde, als ob die Psychoanalyse ein religiöses Dogma besäße, das verteidigt werden müsste (Bergmann, 2004). Wir müssen daher die Entstehung kreativer Ideen in der Geschichte der Psychoanalyse betrachten und –vielleicht noch wichtiger – die revolutionären Veränderungen untersuchen, um sie zu fördern, wie auch die Entwicklung von Dialogen zwischen Psychoanalyse und anderen Disziplinen.

Die Rolle der Musik ist dabei möglicherweise von wesentlicher Bedeutung. Wenn wir diese analysieren, weniger reduzieren und stattdessen versuchen würden aus ihr und anderen Kunstformen zu lernen, dann könnten dort einige entscheidende Einsichten in die menschliche Psyche auf uns warten.

Während die letzten beiden Punkte nur mögliche Ansätze sind, scheint eines unvermeidlich: Es waren Künstler, die Kohuts Selbstpsychologie vorausahnten und es war Kohuts Hingabe und sein Nachdenken über Musik, die sein klinisches Denken unterstützten und eine neue psychoanalytische Schule begründete. Der Geist der musikalischen Avantgarde des Wiener Fin de Siècle hat Kohuts prägende Jahre so stark beeinflusst, dass er als eine der Grundlagen seiner intellektuellen Karriere angesehen werden kann. Als er nicht in der Lage war, seinen neuen Patienten mit dem klassischen psychoanalytischen Ansatz zu helfen, brauchte

Kohut Innovationen in den therapeutischen Methoden und eine Umgestaltung der Theorie von Narzissmus und dem Selbst, womit das Modell implizit vorhanden war. Er lernte hierbei sehr viel von seinen Patienten. Sein umfangreiches Wissen, sowie seine persönliche Sensibilität und Kreativität ergänzten die entscheidenden Elemente. Mindestens genauso wichtig waren aber sicherlich die unzähligen Stunden, die Kohut in der Hofoper, im Musikverein oder im Chicago Symphony Centre verbrachte.

Literatur

Bacal, H. (1989). Winnicott and Self Psychology. Remarkable Reflections. In D.W. Detrick & S.P. Detrick (Hrsg.), *Self Psychology. Comparisons and Contrasts* (S. 259–271). Hillsdale, NJ: The Analytic Press.

Bergman, M. (Hrsg.). (2004). *Understanding Dissidence and Controversy in the History of Psychoanalysis*. New York: Other Press.

Berman, E. (2018). A Fateful Quadrangle: Sándor Ferenczi, Sigmund Freud, Gizella Palos-Ferenczi, and Elma Palos-Laurvik. In A. Dimitrijević, G. Cassullo & J. Frankel (Hrsg.), *Ferenczi's Influence on Contemporary Psychoanalytic Traditions* (S. 38–47). London: Routledge.

Blanton, S. (1971). *Diary of My Analysis with Sigmund Freud.* New York: Hawthorn Books.

Breger, L. (2000). *Freud. Darkness in the Midst of Vision.* New York: John Wiley & Sons.

Cheshire, N.M. (1996). The Empire of the Ear: Freud's Problem with Music. *International Journal of Psychoanalysis, 77*, 1127–68.

de la Grange, H.-L. (2008). *Gustav Mahler. A New Life Cut Short (1907–1911).* Oxford: Oxford University Press.

Etchegoyen, R.H. (1991). *The Fundamentals of Psychoanalytic Technique*. London, New York: Karnac Books.

Feder, S. (1992). *Charles Ives: »My Father's Song«. A Psychoanalytic Biography.* New Haven: Yale University Press.

Feder, S. (1999). *The Life of Charles Ives*. Cambridge: Cambridge University Press.

Feder, S. (2004). *Gustav Mahler. A Life in Crisis*. New Haven, London: Yale University Press.

Feder, S., Karmel, R.L. & Pollock, G.H. (Hrsg.). (1990). *Psychoanalytic Explorations in Music.* Madison, CT: International Universities Press.

Feder, S., Karmel, R.L. & Pollock, G.H. (Hrsg.). (1992). *Psychoanalytic Explorations in Music – Second Series*. Madison, CT: International Universities Press.

Ferenczi, S. & Groddeck, G. (2002). *Correspondence 1921–1933.* Hrsg. von C. Fortune. London: Open Gate Press.

Freud, E.L. (Hrsg.). (1961). *Letters of Sigmund Freud.* New York: Dover.

Freud, S. (1900). The Interpretation of Dreams. *SE 4–5.*

Freud, S. (1910). The Future Prospects of Psycho-Analytic Therapy. *SE 11,* 139–152.

Freud, S. (1912). Recommendations to Physicians Practicing Psycho-Analysis. *SE 12,* 109–120.

Freud, S. (1914). The Moses of Michelangelo. *SE 13,* 211–38.

Freud, S. (1929). Civilization and Its Discontents. *SE 21,* 64–145.

Freud, S. (1931). Libidinal Types. *SE 21,* 215–220.

Gay, P. (1988). *Freud. A Life for Our Time.* London, Melbourne: J.M. Dent & Sons.

Graf, M. (1942). Reminiscences of Professor Sigmund Freud. *Psychoanalytic Quarterly, 11,* 465–476.

Greenberg, J.R. & Mitchell, S.A. (1983). *Object Relations in Psychoanalytic Theory.* Cambridge, MA; London: Harvard University Press.

Groddeck, G. & Freud, S. (1977). Correspondence. In G. Groddeck, *The Meaning of Illness: Selected Psychoanalytic Writings* (S. 31–108). Hrsg. von L. Schacht. Übers. von G. Mander. London: Maresfield Library, 1988.

Kerr, J. (2011). *A Most Dangerous Method. The Story of Jung, Freud, and Sabina Spielrein.* London: Vintage.

Knoblauch, S.H. (2000). *The Musical Edge of Therapeutic Dialogue.* Hillsdale, NJ: The Analytic Press.

Kohut, H. (1952). Psychanalyse de la musique (1951) by Andre Michel. In P.H. Ornstein (Hrsg.), *The Search for the Self. Selected Writings of Heinz Kohut, 1950–1978* (S. 167–170). Madison, CT: International Universities Press, 1978.

Kohut, H. (1955a). The Haunting Melody. Psychoanalytic Experiences in Life and Music (1953) by Theodor Reik. In P.H. Ornstein (Hrsg.), *The Search for the Self. Selected Writings of Heinz Kohut, 1950–1978* (S. 187–190). Madison, CT: International Universities Press, 1978.

Kohut, H. (1955b). Beethoven and His Nephew: A Psychoanalytic Study of Their Relationship (1954) by Editha and Richard Sterba. In P.H. Ornstein (Hrsg.), *The Search for the Self. Selected Writings of Heinz Kohut, 1950–1978* (S. 191–193). Madison, CT: International Universities Press, 1978.

Kohut, H. (1957a). *Death in Venice* by Thomas Mann: A Story About the Disintegration of Artistic Sublimation. In P.H. Ornstein (Hrsg.), *The Search for the Self. Selected Writings of Heinz Kohut, 1950–1978* (S. 107–130). Madison, CT: International Universities Press, 1978.

Kohut, H. (1957b). Observations on the Psychological Functions of Music. In P.H. Ornstein (Hrsg.), *The Search for the Self. Selected Writings of Heinz Kohut, 1950–1978* (S. 233–253). Madison, CT: International Universities Press, 1978.

Kohut, H. (1959). Introspection, empathy, and psychoanalysis. An examination of the relationship between mode of observation and theory. *Journal of the American Psychoanalytic Association, 7*(3), 459-483.

Kohut, H. (1971). *The Analysis of the Self.* Madison, CT: International Universities Press.

Kohut, H. (1975). On Courage. In P.H. Ornstein (Hrsg.), *The Search for the Self. Selected Writings of Heinz Kohut, 1978–1981* (S. 129–181). Madison, CT: International Universities Press, 1991.

Kohut, H. (1977). *The Restoration of the Self.* Madison, CT: International Universities Press.

Kohut, H. (1978a). Self Psychology and the Sciences of Man. In P.H. Ornstein (Hrsg.), *The Search for the Self. Selected Writings of Heinz Kohut, 1978–1981* (S. 235–260). Madison, CT: International Universities Press, 1991.

Kohut, H. (1978b). Reflections on Advances in Self Psychology. In P.H. Ornstein (Hrsg.), *The Search for the Self. Selected Writings of Heinz Kohut, 1978–1981* (S. 261–358). Madison, CT: International Universities Press, 1991.

Kohut, H. (1979). Four Basic Concepts in Self Psychology. In P.H. Ornstein (Hrsg.), *The Search for the Self. Selected Writings of Heinz Kohut, 1978–1981* (S. 447–470). Madison, CT: International Universities Press, 1991.

Kohut, H. (1981a). On Empathy. In P.H. Ornstein (Hrsg.), *The Search for the Self. Selected Writings of Heinz Kohut, 1978–1981* (S. 525–535). Madison, CT: International Universities Press, 1991.

Kohut, H. (1981b). Introspection, Empathy, and the Semicircle of Mental Health. In P.H. Ornstein (Hrsg.), *The Search for the Self. Selected Writings of Heinz Kohut, 1978–1981* (S. 537–567). Madison, CT: International Universities Press, 1991.

Kohut, H. (1984). *How does analysis cure?* Chicago: University of Chicago Press.

Kohut, H. (1985). *Self Psychology and the Humanities. Reflections on a New Psychoanalytic Approach.* Hrsg. von C.B. Strozier. New York, London: W.W. Norton & Co.

Kohut, H. (1994). *The Curve of Life. Correspondence of Heinz Kohut 1923–1981*. Hrsg. von G. Cocks. Chicago, London: The University of Chicago Press.

Kohut, H. & Levarie, S. (1950). On the Enjoyment of Listening to Music. In P.H. Ornstein (Hrsg.), *The Search for the Self. Selected Writings of Heinz Kohut, 1978–1981* (S. 135–158). Madison, CT: International Universities Press, 1981.

Model, A. (1985). Object Relations Theory. In A. Rothstein (Hrsg.), *Models of the Mind* (S. 85–100). Madison, CT: International Universities Press.

Nagel, J.J. (2012). *Melodies of the Mind: Connections between Psychoanalysis and Music*. London: Routledge.

Nass, M.L. (1981). From Transformed Scream, Through Mourning, to the Building of Psychic Structure. *Annual of Psychoanalysis, 17*, 159–81.

Ornstein, P.H. (1978). The Evolution of Heinz Kohut's Psychoanalytic Psychology of the Self. In ders., *The Search for the Self. Selected Writings of Heinz Kohut, 1978–1981* (S. 1–106). Madison, CT: International Universities Press.

Ornstein, P.H. (2008). Multiple Narratives of the Origins of Self Psychology: Reminiscences and Reflections. *American Imago, 65*(4), 567–584.

Poland, W.S. (2007). Limits of Empathy. *American Imago, 64*(1), 87–93.

Reik, T. (1956). *The Search Within. The Inner Experiences of a Psychoanalyst.* New York: Farrar, Straus and Cudahy.

Rose, G.J. (2004). *Between Couch and Piano. Psychoanalysis, Music, Art and Neuroscience*. London: Routledge.

Rudnytsky, P.L. (2002). *Reading Psychoanalysis. Freud, Rank, Ferenczi, Groddeck.* Ithaca, London: Cornell University Press.

Rudnytsky, P.L. (2007). Preface. *American Imago, 64*(1), 1–7.

Sapen, D. (2012). *Freud's Lost Chord: Discovering Jazz in the Resonant Psyche*. London: Harris Meltzer Trust.

Schorske, C.E. (1981). *Fin-de-Siècle Vienna. Politics and Culture.* New York: Vintage Books.

Schwarz, D. (1997). *Listening Subjects: Music, Psychoanalysis, Culture*. Durham, NC: Duke University Press.

Sprengnether, M. (2003). Mouth to Mouth: Freud, Irma, and the Dream of Psychoanalysis. *American Imago, 60*(3), 259–284.

Strozier, C. (2004). *Heinz Kohut. The Making of a Psychoanalyst*. New York: Other Press.

Tolpin, P.E. & Tolpin, M.E. (1996). *Heinz Kohut: The Chicago Institute Lectures*. Hillside, NJ: Analytic Press.

Winnicott, D.W. (1953). Transitional Objects and Transitional Phenomena – A Study of the First Not-Me Possession. *International Journal of Psycho-Analysis, 34*, 89–97.

Winston, R. (1981). *Thomas Mann. The Making of an Artist, 1875–1911*. New York: Peter Bedrick Books.

Birth of Self Psychology from the Spirit of Music

Abstract: Heinz Kohut initially idealized Freud and was nicknamed »Mr. Psychoanalysis«. It seems that, although some attempts exist, his transformation into a founder of a separate school of psychoanalytic thought is still not explained. In order to understand this process more thoroughly, I offer a close reading of Kohut's papers on music (published between 1950–1957) parallel to his subsequent papers on empathy (first presented in 1957) and on narcissism (1966) and selfobjects (1968). The story about Kohut and music is thus important on several different levels: his non-reductionist approach can serve as a model to all psychoanalysts, who should interpret cultural phenomena but also learn from them; we should focus on developing and teaching specific forms of psychoanalytic listening; we must contain and nourish creativity within our ranks.

Keywords: self psychology, empathy, narcissistic transference, Kohut's concept of psychoanalysis, creativity in psychoanalytic thought

Der Autor

Aleksandar Dimitrijević, Doktor der Klinischen Psychologie, ist Dozent an der International Psychoanalytic University in Berlin und Mitglied des Psychoanalytischen Instituts Berlin (DPG, IPV). Er ist Autor zahlreicher theoretischer und empirischer Artikel zu den Themen Bindung, psychoanalytische Ausbildung, Psychoanalyse und Kunst, sowie Herausgeber oder Mitherausgeber von zwölf Büchern bzw. Sonderausgaben von Fachzeitschriften, darunter zuletzt zwei Bände beim Routledge Verlag – *Ferenczi's Influence on Contemporary Psychoanalytic Traditions* (mit Gabriele Cassullo und Jay Frankel, 2018) und *Silence and Silencing in Psychoanalysis* (mit Michael Buchholz, 2020).

E-Mail: a.dimitrijevic@ipu-berlin.de

Was wäre eine psychoanalytische Werkinterpretation?

Bachs Wohltemperiertes Klavier im Schnittpunkt biografischer und musikgesellschaftlicher Transformationen

Sebastian Leikert

Jahrbuch für Psychoanalyse und Musik • Band 5 (2021), 91–110
https://doi.org/10.30820/9783837930436-91
www.psychosozial-verlag.de/pum

Zusammenfassung: Der Autor untersucht das Kunstwerk als komplexen Kommunikationsvorgang zwischen dem Künstler und der Gruppe, an die er sich wendet. Dabei erschließt sich dieser Vorgang aus drei Perspektiven. Zunächst wird der biografische Kontext des Künstlers untersucht, das Kunstwerk wird hier als emanzipativer Prozess erkennbar, bei dem die innere Welt des Künstlers durch das Werk umgestaltet wird. Das Werk selbst zeigt dann eine Gestalt, die eine allgemeingültige Form erreicht, die über den persönlichen Anlass hinausgeht und Unabhängigkeit vom Künstler erreicht. Es werden damit schließlich neue Ausdrucks- und Erlebensmöglichkeiten formuliert, die nun als verpflichtender Maßstab auf den Prozess der Kulturentwicklung einwirken. Diese drei Aspekte werden dann am Beispiel des Themas der Schlussfuge des Wohltemperierten Klaviers von Bach nachgezeichnet. Bach moderiert hier einerseits seine Trauer um die soeben verstorbene erste Ehefrau, setzt sich im Thema aber gleichzeitig selbst als Gesetzgeber einer neuen musikalischen Ordnung: Dreimal wird sein Name im Thema umspielt, dabei werden alle zwölf Töne der Tonleiter verwendet, worin das innovative Programm des Wohltemperierten Klaviers verdichtet wird. Abschließend wird die Wirkung des Werks untersucht.

Stichworte: Kunstwerk, J.S. Bach, Transformation, Kulturtheorie, Bachs Wohltemperiertes Klavier

Einleitung

> »Eine seltsamere Ware, als Bücher, gibt es wohl schwerlich in der Welt. Von Leuten gedruckt, die sie nicht verstehen; von Leuten verkauft, die sie nicht verstehen; gebunden, rezensiert und gelesen von Leuten, die sie nicht verstehen; und nun gar geschrieben von Leuten, die sie nicht verstehen« (Lichtenberg, 1984, S. 470).

Der Gelehrte und Spötter Georg Christoph Lichtenberg, ein Zeitgenosse Goethes, hat uns diesen wunderbaren Aphorismus hinterlassen. Einen Aphorismus, der, ganz im Geist der Aufklärung, die Relativität der Erkenntnis auf den Punkt bringt und damit Raum schafft für eine freie Reflexion. Mich begleitet dieses Zitat seit meiner Jugend und hat mir stets aufs Neue den Auftrag eines permanenten Perspektivenwechsels mitgegeben.

Ich meine nun, wir können an die Stelle von *Buch* im Zitat von Lichtenberg problemlos *Kunstwerk* und auch *musikalisches Kunstwerk* setzen, ohne seinen Sinn zu verfälschen. Eine seltsamere Ware, als Kunstwerke, gibt es wohl schwerlich in der Welt ... Wir können, auch da bin ich der posthumen Zustimmung des koboldgleichen Aphoristen sicher, ergänzen, dass Lichtenberg auch von der psychoanalytischen Interpretation wohl nicht stärker beeindruckt gewesen wäre als von dem Rest der menschlichen Bemühung um einen definitiven Jagderfolg bei der Suche nach Sinn. Lichtenbergs Aphorismus würde in dieser Paraphrase also lauten:

Eine seltsamere Ware, als Kunstwerke, gibt es wohl schwerlich in der Welt. Von Leuten gedruckt, die sie nicht verstehen; von Leuten verkauft, die sie nicht verstehen; gebunden, rezensiert und gelesen von Leuten, die sie nicht verstehen, interpretiert von Psychoanalytikern, die sie nicht verstehen; und nun gar hergestellt von Künstlern, die sie nicht verstehen.

Was Lichtenberg hier heraushebt, ist die olympische Überlegenheit des Kunstwerks, seinen uneinholbaren Sinnüberschuss und seine unauslotbare Rätselhaftigkeit. Kunstwerke formulieren etwas von der menschlichen Existenz. Sie entstehen in einem persönlichen und spezifischen Kontext, erschaffen aber eine Form, die so allgemein ist, dass sie ihre organisierende Kraft auch in anderen Kontexten behält und eine Gültigkeit entfaltet, die im Laufe der Zeit eher aufgeladen als verbraucht wird. Gesetzhaftigkeit, organisierende Kraft und Rätselhaftigkeit gehen im Kunstwerk eine eigentümliche Verbindung ein.

Was aber folgt aus diesem Standpunkt? Macht er jede Bemühung der Erforschung sinnlos? Wenn man das Kunstwerk nicht versteht, sollte man es mit dem Interpretieren dann lieber gleich lassen? Das hat Lichtenberg sicherlich nicht gemeint, denn er selbst hat niemals aufgehört zu interpretieren. Ich meine, wir können diesem Aphorismus vor allem zwei Prinzipien entnehmen: die Komplexität der Bezüge des Kunstwerks, – seinen Bezug zum Autor, zum Rezipienten, zum Interpreten etc. – und das notwendige Verfehlen jeder Festschreibung von Sinn. Es kann also, folgt man Lichtenberg, nicht Ziel einer Interpretation sein, den Sinn eines Kunstwerks zur Strecke zu bringen, indem man versucht, ihn festzuschreiben. Eher wird man dem Kunstwerk wohl gerecht, wenn man es in der Vielfalt seiner Bezüge möglichst kenntnisreich umkreist.

Gleichzeitig aber enthalten Kunstwerke einen starken Apell, einen verpflichtenden und orientierenden Charakter. Kunstwerke wollen nicht schön sein, sondern sie sind schön, um Einfluss auszuüben. Kunstwerke wollen wirken. Sie sind gemacht, um einen Effekt zu erzielen (Leikert, 2012).

Cervantes hat dies an seiner Figur des Don Quijote kenntlich gemacht. Man meint immer, das Problem des Don Quijote seien die Windmühlen gewesen, gegen die er kämpft. Aber das stimmt nicht. Das Problem des Don Quijote – Cervantes hat es wiederholt betont – ist das exzessive Lesen von Ritterromanen. Don Quijote ist kein Opfer von Windmühlen, sondern ein Opfer der Literatur; es sind die Ritterromane, denen er nachjagt – nicht den Windmühlen. Cervantes macht an einer karikierenden Überzeichnung deutlich, dass Kunst, trotz ihres rätselhaften Charakters zu einer verpflichtenden Identifizierung verführt, die das Begehren orientiert und leitet – oder fehlleitet. Das Kunstwerk enthüllt jetzt eine machtvolle, ja gesetzgeberische Seite. Kunst bietet dem Sinn suchenden Subjekt eine Welt an, die sein Begehren organisiert und verpflichtet ihn auf diese Konstellation.

Der Dichter und Essayist Shelly hat Anfang des 19. Jahrhunderts diese Überlegungen vertreten und gezeigt, dass die Zivilgesellschaft nach dem Verlust der Bedeutung der Religionen in der Entwicklung ihrer Werte und Strebungen zutiefst von der Literatur geprägt ist. »Denn die kraftvolle Entwicklung der englischen Literatur hat stets die große und freie Entwicklung des nationalen Willens vorweggenommen und begleitet« (Shelly, 1820, S. 45, Übersetzung S. L.). Die Künstler sind, indem ihre Ordnungen und Sinnangebote der realen Entwicklung vorauslaufen, auch die Gründer der Zivilgesellschaft. Shelly pointiert das in der berühmt gewordenen Formel, die Poeten seien die »nicht anerkannten Gesetzgeber der Welt« (ebd., S. 46, Übersetzung S. L.).

Diese Polarität macht die innere Spannung des Kunstwerks aus. Wenn wir psychoanalytisch an dieses Wirkungsfeld herantreten, haben wir sowohl die Rätselhaftigkeit als auch die ethische Leitfunktion des Kunstwerks zu bedenken, um seine transformative Macht zu begreifen. In dieser Perspektivenvielfalt möchte ich mich nun Bachs Wohltemperiertem Klavier von 1722 nähern. Dabei nehme ich mir die Freiheit einer extremen Reduktion des untersuchten Materials. Ich werde nicht mehr und nicht weniger als ein einziges Thema untersuchen, nämlich das Thema der Schlussfuge des ersten Wohltemperierten Klaviers (BWV 869).

Diese Reduktion verfolgt zwei Ziele. Erstens ist sie Voraussetzung dafür, in der Beschränktheit des zur Verfügung stehenden Raums ein Element der Kunst überhaupt in verschiedenen Perspektiven thematisieren zu können. Jede Interpretationsperspektive verlangt ja einen gewissen argumentativen Raum. Und nur wenn das Kunstwerk in der Vielfalt seiner Bezüge zumindest andiskutiert ist, ist es auch möglich, das Ziel zu verfolgen, nämlich die Frage nach dem zu stellen, was eine methodisch gute, psychoanalytisch begründbare Werkinterpretation wäre.

Zweitens erlaubt diese Perspektivenvielfalt, meine zentrale These über das zu formulieren, was ein Werk ist. Die Perspektivenvielfalt ist ja nicht einfach eine Vervielfältigung von beliebigen Blickwinkeln, so wie man ein Haus von oben, von unten, von links und von rechts abbilden kann. Die Perspektiven der Werkbetrachtung gehören ja zusammen und bilden eine notwendige Verkettung, die allein erst verständlich macht, was ein Kunstwerk ist.

Dieser Aspekt ist bei Lichtenberg mitgedacht: der Autor, der Verleger der Drucker, der Rezensent und der Rezipient ... alle sind Elemente eines Verständigungsprozesses, den wir nicht erfassen, wenn wir unser Augenmerk nur auf ein Element dieser Kette richten. Das Kunstwerk ist Medium eines rätselhaften und verpflichtenden Kommunikationsvorgangs, den wir nur begreifen, wenn wir seine subjektiven, formalen und sozialen Strukturen in ihrem Ineinandergreifen nachzeichnen. Damit komme ich zu einer ersten, noch ungefähren Umschreibung dessen, was ein Kunstwerk sein könnte.

Ein Werk im neuzeitlichen[1] Sinne ist eine Konfiguration, die Verdichtung, Kalkül und Rätsel zugleich ist. Vor allem aber ist das Kunstwerk eines: Dokument der Emanzipation eines Einzelsubjekts, das sich mit dem Kunstwerk an eine soziale Gruppe wendet und diese zu einer Gefolgschaft verführt. Trifft diese These

1 Die Einschränkung auf die neuzeitliche Kunst, die Kunst also, wie sie sich seit der Renaissance von den Vorgaben der Religion emanzipiert hat, ist bedeutsam, da die Funktion der Kunst vor diesem Zeitpunkt mit den Zielen der Religion amalgamiert war. Kunst diente zunächst der Affirmation des sozialen Zusammenhalts und nicht der Erkundung der psychischen Konfliktfelder. »Ich spreche bezüglich der Religion von einem *reproduktiven Ritual*, da hier die Wiederherstellung einer Gruppe durch vorab festliegende Ordnungen angestrebt ist und unterscheide es von der *produktiven Ritualisierung* in der Kunst, die Wiederholung ebenfalls nutzt, um in den rezeptiv-fusionellen Modus überzuwechseln, deren Ziel aber die freie Exploration psychischer Zustände ist« (Leikert, 2012, S. 71).

zu, so wäre der Künstler zugleich ein Revolutionär, in eigener wie in allgemeiner Sache, sowie ein Gesetzgeber, der seine Macht nicht auf eine Armee, sondern auf symbolischer Autorität und sinnlicher Verführung gründet.

Mit diesen Umschreibungen des Kunstwerks ist der Weg dieser Untersuchung vorauslaufend abgeschritten und soll nun vertiefend und argumentierend noch einmal eingeholt werden. Dazu werde ich zunächst die drei Analyseperspektiven der Psychoanalyse beschreiben, nämlich den *biografischen Zugang*, den Zugang über *Gegenübertragung und Formanalyse* und schließlich den *Materialfortschritt*, der durch das Kunstwerk möglich wird und der dann die soziale Gruppe umstrukturiert. Wir finden hier also die Perspektive der Kunst als ein Kommunikationsvorgang zwischen dem Künstler und der sozialen Gruppe wieder, wobei dieser Kommunikationsvorgang vom Künstler nicht kontrolliert werden kann, sondern reich ist an unbewussten Botschaften und Überdeterminierung.

Ich möchte diese Perspektiven dann an Bachs Schlussfuge durchführen, d. h. die einzelnen Perspektiven nacheinander anlegen, um auf diese Weise den Versuch zu unternehmen, den emanzipatorischen Prozess, den Kunst bewirkt, in seinem gesamten Ablauf zu beschreiben. Zunächst wird der emanzipative Schritt beim Einzelsubjekt erkundet, dann die Formulierung im Kunstwerk rekonstruiert und schließlich die Wirkung des Kunstwerks auf die Gesellschaft betrachtet.

Drei Interpretationsperspektiven

Die Geschichte psychoanalytischer Werkbetrachtungen ist reich an unrühmlichen Vereinfachungen. Nur zu häufig wurde der Versuch unternommen, komplexe Werke aus in ihren Parallelen zum neurotischen Konflikt des Autors zu erklären. Es hat sich eingebürgert, diesen pathografischen Zugang zu verurteilen und als ein methodisches No-Go zu erklären. Aber dieses Verbot markiert nun wieder selbst eine Einschränkung und ein Denkverbot, das der Komplexität der Situation nicht gerecht wird. Was also beschreibt den biografischen Zugang und an welcher Stelle wird er problematisch?

Der biografische Zugang

Der biografische Zugang der Psychoanalyse untersucht den Zusammenhang zwischen den biografischen Konstellationen und inneren Konflikten des Künstlers und den Strukturen des Kunstwerkes. Es ist ja nicht zu bezweifeln, das ein solcher

Zusammenhang besteht. Wenn keines der Äußerungen des Subjekts der Kette bewusster und unbewusster Determinationen entgeht, warum und auf welche geheimnisvolle Weise sollte dann ausgerechnet das Kunstwerk nicht von subjektiven Strukturen bestimmt werden? Die Frage ist also nicht, ob dies der Fall ist, sondern wie wir diesen Zusammenhang denken und was uns dies über die Natur und die Funktion des Kunstwerks sagen kann.

Das Problem, so scheint mir, besteht weniger darin, einen Zusammenhang zwischen dem Kunstwerk und der Person des Künstlers mit seinen Konflikten und seiner emanzipativen Kreativität zu untersuchen, sondern darin, in dieser Untersuchung die regressiven und abwehrenden Aspekte zu betonen. Es also nicht das biografische, sondern das pathografische Element, das zu kritisieren ist. Um meine These des Kunstwerks als emanzipatorischer Schritt vom pathografischen Zugang, wie Freud ihn entwarf, abzuheben, sei dieser kurz in Erinnerung gerufen.

Freud erklärte 1908 seiner Arbeit »Der Dichter und das Phantasieren« das Kunstwerk in Analogie zum Tagtraum. Dem Tagträumer wird die Erfüllung seiner Wünsche in der Realität verwehrt, deshalb wendet er sich dem Raum der Phantasie zu: »Er baut sich Luftschlösser, schafft das, was man Tagträume nennt« (Freud, 1908, S. 215). Dabei kommentiert Freud das Phantasieren als die geistige Tätigkeit des Enttäuschten: »Man kann sagen, der Glückliche phantasiert nie, nur der Unbefriedigte« (ebd., S. 216).

Noch schwerer wiegt aber, so meine ich, dass er die künstlerische Produktion nicht etwa als eine konstruktive oder gar emanzipative Leistung kennzeichnet, sondern als die neurotische und regressive Bearbeitung eines Konflikts: Wie im Traum so wird nach Freud auch in der Dichtung »ein Anlaß der Gegenwart benützt, um sich nach dem Muster der Vergangenheit ein Zukunftsbild zu entwerfen« (ebd., S. 218).

Nun möchte ich Freud keineswegs auf diese Position festlegen. Ohne Zweifel hat der nicht nur die Kunst, sondern auch manchen Schriftsteller hochgeschätzt und sich in vielfältiger Hinsicht methodisch und inhaltlich an der Literatur orientiert. Gleichzeitig lässt sich jedoch dieser Zug beschreiben, Kunst und Künstler zu pathologisieren und ihnen eine kreative und emanzipative Kraft abzusprechen. Und diese Tradition wurde von vielen psychoanalytischen Autoren mit Eifer gepflegt. Dabei ist der pathografische Zugang leicht zu kritisieren und zu korrigieren. Er zeigt eine doppelte Reduktion:

- Erstens wird Kunst als Ausfluss ungelöster Konflikte verstanden, d.h., die Beziehung von Werk und Künstler wird auf das pathologische Moment reduziert. Die Möglichkeit, im Werk eine emanzipative Verarbeitung des Konflikts zu erreichen, wird nicht gedacht.

- Zweitens wird die Struktur des Werkes aus ihrer doppelten Determinationsreihe herausgelöst. Etwas wird ins Private vereinzelt, was kein Privates ist. Der Künstler handelt aus einer persönlichen Situation heraus, aber er handelt auf einem Feld kultureller Codierungen, die er durch sein Werk bestätigt oder erweitert.

Um an dieser Stelle auf Bach vorzugreifen: Bach schreibt das Wohltemperierte Klavier in einer spezifischen biografischen Situation, die er dadurch konstruktiv bewältigt. Diese Bewältigung ist persönlich, aber sie findet in einem Medium, dem der Musik, statt, das dem Autor bestens bekannt ist und in dessen Spannungsfeld er sich kompetent und bewusst positioniert. Beim Wohltemperierten Klavier ist dies besonders augenfällig, da es mit der neuen Stimmung des Instruments eine vollkommen neue Ordnung des musikalischen Materials mit sich bringt.

Die doppelte Orientierung auf die Biografie und ihre Lösungsschritte und gleichzeitig auf die historisch-politischen Strukturen und ihre Umwälzungen sind von Erikson in vorbildhafter Weise in seinen Büchern über Luther und über Gandhi realisiert (Erikson, 1975, 1978). Die Arbeiten betreffen zwar politische Kontexte, zeigen aber die Möglichkeit der Psychoanalyse, diese doppelte Perspektive zu realisieren.

Material- und Gegenübertragungsanalyse

Gehen wir aber einen Schritt weiter und kommen zum zweiten Zugang, dem Zugang über Gegenübertragung und Werkanalyse. Dieser Zugang wird heute überwiegend präferiert. Das eigene Erleben der Bedeutung des Werkes, sowie die genaue Analyse seiner formalen Einzelheiten, wird als Zugang zur Bedeutung des Werkes als Methode der Wahl angesehen. Insbesondere Reimut Reiche hat den Standpunkt vertreten, dass eine psychoanalytische Interpretation immer von der genauen Beschäftigung mit der Oberfläche ausgehen muss und nur der von der geduldigen Beschreibung des Erscheinenden ausgehende Mitvollzug der inneren Bewegung des Werkes eine Interpretation rechtfertigen kann. Oberstes Gebot der Werkinterpretation ist nach Reiche der »Vorrang der psychoanalytischen Methode vor dem psychoanalytischen Herrschaftswissen« (Reiche, 2001, S. 13). Nur mithilfe ihrer eigenen Methodik kann sich die Psychoanalyse vor sich selbst, d.h. von der automatischen Anwendung eines bereitliegenden Wissens, schützen, das niemals so präzise sein kann, wie die aktuell entwickelte Interpretation, die sich auf die formalen Einzelheiten des Werkes selbst stützt und sich immer wieder auf sie rückbezieht.

Ich meine, diese Perspektive bildet, wenn man sie richtig versteht, eine wertvolle Ergänzung zur Betrachtung des biografischen Kontexts. Hier stehen das Werk, seine Struktur und Wirkung im Vordergrund. Das Kunstwerk ist, wenn ich mich so ausdrücken darf, selbstständig. Es erscheint wie eine autonom handelnde Person. Das Werk übersteigt den Autor. Es stammt aus einer biografischen Situation, aber es transzendiert den Anlass der Herkunft und erreicht eine autonome Gültigkeit. Das Buch wird, folgen wir Lichtenberg, auch vom Autor nicht verstanden, d.h. nicht in all seinen Strukturen, Vernetzungen und Wirkungen erfasst und determiniert.

Meine Zurückhaltung gegenüber diesem Zugang beruht jedoch auf dem Eindruck, dass wiederum die Gefahr besteht, hier einen privilegierten Zugang zum Werk zu erhoffen. Einen, der eine weitere Beschäftigung mit dem Werk, seinem Kontext und auch dem Kontext seiner Interpretation überflüssig macht, da er durch vermeintliche Objektivität Letztgültigkeit beanspruchen kann. Die Beschäftigung mit einem Werk ist ein prinzipiell unabschließbarer Vorgang. Nur im Bewusstsein dieser Relativität ist die Interpretation etwas anderes als eine missachtende Vereinfachung. Auch das möchte ich an einer Arbeit von Freud deutlich machen, der Schrift »Der Moses des Michelangelo« (1914).

Freud beschäftigte sich immer wieder mit dieser Statue des Gesetzgebers der Juden, besuchte sie auf seinen vielen Rom-Reisen stets aufs Neue:

> »Wie oft bin ich die steile Treppe vom unschönen Corso Cavour hinaufgestiegen zu dem einsamen Platz, auf dem die verlassene Kirche steht, habe immer versucht, dem verächtlich-zürnenden Blick des Heros standzuhalten« (Freud, 1914b, S. 175).

Freud hat seine durch das Kunstwerk ausgelösten Gefühle intensiv erforscht, den Sinn des Kunstwerks immer wieder in Auseinandersetzungen mit seinen formalen Einzelheiten befragt. Man kann nicht sagen, dass er sich die Sache einfach gemacht hat, etwa nach dem Motto: Ich fühle Folgendes, also muss das der Sinn des Kunstwerks sein. Im Gegenteil, Freud hat sich intensiv bemüht, der Struktur des Werkes nachzuspüren und hat, um den Leser an diesem Prozess teilhaben zu lassen, sogar Zeichnungen anfertigen lassen, die den Bewegungsablauf rekonstruieren, die er in der Statue erkennt. Dieser Bewegungsablauf spielt für Freud eine entscheidende Rolle in seiner Interpretation. Er sieht Moses in dem Moment abgebildet, in dem er seinen Zorn gegenüber Israeliten, die ums goldene Kalb tanzen, bemeistert. Freud lobt die Darstellung Michelangelos und die Kraft seiner künstlerischen Erfindung:

> »Damit hat er etwas Neues, Übermenschliches in die Figur des Moses gelegt, und die gewaltige Körpermasse und kraftstrotzende Muskulatur der Gestalt wird nur zum leiblichen Ausdruckmittel für die höchste psychische Leistung die einem Menschen möglich ist, für das Niederringen der eigenen Leidenschaft zugunsten und im Auftrag einer Bestimmung, der man sich geweiht hat« (ebd., S. 198).

Mich überzeugt diese Interpretation, sie beruht auf einer tiefen Beschäftigung mit dem Kunstwerk und wird in kunstgeschichtlichen Kreisen auch heute noch positiv diskutiert. Das hindert z. B. Peter Gay, den Biografen Freuds, nicht daran, den Konflikthintergrund zu erforschen, der Freud zu der Moses-Arbeit motivierte, und die Interpretation von dorther zu kritisieren. Freuds Arbeit entstand nach dem Bruch der Freundschaft zwischen ihm und Carl Gustav Jung. Ein Bruch, der auf beiden Seiten große Krisen auslöste. Auf Freuds Seite wurde diese Krise, so Gay, in der Begegnung mit dem Kunstwerk bearbeitet und gelöst. Freuds Deutung der Moses-Skulptur passt, nach Gay, besser zu Freuds Konfliktlösung in der Auseinandersetzung mit Jung und zur Reorganisation seiner Identitätskonfiguration als zur Skulptur selbst. In diesem Sinne betont Gay: »Das Wesentliche an dieser Übung in kunsthistorischer Detektivarbeit war also, sich selbst die Tugend zu lehren, Michelangelos beherrschten Staatsmann nachzuahmen« (2006, S. 359).

Was folgt aus dieser Überlegung? Was können wir festhalten, bevor wir zum nächsten Punkt, der Wirkungsanalyse, weitergehen? Die Gegenübertragungs- und Werkanalyse würdigt das Werk in seiner Autonomie. Dieser Zugang zum Werk ist jedoch ebenso störungsanfällig, subjektiv geprägt und von Einseitigkeit bedroht, wie die biografische Analyse. Wir erkennen, dass Freud sich dem Kunstwerk in einer spezifischen Konfliktsituation – dem Bruch mit seinem Freund und Hoffnungsträger Carl Gustav Jung – zuwendet und diesen Konflikt in Identifizierung mit dem Kunstwerk bewältigt. Das Kunstwerk ermöglicht Freud diese neue Orientierung. Das Kunstwerk ermöglicht Freud einen emanzipativen Schritt. Es ist kein regressiver Tagtraum, sondern öffnet einen Spielraum, in dem Freud sich selbst neu organisiert. Wir treffen hier auf den Punkt, den ich vorhin erwähnte: Das Kunstwerk ist nicht einfach rätselhaft, sondern übt eine intensive Wirkung aus. Es will wirken. Es ist ein Objekt für ein Subjekt. Ein Ding, das eine Botschaft trägt und sie für das Subjekt, das sich auf das Kunstwerk einlässt, bereitstellt.

Das Kunstwerk wird dann im Rezeptionsprozess zum verborgenen Gesetzgeber des Rezipienten. Der Moses des Michelangelo ist also in mehr als einem

Sinne ein Gesetzgeber für Freud. Im direkten unmittelbaren Sinne als Gegenstand der Kunst, dann aber auch im strukturellen Sinne, indem er seine Identität modelliert, ein Aspekt, den Freud, bis hin zur Schrift *Der Mann Moses und die monotheistische Religion*, bis zum Ende seines Lebens mit erkennbar autobiografischem Anklang interessierte (1939a).

Materialfortschritt und Wirkungsforschung

Damit kommen wir zum nächsten Punkt der Betrachtung, nämlich der Frage nach dem Materialfortschritt und der Wirkungsforschung. Mit Materialfortschritt – einem Ausdruck, den ich mir von Adorno leihe – stelle ich eine doppelte Frage, nämlich einmal die nach der *Dynamik der Kunst innerhalb ihres eigenen Bereichs*, dann aber auch die Frage nach dem *Verhältnis zwischen Kunst und Gesellschaft*.

Zum ersten Punkt mag es ausreichen, darauf hinzuweisen, dass spätestens seit der Emanzipation der Kunst von der Religion Kunst sich selbst zu übertreffen hat. Es ist eine Grundregel der Kunstproduktion in allen Bereichen, dass sie bestehende Kunstwerke nicht zu reproduzieren, sondern zu übertreffen hat. Natürlich gibt es in der Kunst auch Zitate von Früherem, Rückwendung auf alte Formeln oder Motive. Aber sie werden je neu kontextualisiert und unterliegen dem Gesetz des Nicht-Identischen, der Überschreitung und Emanzipation. Ein Kunstwerk hat nur Geltung, wenn es ein Unikat ist. Allein diese Beobachtung dürfte das Argument des Regressiven in der Kunst erledigt haben. Es wird ja im Unikat von jedem einzelnen Kunstwerk verlangt, etwas Neues beizutragen und unverwechselbar zu sein.

Vollends erkennbar wird die Rolle der Kunst jedoch, wenn wir mit Adorno das Verhältnis zwischen Kunst und gesellschaftlicher Praxis erkunden. Der Glücksfall eines Denkers, der psychoanalyseaffin, kunstbewandert und soziologisch denkend sein Werk entwickelt, erlaubt es, hier mit wenigen Zitaten ein Verhältnis aufzuzeigen, das eine klare Richtung weist. Adorno beschreibt die Kunst stets als überlegene Führerin eines allgemeinen Kultivierungsprozesses. So analysiert er Parallelen zwischen der Musik Beethovens und der Hegelschen Philosophie:

> »Beethovens Musik ist die Hegelsche Philosophie: sie ist aber zugleich wahrer als diese, d. h. es steckt in ihr die Überzeugung, daß die Selbstreproduktion der Gesellschaft als einer identischen nicht genug, ja daß sie falsch ist« (Adorno, 1994, S. 36).

Adorno ist hier nicht zimperlich. Er erkennt eine Ähnlichkeit der zeitgleichen Strukturen in Philosophie und Musik, behauptet aber zugleich die Überlegenheit der Musik, weil diese eben jenen Moment der Überschreitung und nicht der Reproduktion des Identischen in sich trägt, d. h., strukturell auf Emanzipation abzielt. Kunst wird hier zum Maßstab für anderes. Sie legt eine Latte, an der nicht nur die Philosophie, sondern auch die gesellschaftliche Praxis sich zu messen hat. »Kunst ist die gesellschaftliche Antithesis zur Gesellschaft« (Adorno, 1973, S. 19).

Die radikale und subversive Wahrheitsverpflichtung der Kunst macht sie zu einem Stachel im Fleisch aller Herrschaftssysteme: »Kunst ist nicht nur der Statthalter einer besseren Praxis als der heute herrschenden, sondern ebenso Kritik von Praxis als Herrschaft brutaler Selbsterhaltung inmitten des Bestehenden und um seinetwillen« (ebd., S. 26). Immer wieder ist es das Motiv der Emanzipation und Überschreitung der Kunst, das die Gesellschaft vorantreibt.

Materialfortschritt in diesem Sinne ist zunächst das Wirken von Kunst auf Kunst. Also ein Sich-Überbieten und Vorantreiben der Kunst aus sich selbst heraus. Dann aber auch die *legislative Wirkung* der Kunst auf die Gesellschaft, d. h. der Umstand, dass die Kunst Modelle für Identität und Erlebensräume bereitstellt, die vom Künstler über die Kunst auf die Gesellschaft übertragen werden. Mit anderen Worten und noch einmal von Cervantes und Michelangelo her gesehen: Wir kämpfen gegen die Windmühlen, die die Kunst für uns aufstellt, wir tragen die Gesetzestafeln durch unseren Alltag, die Michelangelo uns in die Hände legt. Unser Begehren und Fühlen ist orientiert durch die Kunst.

Damit sei, in aller Kürze, der verzweigte Kommunikationsvorgang der Kunst umrissen. Natürlich sind Verflechtungen und Wechselwirkungen im kommunikativen Feld zwischen Künstler, Kunst und Gesellschaft komplexer als hier dargestellt. Der Künstler reagiert ja auch selbst wieder auf das, was er – zumindest bei seinen aktuellen Rezipienten – hervorruft. Was ich versucht habe zu zeigen, scheint mir jedoch ein pragmatisches Perspektivenminimum für den interpretatorischen Umgang mit Kunst zu bilden.

Ich fasse noch einmal zusammen, wo wir stehen, um den Fragehorizont für unser Herangehen an Bach aufzuspannen.

- Ein Kunstwerk entspringt aus einer biografischen Situation, es ist seine Aufgabe, diese Situation zu übersteigen und im Werk einen emanzipatorischen Schritt zu vollziehen.
- Dieser emanzipatorische Schritt ist im Werk codiert. Die Aussage des Werkes lässt sich niemals eindeutig festschreiben, sie ist in ästhetisierter und überdeterminierter Form niedergelegt.

- Die Botschaft des Kunstwerks entfaltet eine Wirkung und verändert die Identität und Produktivität der zeitgenössischen und der folgenden Generationen.

Die Binnenstruktur des Themas der Schlussfuge des Wohltemperierten Klaviers und seine Verbindungen

Wenden wir uns nun der Schlussfuge des Wohltemperierten Klaviers von Johann Sebastian Bach zu, um diese Aspekte dort zu erkunden. Dabei stütze ich mich auf eine Arbeit von mir, die 1996 veröffentlicht wurde (Leikert, 1996). Kontexte, die ich hier nur anreißen kann, sind dort gründlicher artikuliert.

Nähern wir uns der Fuge zunächst als Hörer. Was haben wir vor uns, was ist der emotionale Gehalt, was ist der emotional fassliche Teil der Aussage der Fuge? Mit 76 Takten und einem geforderten Largo-Tempo ist dies die längste, expressivste und eine der tiefgründigsten Fugen im Wohltemperierten Klavier. Der Bach-Forscher Philipp Spitta beschreibt: »Der Ausdruck des Schmerzes ist hier fast zum Unerträglichen gesteigert« (Wikipedia, BWV 869). Gehen wir davon aus, dass damit ein wesentlicher emotionaler Gehalt zutreffend erfasst ist. Dieser Schmerz ist jedoch kein allgemeiner, sondern hatte, wenn meine Recherchen zutreffen, einen höchst spezifischen Anlass. Es lässt sich vermuten, dass Bach im Wohltemperierten Klavier den Tod seiner ersten Frau Maria Barbara, mit der er vier Kinder hatte, verarbeitete. 1720 kam er von einer Reise nach Karlsbad zurück, zu der er seinen Fürsten begleitete, und war ohne Vorbereitung mit dem Tod der geliebten Frau konfrontiert. Den 35-jährigen Bach, der sich nach den schweren Verlusten der Kindheit – er hatte nicht nur beide Eltern, sondern auch die Mehrzahl seiner Geschwister verloren – in Köthen als Kapellmeister etabliert hatte, traf dieser erneute Verlust schwer.

Dieser Aspekt erschließt sich dem Hörer mit Evidenz aus den Werken, die in dieser Zeit komponiert wurden, etwa in der bekannten Chaconne für Violine solo BWV 1004. Den Umstand, dass Bach seine Trauer tatsächlich bewältigte, erkennen wir aus der baldigen erneuten Hochzeit, die eineinhalb Jahre später, am 3. Dezember 1721, stattfand. Eine Ehe, die der Bachforschung als glücklich bekannt ist und aus der weitere sieben Kinder entstammen.

Die These, dass Musik emotionale Verarbeitungsprozesse unterstützt und wohl auch bei Bach in dieser Funktion genutzt wurde, bedarf wohl keiner tieferen Untersuchung. Sie versteht sich intuitiv. Bach wäre jedoch nicht Bach, wenn mit diesem Punkt schon alles gesagt wäre. Die Fuge ist nicht allein Trauerarbeit, sondern beinhaltet daneben andere Motive und Vorgänge. Schauen wir uns die Fuge genauer an.

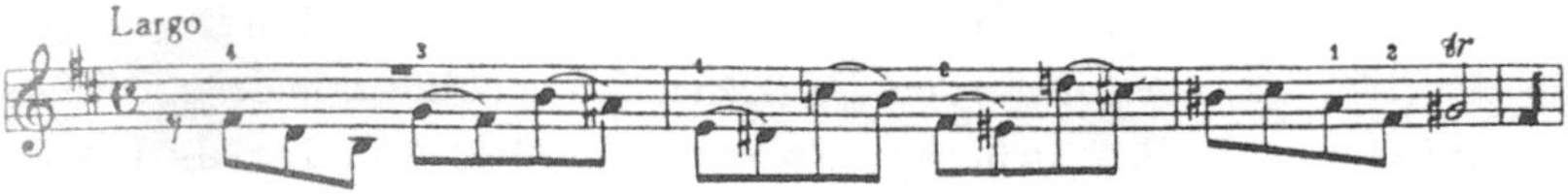

Abb. 1: Thema der Schlussfuge des ersten Wohltemperierten Klaviers BWV 869

Was erkennen wir? Wir wissen, dass Bach Botschaften in den Notentext hineinwebte. Dabei nutze er sowohl die Symbolik der Tonarten, aber auch die Zahlensymbolik und eine im Barock codierte Entsprechung von Zahl und Buchstabe. In diesem Fugenthema erkennen wir jedoch noch eine andere Art, sich selbst zu repräsentieren. Der Name Bach, B/A/C/H, ist ja selbst Musik.

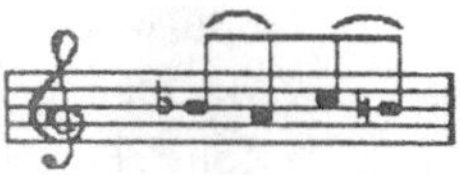

Abb. 2: *Motiv B/A/C/H*: Die Noten B/A, C/H bilden jeweils zwei absteigende Halbtonschritte und zusammengenommen eine chromatische Reihe: A/B/H/C.

Beide Elemente finden wir im Fugenthema auf kunstvolle Weise eingewoben. Im Urtext ist nur diese Fuge mit einer Tempobezeichnung – dem Largo – überschrieben und mit Artikulationszeichen, dem Legatobogen, versehen, der sechsmal vorkommt. Aus der Perspektive der Frage nach dem Namen Bachs betrachtet, wundert es auch nicht, dass diese Legatobögen jeweils einen absteigenden Halbton akzentuieren und damit den Namen Bachs hervorheben.

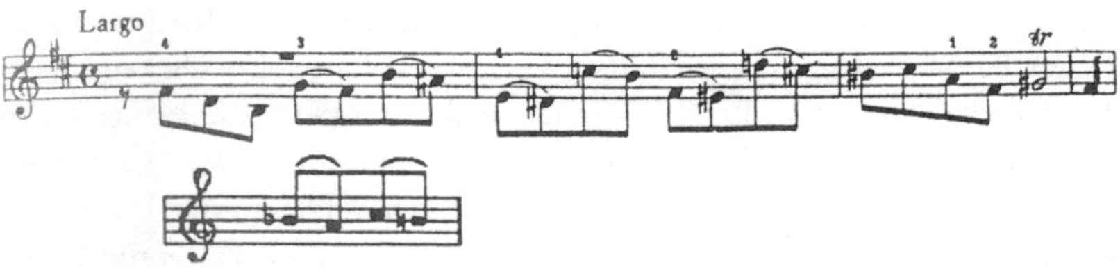

Abb. 3: Dreimalige Motivwiederholung verweist auf den Namen Bachs.

Dreimal wird also der Name Bach wiederholt. Er wird allerdings nicht direkt gezeigt, sondern angedeutet und umspielt, denn das verbindende Intervall ist jeweils nicht eine kleine Terz, wie im Namen Bach, sondern einmal eine Quarte und zweimal eine große Sexte. Gleichwohl bleibt der klagende Charakter der zwei absteigenden Halbtöne, das Motiv, das den Namen Bach kennzeichnet, erhalten.

Bach hat seinen Namen in dieser Weise dreimal im Fugenthema für den angedeutet, der dies zu lesen vermag. Zwei weitere Momente seien aber noch herausgearbeitet. Die dreifache Wiederholung des Namens wird zu Beginn und im Abschluss des Themas von dem Dreiklang, als Repräsentation der göttlichen Ordnung, gerahmt. Bach stellt sich, so eine mögliche Interpretation, also in Harmonie mit dem symbolischen Anderen, mit Gott, dar.

Noch ein weiterer Aspekt zeigt die Bedeutung der Fuge und die Sorgfalt, mit der Bach dieses Thema konstruiert hat. Bach überschreitet mit dem Wohltemperierten Klavier eine bis dahin gezogene Grenze. Er überschreitet eine Konvention, er durchbricht ein Verbot. Er stimmt das Klavier – daher der Name der Sammlung »Das Wohltemperierte Klavier« – in einer Weise, die es ermöglicht, durch alle Tonarten zu modulieren. Um in bestimmten präferierten Tonarten möglichst rein spielen zu können war das Klavier – bzw. Cembalo oder Orgel – bis zu diesem Zeitpunkt so gestimmt worden, dass nur in den präferierten Tonarten gespielt wurde, während andere, modulatorisch fernliegende Tonarten sehr verstimmt klangen und deshalb zu vermeiden waren. Mit dem Werk setzt Bach eine neue Ordnung. Er führt seine Kunst, Fugen zu schreiben, exemplarisch in allen zwölf Tonarten und zwar sowohl in der Dur-, als auch in Molltonart durch. An anderer Stelle führe ich genauer aus, dass dies ein Akt des Ungehorsams gegenüber einer Ordnung war, die stets mit theologischen Argumenten begründet und als gottgegeben angesehen wurde (Leikert, 1996). Es war also nicht lediglich eine musikinterne Neuerung, sondern ein Umsturz des musikalischen Kosmos, der die göttliche Ordnung repräsentierte.

Damit setzt Bach ein neues Programm, eine neue Auffassung, eine neue Freiheit im Umgang mit Modulationen und Tonartwechseln durch. Bach setzt neue Maßstäbe: Maßstäbe, an denen sich die Folgegenerationen abzuarbeiten haben. So ist es wohl auch kein Zufall, wenn das Wohltemperierte Klavier bereits im Titel die Perspektive der Generativität und Weitergabe betont. Im Autograf des Manuskripts gibt Bach der Sammlung eine eindeutige Widmung mit. Die Sammlung, so Bach, sei geschrieben *»Zum Nutzen und Gebrauch der Lehrbegierigen Musicalischen Jugend«*.

All dies verdichtet sich in der Schlussfuge. Hier wird programmatisch die modulatorische Freiheit genutzt, die mit der neuen Stimmung möglich wird. Es geht also nicht allein um Trauer, sondern auch um eine Befreiung und das Etablieren eines neuen Gesetzes. Das Thema der Gleichberechtigung der zwölf Halbtöne ist darüber hinaus auch im Thema selbst verankert, so enthält sein Material – als einzige Fuge des gesamten Werkes – alle zwölf Töne. Das Thema der Schlussfuge ist, in einem weiteren Sinne, also ein Zwölftonthema und nimmt von daher auch die Zwölftonmusik eines Schönberg vorweg.

Bevor ich jedoch zur Frage der Rezeptions- und Wirkungsgeschichte komme, möchte ich zwei weitere Beobachtungen, die meine These stützen, zeigen, auch wenn der Raum nicht erlaubt, diese Beobachtungen differenziert zu entwickeln und zu kommentieren.

Akzeptieren wir diese Schlussfuge als »Bach-Fuge«, so liegt es nahe, zu fragen, ob denn noch weitere Fugen der Sammlung in diesem Sinne Bach-Fugen sind. Und tatsächlich: Wir finden eine klare Struktur innerhalb der Sammlung, die auf den Namen Bach verweist.

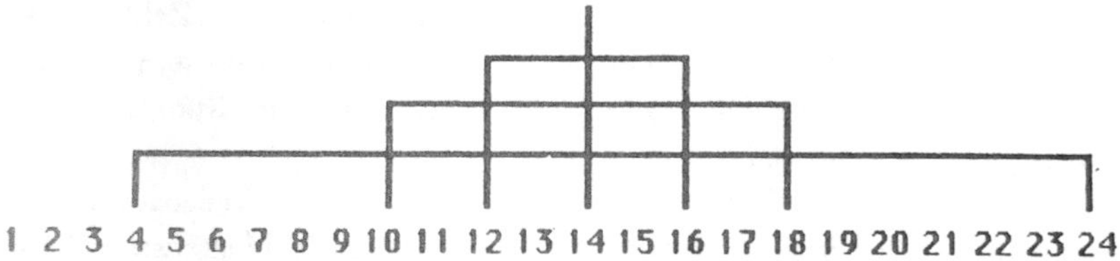

Abb. 4: Die sieben Bachfugen und ihre Position in der Reihenfolge des Wohltemperierten Klaviers

Innerhalb der Reihe der Fugen des ersten Wohltemperierten Klaviers finden sich also insgesamt sieben Fugen, die sich auf den Namen Bach in einer musikalischen Umspielung beziehen. In der Diskussion mit Musikwissenschaftlern stoße ich mit meinen Thesen immer wieder auf Skepsis und die Zufallsvermutung. Meine Funde, so heißt es, seien zwar unbestreitbar, könnten jedoch auch zufällig zustande gekommen sein. Nun, das glaube ich nicht. Ich glaube nicht, dass es der Aufmerksamkeit Bachs entgangen wäre, dass sieben von 24 Fugen seinen Namen umspielen und dass sie in einer symmetrischen Anordnung in der Kette der Einzelwerke auftauchen. Zudem glaube ich nicht, dass eine Parallele zu Bachs Siegel zufällig ist.

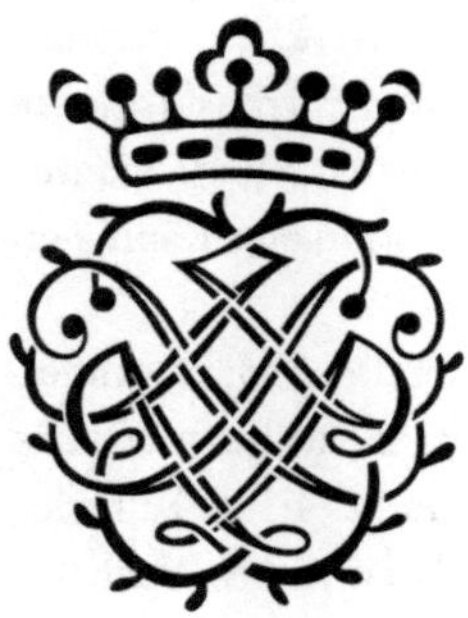

Abb. 5: Bachs Siegel von 1722 korrespondiert mit dieser formalen Struktur.

Wir sehen das Geflecht, das aus den Buchstaben seines Namens gebildet wurde, von einer Krone überragt. Die Krone zeigt sieben Spitzen und fünf Diademe. Zusammen also zwölf Elemente. Auch das scheint mir kein Zufall zu sein. Ich halte es vielmehr für den Ausdruck von Bachs Selbstbewusstsein als Komponist und als Gesetzgeber des musikalischen Kosmos. Die formale Parallele zwischen den sieben Bachfugen und den sieben Spitzen der Krone in Bachs Siegel spricht eine deutliche Sprache.

Man könnte sich noch lange in der Faszination des Bach'schen Kosmos aufhalten und weitere Bausteine zu der Interpretation hinzufügen. Ich ermuntere den Leser, selbstständig weiterzusuchen, etwa mit der Frage, ob die Zahl 14 – die Schlussfuge hat 14 Themeneinsätze – möglicherweise eine Bedeutung hat. Mir kommt es hier lediglich darauf an, dieses Bach'sche Werk im Kontext meiner Überlegungen zu situieren.

Von den drei möglichen Fragen – biografischer Kontext, Werkanalyse, Wirkungsanalyse – haben wir bereits zwei angesprochen. In der biografischen Krise des Verlusts seiner ersten Frau hat Bach über die Musik einen Trauerprozess moderiert, vor allem aber die eigene Identität als geheimer Gesetzgeber weiterentwickelt. Was Bach zu sagen hatte, hat er im musikalischen Werk gesagt. Das Wohltemperierte Klavier ist seine Gesetzestafel, die er der »Lehrbegierigen Musicalischen Jugend« übergibt, damit sie sie weitertragen, was sie dann ja auch getan haben.

Das Kunstwerk wird hier als das deutlich, was es ganz überwiegend ist: als Emanzipationsschritt, der dem Subjekt die Überwindung eines inneren Konflikts und die Überwindung einer Krise erlaubt. Ein Akt, der Neues erzeugt und dieses Neue zugleich als ein Gesetz für die Nachkommenden setzt. Es ist dieser Punkt, an dem ich mich am stärksten im Gegensatz zu Sigmund Freud sehe. Freud hatte das Kunstwerk ja als regressiven Tagtraum beschrieben (Freud, 1908), während ich es als progressiven, Kultur schaffenden Akt ansehe.

Vor allem – und damit komme ich zum letzten Aspekt der Werkbetrachtung – sollten wir versuchen zu erfassen, was das Werk bewirkt. Welche Transformationen hat es in der Kulturentwicklung angestoßen? Welche neuen Möglichkeiten des kreativen Konstruierens stößt es an? Welche neuen emotionalen Räume eröffnet es?

Bezüglich des Wohltemperierten Klaviers möchte ich hier drei Aspekte anmerken. Einen ersten habe ich schon genannt. Bach ist nicht bekannt als Revolutionär. Im Gegenteil: Er gilt als Vollender der mittelalterlichen Tradition, als Künstler, dessen Werk in den Messen und Passionen zweifellos Norm bejahend ist. Bach war ein großer Bewahrer. Bach war aber zugleich auch ein großer Neuerer. Die Emanzipation des Einzeltones, die Freiheit der Modulation, die Gleichberechtigung der Töne und Tonarten führen mit einer Notwendigkeit dazu, neue Möglichkeitsräume auszuloten. In diesem Sinne ist Bach in keiner Weise restaurativ, sondern hoch innovativ. Durch die modulatorische Freiheit und die Emanzipation der zwölf Halbtöne ist in seinem Werk die Zwölftonmusik gefordert.

Schönberg hat in seiner Zwölftontechnik auf Bach reagiert, Schönberg folgt dem Gesetz Bachs. Aber natürlich finden wir solche Bezüge nicht erst bei Schönberg. Auch für viele andere Komponisten war Bach der Maßstab, der Gesetzgeber, an dem sich das eigene Werk zu messen hatte. Ich greife Beethoven heraus, der sich in seinem Spätwerk, der Großen Fuge Op. 133, mit Bach auseinandersetzt: Das Eingangsthema und weite Strecken des motivischen Materials sind von einem BACH-Thema bestimmt. Auch dieses Werk ist monumental und steht in der Musikgeschichte in monolithischer Größe für sich.

Abschließend möchte ich noch auf ein weiteres Werk verweisen, das ich in dieser Tradition sehe. Wir wissen, das Bach die Entwicklung des Jazz sehr beeinflusst hat und weiter beeinflusst. Ich verweise auf *Jacques Loussier* mit seinem *Play Bach*, aber auch auf eine aktuelle CD von *Brad Mehldau*, einem der vielseitigsten Jazzpianisten der Gegenwart. Auf dem Album *After Bach* spielt er jeweils ein Werk des Wohltemperierten Klaviers und legt dann eine Improvisation vor, die sich am Werk misst. Ich will jedoch auf einen anderen Pianisten hinaus, der Bach gelesen hat, nämlich auf Keith Jarrett.

Damit meine ich nicht den Umstand, dass *Keith Jarrett* das Wohltemperierte Klavier eingespielt hat – diese Einspielung ist eher ein Kuriosum und ist, zumindest in meiner Rezeption, nicht von überzeugender interpretatorischer Autorität. Ich meine eine andere Art, mit der sich Jarrett mit Bach auseinandersetzt. Bachs Aufbruch ist ein Aufbruch in die Freiheit. Mit der Dezentrierung des musikalischen Kosmos stellt er die Frage, wie weit die Musik auf die Freiheit zugehen kann. Beethoven hat in der großen Fuge eine Antwort auf diese Frage gefunden, Schönberg hat eine andere Antwort gegeben, Jarrett hat eine weitere von unendlich vielen möglichen Antworten gegeben. Für mich sind seine Solokonzerte aus den 70er Jahren, vor allem die in Japan aufgenommenen *Sun Bear Concerts*, ein Meilenstein der Musikgeschichte. In diesen Konzerten tritt Jarrett ohne jegliche Vorbereitung, ohne vorgefertigtes Programm, ohne eingeübte Stücke auf die Bühne. Stattdessen stellt er sich dem unauslotbaren Möglichkeitsraum der Klavierimprovisation in höchster Unmittelbarkeit und mit größtmöglichem Freiheitsrisiko.

In meiner Interpretation liest Jarrett hier Bach. Er liest Bach nicht, indem er ihn zitiert, sondern indem er die von ihm angestoßene Bewegung der Freiheit in der absolutesten Freiheit der Improvisation entwickelt, die ein Pianist sich je zugemutet hat. Nur für einige Jahre hat Jarrett diese Freiheit ertragen. Aber dem nachzugehen, wäre eine andere Erkundung.

Was wäre eine psychoanalytische Werkinterpretation?

Was wäre eine psychoanalytische Werkinterpretation? Was hätte sie zu leisten? Ich habe mich bemüht zu zeigen, welche Aspekte sie zu berücksichtigen hätte. Die psychoanalytische Interpretation eines Werkes muss eintauchen in die subjektive Welt des Künstlers, in seine inneren Konfigurationen, seine inneren Objekte, Konflikte und seine Kapazitäten. Sie muss zeigen können, wie das Werk diese innere Welt umgestaltet und voranbringt. Zugleich wird sie dem Wesen des Kunstwerks nur gerecht, wenn deutlich wird, wie damit auch der historische Kontext des Abbildens und Denkens verändert und transformiert wird. Dazu muss das Werk in seinen inneren Strukturen erfasst und durchleuchtet werden. Erst dann kann erkannt werden, was das Kunstwerk bewirkt und wie es seine legislative Kraft entfaltet. Kunst ist im gesellschaftlichen Prozess eine vorantreibende Kraft. Sie formt und erzeugt eine Avantgarde des Fühlens und Gestaltens.

Vielleicht habe ich diese Gedanken wenig überzeugend entwickelt. Falls einzelne oder sogar alle Leser der Meinung sind, es sei mir mit dem kurzen Blick auf Bachs Schlussfuge des Wohltemperierten Klaviers nur schlecht und unvollständig gelungen, die Wirklichkeit des Kunstwerks zu erfassen, so gebe ich ihnen vollkommen recht. Vieles habe ich nicht verstanden, vieles nicht erfasst. Aber es gibt zwei Dinge, die mich trösten. Diese Kritik schwächt nicht, sondern sie stärkt meine Forderung nach einer psychoanalytischen Interpretation, die von sich größte Komplexität verlangt, um zu erfassen, was Kunst ist und was sie bewirkt. Daneben bleibt mir die Zuflucht zu Lichtenberg und so schließe ich mit einer Referenz auf den Aphoristen. Wenn jede Interpretation nicht versteht und daher scheitert, so wäre vielleicht die Interpretation zu bevorzugen, die von ihrem Scheitern weiß. Eine seltsamere Ware als Kunstwerke gibt es wohl schwerlich in der Welt.

Literatur

Adorno, T.W. (1973). *Ästhetische Theorie*. Frankfurt a.M.: Suhrkamp.

Adorno, T.W. (1994). *Beethoven: Philosophie der Musik*. Frankfurt a.M.: Suhrkamp.

Erikson, E.H. (1975). *Der junge Mann Luther. Eine psychoanalytische und historische Studie*. Frankfurt a.M.: Suhrkamp.

Erikson, E.H. (1978). *Gandhis Wahrheit. Über die Ursprünge der militanten Gewaltlosigkeit.* Frankfurt a.M.: Suhrkamp.

Freud, S. (1908e). Der Dichter und das Phantasieren. *GW VII,* 213–233.

Freud, S. (1914b). Der Moses des Michelangelo. *GW X,* 171–201.

Freud S. (1939a). Der Mann Moses und die monotheistische Religion. *GW XVI,* 101–246.

Freud, S. (1960). *Briefe 1873–1939.* Hrsg. von E. Freud & L. Freud. Frankfurt. a.M.: Fischer.

Gay, P. (2006). *Freud – Eine Biographie für unsere Zeit.* Frankfurt a.M.: Fischer.

Leikert, S. (1996). Diskurs der Musik und Einschreibung des Vaternamens im Wohltemperierten Klavier von J.S. Bach. *Psyche, 50,* 218–243.

Leikert, S. (2012). *Schönheit und Konflikt – Umrisse einer allgemeinen psychoanalytischen Ästhetik.* Gießen: Psychosozial-Verlag.

Lichtenberg, G.C. (1984). *Sudelbücher.* Frankfurt a.M.: Insel.

Reiche, R. (2001). *Mutterseelenallein – Kunst, Form und Psychoanalyse.* Frankfurt a.M.: Stroemfeld/Nexus.

Shelly, B.P. (1820). *A Defence of Poetry.* Michigan: University of Michigan Library, 2009.

Wikipedia. Präludium und Fuge h-Moll BWV 869 (Das Wohltemperierte Klavier, I. Teil). wikipedia.org/wiki/Präludium_und_Fuge_h-Moll_BWV_869_(Das_Wohltemperierte_Klavier,_I._Teil) (10.01.2020).

How Would We Organize a Psychoanalytical Interpretation of a Work of Art? – Bach's Wohltemperiertes Klavier in the Intersection of Biographical and Cultural Transformations

Abstract: The author analyses the complex process of communication between the artist and his audience. This process comprises three perspectives. First, the biographical aspect has to be taken into account. The work of art shows a process of emancipation in which the artist transforms his inner world in a creative way. At the same time, the work of art shows a general form that transcends the personal situation and reaches autonomy from the person of the author. Finally, the work itself formulates new possibilities of expression and feeling which set up a new and obligating ideal for the process of cultural development. These three perspectives are applied to the theme of the final fugue of Bach's Wohltemperiertes Klavier. On one hand, the fugue shows a process of mourning related to the sudden death of Bach's first wife. On the other hand, Bach puts himself in the position of the legislator of a new musical structure: his name appears three times in the theme of the fugue. Moreover, the use of all twelve semitones in the theme itself condenses the innovative intention of the Wohltemperiertes Klavier. Finally, the impact of the work of art is analysed.

Keywords: work of art, J.S. Bach, music, transformation, culture theory, Bach's Wohltemperiertes Klavier

Der Autor

Sebastian Leikert, Dr. en Psychanalyse (Paris), Dipl.-Psych., Psychoanalytiker (DGPT), ist affiliiertes Mitglied der DPV. Er ist niedergelassen in eigener Praxis in Saarbrücken, Dozent und Lehranalytiker am Institut für Psychoanalyse und Psychotherapie Heidelberg (DGPT), Dozent am Saarländischen Institut für Psychoanalyse und Psychotherapie und Vorsitzender der Deutschen Gesellschaft für Psychoanalyse und Musik (DGPM). Er forscht zu ästhetischen und klinischen Fragestellungen. Zu seinen kürzlichen Veröffentlichungen zählen: *Das sinnliche Selbst – Das Körpergedächtnis in der psychoanalytischen Behandlungstechnik* (2019); »›For Beauty is nothing but the barely endurable onset of Terror‹. Outline of a general psychoanalytic aesthetics« (2007 in *The International Journal of Psychoanalysis, 98*[3], 657–681).

E-Mail: s.leikert@web.de
Homepage: www.sebastian-leikert.de

Biografische Überlegungen zur Rolle des Ichideals und des Trostes bei Brahms am Beispiel des *Ave Maria* Op. 12

Seong-u Bak

Jahrbuch für Psychoanalyse und Musik • Band 5 (2021), 111–136
https://doi.org/10.30820/9783837930436-111
www.psychosozial-verlag.de/pum

Zusammenfassung: Johannes Brahms leitete 1859–61 selbst den Hamburger Frauenchor und zählt damit zu den wichtigsten Komponisten, die zum Repertoire des Frauenchors beitrugen. Neben der bekannten Ehelosigkeit und engen Beziehung zu Clara Schumann sind in seiner Biografie seine starke Bindung zur Mutter und sein ambivalent erscheinendes Verhalten gegenüber dem Vater zu erkennen. In diesem Kontext wird versucht der Ursache seiner Vorliebe für Frauenchormusik aus psychoanalytischer Perspektive auf den Grund zu gehen, und seine Schöpfung mithilfe des Begriffs »Ichideal« zu erläutern. Ferner wird vor diesem Hintergrund die Bedeutung von »Trost« für den Komponisten diskutiert, der bei Brahms auf verschiedene Weise zum Ausdruck kommt und im Endeffekt eine wesentliche Wirkung seiner Musik darstellt. Dabei scheinen die Mutter-Kind-Dyade und das Maria-Jesus-Motiv eine wichtige Rolle zu spielen. Abschließend werden diese Ausführungen anhand der Analyse des *Ave Maria* Op. 12 verdeutlicht und mögliche Zusammenhänge zwischen seiner Biografie und seiner musikalischen Symbolik untersucht.

Stichworte: Johannes Brahms, Brahms' Vater, Frauenchor, Ichideal, Trost, Mutter-Kind-Dyade, Jesus-Maria-Motiv, *Ave Maria*

Einleitung

Heute ist es nicht allseits bekannt, dass Frauenchormusik zum Repertoire von Johannes Brahms gehört, zumal er lange als Vertreter der vermeintlichen »absoluten Musik« betrachtet wurde. Er komponierte aber bemerkenswert viele Frauenchorstücke mit religiösen Texten (Meredith, 1997), die damals sicher nicht als kanonisierte Form galten. Auch wenn diese Bewegung anfänglich von älteren Komponisten wie Franz Schubert, Felix Mendelssohn Bartholdy und Robert Schumann ausgelöst wurde, sticht Brahms insofern nicht nur quantitativ hervor, als er bei der Gründung eines Frauenchors eine aktive Rolle übernahm (Drinker, 1952) und darüber hinaus enge Freundschaften mit Sängerinnen pflegte (Huschke, 1936). Folglich kann meines Erachtens seine Vorliebe für Frauenchormusik nicht ausreichend durch historische Einflüsse erklärt werden und bedarf einer psychoanalytischen Betrachtung.

Lediglich eine Handvoll Autoren haben sich bis jetzt aus psychoanalytischer Sicht mit dem Thema Brahms bzw. seinen Werken auseinandergesetzt, wobei ungelöste ödipale Konflikte, Mutterbindung und Beziehungen zu Frauen in den bisherigen Studien im Mittelpunkt standen (Hitschmann, 1933; Ostwald, 1990; Fink, 1993; Schröder & Hößler, 1996; Mulder, 1997; Seidel, 2010). Hierbei erscheint es aber fast unvermeidlich, gewisse Spekulationen und Mutmaßungen, wenn nicht gar die Romantisierung der Biografie des Komponisten, zu riskieren, was immer wieder auf Kritik stößt. Diese heikle Lage ist im Endeffekt darauf zurückzuführen, dass Brahms mit voller Absicht die Hinweise vernichtete, die entscheidend für den Aufschluss seines Seelenlebens hätten sein können, und zudem die erhaltenen Briefe noch nicht vollständig veröffentlicht wurden (Sandberger, 2009).

Trotz dieser begrenzten Kenntnisse wird im Folgenden gewagt, die möglichen Verbindungen zwischen seiner Biografie und Frauenchormusik herzustellen. Zu diesem Zweck wird zunächst der folgende Abschnitt Brahms' Biografie und deren Deutung gewidmet. Anschließend wird versucht zu erklären, wie der Begriff des Ichideals bei Brahms mit der viel beachteten trostspendenden Funktion der Musik zusammenhängt, was als Ergänzung zum Freud'schen Ansatz auf Basis des Ödipuskomplexes dienen soll. Aufbauend auf den vorangegangenen Überlegungen wird zur Verdeutlichung im letzten Teil ein Blick auf die Analyse des *Ave Maria* Op. 12 (1858?) geworfen.

Familie Brahms

Johannes Brahms wurde am 7. Mai 1833 als zweites Kind von drei Geschwistern in Hamburg geboren. Bemerkenswert ist, dass die Mutter 17 Jahre älter als der Vater war, was mit dem Altersunterschied zwischen Clara Schumann und Brahms vergleichbar ist. Die Ehe der Eltern war scheinbar nicht harmonisch und der Vater verließ die Mutter kurz vor ihrem Tod. In der Literatur wird häufig angemerkt, dass Brahms bis ins Erwachsenenalter in ärmlichen Verhältnissen lebte. So wird in den ersten Biografien konsequent berichtet, dass er in Matrosenkneipen habe spielen müssen (Widmann, 1898, S. 95; Reimann, 1900, S. 4; Kalbeck, 1904, S. 5; May, 1905, Bd. 1, S. 86). Außerdem gab es die Vermutung, dass der junge Brahms in den Kneipen sogar sexuell missbraucht worden sei (Hitschmann, 1933, S. 114; Schauffler, 1934, S. 226), was in der Sekundärliteratur immer wieder reproduziert wurde. Dabei handelt es sich wohl um eine damals kursierende mündliche Überlieferung, denn der Psychoanalytiker Eduard Hitschmann (1871–1957) macht keine weiteren Angaben hierzu, außer der Bemerkung: »er [=Brahms] hat selbst einmal […] erzählt« (Hitschmann, 1933, S. 114). Insofern lässt sich diese Behauptung nicht verlässlich nachweisen.

Obwohl es bezüglich der ärmlichen Verhältnisse inzwischen eine bemerkenswerte Kritik aufgrund des beruflichen Aufstiegs des Vaters gibt (Hofmann, 1986; Avins, 2001), scheint es nach eigenen Angaben, dass Brahms sich selbst wegen seines familiären Hintergrunds benachteiligt fühlte, was vor allem aus psychoanalytischer Sicht von größerer Bedeutung ist als die tatsächlichen Gegebenheiten. So schrieb Brahms z. B. an Clara am 24. Oktober 1854: »Ich kann nicht mehr zu Vieren in zwei kleinen Zimmern hausen« (Litzmann, 1927, Bd. 1, S. 24), wobei vermutlich die Familie Brahms damals »zu fünft« war (s. Abschnitt: Der Vater). Im Briefwechsel gehörte der Geldmangel zweifelsohne zu den Hauptthemen in seiner Familie (Stephenson, 1973). Anzumerken ist auch, dass Brahms praktisch ohne Großeltern aufgewachsen ist, was durch das Fehlen kompensierender Mutter- und Vaterrollen seine finanziellen und ödipalen Konflikte verschärft haben könnte.

Die Mutter

Johanna Henrika Christiane (1789–1865) war eine gläubige Näherin und liebevolle Mutter für Brahms. Dementsprechend war bei ihm bisher häufig von einer starken Mutterbindung die Rede (Hitschmann, 1933; Huschke, 1936; Mulder, 1997; Floros, 1997), was auch durch seine eigenen Äußerungen belegt werden kann. Diese Parallele spiegelt sich vor allem in seinen langfristigen Freundschaften mit verheirateten Frauen und dem großen Trauerwerk *Ein deutsches Requiem* wider. Außerdem vernichtete er seine Briefe an die Mutter fast vollständig, was vermuten lässt, dass er eine sehr intime und eventuell schambehaftete Beziehung zur Mutter hatte.

Charakteristisch für Brahms sind auch eine gewisse Identifikation mit der Mutter bzw. eine stellvertretende Übernahme der damaligen Mutterrolle. Es scheint, als wollte er durch Musik andere trösten wie eine Mutter, was der Text des fünften Satzes des *Deutschen Requiems* (1868), »Ich will euch trösten, wie einen seine Mutter tröstet« (Jes. 66, 13), am besten zeigt. Diesen Aspekt zeigen neben langen Austragungen musikalischer Ideen und handwerklichen Vorgehensweisen (Ostwald, 1990) auch seine bekannte Kinderliebe und seine Wiegenlieder, die bei ihm eine große Rolle spielten.

Diese Identifikation mit der Mutter wurde womöglich durch die Übernahme der Elternrolle begünstigt, die bei Brahms ausgeprägt ist. Wie erwähnt musste er früh anfangen, seine Familie finanziell zu unterstützen, und bei Schumanns kümmerte er sich für Clara um ihre Kinder. Einerseits liebte Clara Schumann ihn »wie einen Sohn« (Tagebucheintrag von November 1854; Litzmann, 1907, S. 355), andererseits aber war sie selbst trostbedürftig, da ihre Mutter aufgrund der Scheidung ihrer Eltern abwesend war. Diese fehlende Mutterrolle übernahm Brahms anscheinend zum Teil und wurde von ihr »Trostes-Engel« genannt (ebd.).

Der Vater

Im Vergleich zur Mutter ist das Bild des Vaters Johann Jakob (1806–1872) viel schemenhafter, obwohl der Briefwechsel mit dem Vater weitgehend erhalten ist. Hier muss jedoch der Beziehung zum Vater besondere Beachtung geschenkt werden, um die bisher ohne Berücksichtigung der väterlichen Seite angenommenen ödipalen Konflikte des Komponisten besser zu verstehen.

Auffällig ist beim Vater, dass er mindestens zweimal dem elterlichen Haus entlief, um ohne Erlaubnis der Eltern das Spiel auf verschiedenen Instrumenten zu erlernen (Kalbeck, 1904, S. 4; May, 1905, Bd. 1, S. 49). Beruflich gestaltete sich sein Aufstieg wie folgt: Zu Beginn spielte er in Tanzlokalen, anschließend war er ab 1835 als Hornist im Bürgermilitär und später als Kontrabassist in der Hamburger Philharmonie tätig. Außer diesen Fakten wissen wir jedoch wenig über ihn, da Brahms sich selbst kaum über seinen Vater äußerte und womöglich viele Hinweise auf ihn vernichtete. Somit diente Brahms' Vater bisher als freie Projektionsfläche für die Biografen.

In Bezug auf Vater-Sohn-Konflikte wurde Brahms oft als Ausnahmefall bezeichnet, wenn man ihn z. B. mit Mozart, Beethoven oder Schubert vergleicht. Bei Brahms liegen in der Tat keine bekannten Konflikte zwischen Vater und Sohn vor. Nach dem Tod der Mutter verreisten die beiden zusammen, und in der gesamten Biografie ist keinerlei Anzeichen für Gewalt des Vaters oder Aggression des Sohnes gegenüber dem Vater festzustellen. Das Fehlen dieser negativen Aspekte wirkt unter Berücksichtigung des heftigen Zwiespalts zwischen Vater und Mutter sogar unheimlich. So schrieb Brahms einmal dem Vater: »Ich bitte Dich ein für allemal, glaube nur, daß niemals ein Sohn herzlicher seinen Vater lieben kann, als ich Dich« (Brief von Oktober 1864; Stephenson, 1973, S. 104). Nicht zu übersehen ist allerdings, dass diese Aussage gerade zu dem Zeitpunkt getätigt wurde, als der Vater die Mutter verlassen hatte und sich bei dem Sohn aufgrund Brahms' Zusammenkunft mit seinen Freunden trotz der familiären Situation über einen »Mangel an Gefühl für einen Sohn, der […] einer unangenehmen Situation aus dem Wege geht,« beschwerte (ebd., S. 103f.), was die Liebesäußerung des Sohnes vielmehr als Reaktionsbildung interpretieren lässt.

Meines Erachtens gibt es weitere Hinweise darauf, dass die Beziehung zum Vater in Wirklichkeit durchaus ambivalent gewesen sein könnte, obwohl dieser Rückschluss nur indirekt gezogen werden kann. Als Erstes findet sich bei Brahms, ebenso wie bei Mozart, eine gewisse Instrumentalisierung des Sohnes. Er wurde ebenfalls als »Wunderkind« bezeichnet und musste spätestens mit 13 gemeinsam mit dem Vater aufspielen, um zum Familieneinkommen beizutragen (Hofmann, 1999).

So lässt sich zwar vermuten, dass der Vater das musikalische Talent des Sohnes früh erkannte, aber dennoch sind anerkennende Äußerungen über den Sohn kaum zu finden. Darüber hinaus sprachen der Vater und der Sohn erstaunlich wenig über Musik, obwohl der Vater auch Musiker war. Dies führte wahrscheinlich zu Brahms' unerfülltem Wunsch nach der Anerkennung des Vaters und nach der Stelle als Dirigent der Hamburger Philharmonie, in der auch der Vater spielte. Diese Nichtanerkennung lässt sich vor allem durch Clara Schumanns Bemerkung beweisen. Als sie im April 1855 zum ersten Mal Brahms' Eltern in Hamburg besuchte, schrieb sie in ihr Tagebuch: »Wie kann es mir so leid tun, Johannes gerade von den Seinigen am wenigsten verstanden zu sehen! Mutter und Schwester ahnen nur das Außergewöhnliche in ihm, aber Vater und Bruder können nicht einmal das« (Litzmann, 1907, S. 372).

Im August desselben Jahres besuchte Clara Schumann zum zweiten Mal Brahms' Eltern und übernachtete bei ihnen. Brahms war damals bei Schumann und schrieb ihr – in Abwesenheit der Vaterfigur, Robert Schumann – aus Düsseldorf: »Ich hoffe, Sie schreiben mir viel, wie Sie Mutter und Elise fanden, wie alles aussah, und wie Sie geschlafen haben bei dem Kontrabaß, den Hörnern und Geigen« (Brief vom 10. August 1855; Litzmann, 1927, Bd. 1, S. 121). Bemerkenswert ist hier, dass der Vater gar nicht erwähnt wird und stattdessen seine Präsenz allein durch seine Instrumente angedeutet wird. Es ist auch denkbar, dass der Vater damals tatsächlich zeitweilig abwesend war. Selbst wenn das der Fall gewesen wäre, ist es dennoch merkwürdig, dass das Wort »Vater« in diesem Brief gänzlich fehlt, zumal eine solche Auslassung bzw. Verdrängung bezüglich des Vaters bei Brahms nicht selten auftritt (s. nächste Abschnitte). Nicht auszuschließen ist, dass das oben zitierte »zu Vieren« auch mit dieser Problematik zusammenhängt (s. Abschnitt: »Familie Brahms«). Wenn man dieses Verhalten als Abwehrmechanismus betrachtet, könnte man sagen, dass die oben erwähnte vermeintlich nicht vorhandene Aggression doch auf subtile Weise ihre Spuren hinterlässt, und zwar indem Brahms seinen Vater bewusst oder unbewusst ausklammert.

Im Oktober 1855 kam Brahms nach fast einjährigem Aufenthalt bei Schumanns endlich nach Hamburg zurück. Von dort aus berichtete er Clara Schumann über das freudige Wiedersehen mit der Familie: »Mutter und Elise erwarteten mich am Omnibus und waren recht glücklich. Fritz kam erst gegen 11 Uhr [...], und Vater erst diesen Morgen, als ich schon aufstand, er hatte einen Ball gehabt. Wieviel habe ich Muttern und sie mir von Ihnen erzählt. Die beiden lieben Sie aber! Muttern stehen immer die Tränen in den Augen« (Brief vom 28. Oktober 1855; ebd., S. 137). Neben der Abwesenheit des Vaters kann man hier einen deutlichen Kontrast zwischen Vater und Mutter feststellen. Die Mutter wurde zu Tränen gerührt. Dem Vater war die Rückkehr des Sohnes scheinbar gleichgültig. Hierzu findet sich allerdings kein Kommentar von Brahms. Abgesehen davon ist anzumerken, dass dieser Brief trotz des emotionalen Ereignisses kein einziges Wort über Brahms' eigene Emotionen enthält. Er äußerte sogar Clara Schumann gegenüber kaum seine Emotionen außer seiner Liebe zu ihr. Diese Gefühlsblockade unter dem Einfluss der »preußischen Tugenden« ist bei Brahms besonders ausgeprägt.

Nach der Scheidung der Eltern (1865), dem Tod der Mutter (1865) und der Wiederheirat des Vaters (1866) hatte Brahms möglicherweise eine depressive Episode, weshalb ihn Clara Schumann mit folgenden Worten tröstete: »Neben Vater und Mutter, die freilich nicht zu ersetzen, hast Du doch einige wahrhaft treue Freunde, die zu Dir standen seit Jahren, und immer zu Dir stehen werden. [...] mit ein paar solchen Freunden [...] könne man doch nicht einsam im Leben stehen« (Brief vom 26. Februar 1867; ebd., S. 553). Brahms vernichtete allerdings seinen eigenen Brief, daher kann man nur Rückschlüsse über das von ihm Gesagte aus diesen Bemerkungen ziehen. Hier wurden Vater und Mutter wahrhaft treuen Freunden gegenübergestellt, wobei mit »Mutter« anscheinend die Stiefmutter gemeint ist. Er dachte also vermutlich, dass Vater und Stiefmutter anders als »wahrhaft treue Freunde« sind, und er ohne diese Freunde »einsam im Leben stehen« würde. Jedenfalls könnte man davon ausgehen, dass er hier negative Bemerkungen über den Vater machte und sie später vernichtete. Übereinstimmend mit dieser Vermutung kann im Briefwechsel mit dem Vater festgestellt werden, dass es zu dieser Zeit keine Unterstützung seitens des Vaters gab, und der Sohn sich gegenüber dem Vater zu seiner Krise gar nicht äußerte.

Alles in allem ist es wahrscheinlich, dass Brahms' Vater zum sogenannten abwesenden und distanzierten Vater-Typ gehörte, der laut dem Historiker John Tosh (1999) damals in Europa weit verbreitet war. Auf der anderen Seite zeigen die bisher aufgeführten Stellen beispielhaft, wie Brahms mit dem Vater umging. Im Vordergrund stehen Auslassungen, Vernichtungen von Briefen und Unterdrückungen, was dahintersteckende Angst bzw. Aggression vermuten lässt. Dies zeigt sich in der Tatsache, dass er Schwierigkeiten mit den realen Vaterfiguren, u. a. Richard Wagner, und gleichzeitig einen starken Hang zur Verehrung der idealen Autoritäten wie Bach, Beethoven und Bismarck hatte (Door, 1903, S. 220), was wiederum als Reaktionsbildung betrachtet werden kann, und auch in der Tatsache, dass es im Widerspruch zur oben zitierten Liebesäußerung des Sohnes gegenüber dem Vater kein bemerkenswertes Trauerwerk für ihn gibt.

Der letzte Brief der Mutter, *Edward* und *Lady Anne Bothwell*

Die Ausführungen im vorigen Abschnitt können vor allem durch den letzten Brief der Mutter an den Sohn untermauert werden, der sieben Tage vor ihrem Tod geschrieben wurde und sehr aufschlussreich für Brahms' Biografie ist. Nachfolgend werden bisherige Aussagen mit relevanten Auszügen aus dem erwähnten Brief gestützt und anhand eigener Kommentare (in eckiger Klammer) näher beschrieben:

> »[D]as Vater daran Schuld ist, das Du so Arges [?; Anm. d. A.] denkst, weis ich recht gut. […] er kaufte alles, was Ihn gefiel. […] so war das Geld immer alle. ich konnte für Euch nicht mal das nötige zeug kriegen. […] er war oft brummig und Queste [=nörgelte] mir auch so viel for [Schuldzuweisung an den Vater; Anm. d. A.]. wir beiden saßen ia immer zusammen Abends [Mutterbindung; Anm. d. A.]. […] ich war wohl etwas still, da sagtestes du: ach Mutter, Vater ist immer so komisch [Distanzierung; Anm. d. A.], […] er wolte Dich nicht länger Ernähren [Abweisung des Vaters; Anm. d. A.]. Du wurdest so aufgeregt, und wir weinten beide, und legten uns spät zu Bette [Abwesenheit des Vaters; Anm. d. A.], und Elise lag im Bett und konte keine Luft kriegen. da holtest Du noch den Doctor [Rollenumkehr; Anm. d. A.], […] mit Vater seinen unzufridnen Launen habe ich immer viel zu kämpfen

> gehabt, […] wie oft hat er gesagt, die Jungs kommt nichts nach [=aus den Jungen wird nichts] [Nichtanerkennung durch den Vater; Anm. d. A.]« (Brief vom 26. Januar 1865; Schreibfehler von der Mutter; Hofmann, 2003, S. 21–30).

Unklar ist hier, was mit dem »so Arges« gemeint ist. Da Brahms seinen Brief vernichtete, wird dies vermutlich weiterhin ein Rätsel bleiben. Man kann nur annehmen, dass er gegenüber der Mutter, anders als gegenüber dem Vater, seine negativen Emotionen an den Tag legte. Dieser Brief ist allerdings nicht ganz unparteiisch geschrieben, was an der deutlichen Schuldzuweisung an den Vater zu erkennen ist. Wichtig ist aber, dass hierdurch Brahms' Nähe zur Mutter, die sogenannte Parentifizierung des Sohnes sowie die häufige Abwesenheit des Vaters bestätigt werden können. Außerdem ist anzunehmen, dass die stark emotionsgeladenen Szenen, die von der Mutter beschrieben wurden, den jungen Brahms geprägt haben müssen. In einer solchen Situation liegt es nahe, dass die vom Vater enttäuschte Mutter den Sohn zu ihrem Verbündeten machte und die Identifikation mit dem Vater verhinderte, was den üblichen Weg zur Überwindung des Ödipuskomplexes erschwert.

Überdies findet diese Konstellation eine Resonanz in seinen Werken. Dabei ist die schottische Ballade *Edward* von besonderer Bedeutung, denn hier wird der Vatermord durch den Sohn thematisiert. Brahms vertonte denselben Text sogar zweimal: zuerst im Klavierstück Op. 10 Nr. 1 (1854), und nach dem Tod des Vaters (1872) im Lied Op. 75 Nr. 1 (1878). Er hatte beim zweiten Mal eigentlich ein großangelegtes Werk mit Orchesterbegleitung im Sinne, von dem ihm allerdings abgeraten wurde (Pascall, 2007). Darüber hinaus suchte er später nach dem englischen Originaltext (vgl. Brief von Friedrich Chrysander an Brahms vom 24. April 1880; Marx, 2007, S. 251). Dieses stetige Interesse lässt vermuten, wie stark Brahms sich mit dieser Thematik im Stillen auseinandersetzte. Das Folgende sind Auszüge aus der Ballade:

> »[Mutter:] Dein Schwert, wie ists von Blut so roth?
> Edward, Edward!
> […]
> [Sohn:] O ich hab geschlagen meinen Vater todt,
> Und weh, weh ist mein Herz – O!
> […]
> [Mutter:] Und was für Busse willst du nun thun?
> […]
> [Sohn:] Auf Erden soll mein Fuß nicht ruhn,
> Will gehn fern übers Meer – O!

> [...]
> [Mutter:] Und was willst du lassen deiner Mutter theur?
> [...]
> [Sohn:] Fluch will ich Euch lassen und höllisch Feur,
> Denn ihr, ihr riethets mir! – O!« (Herder, 1807, S. 300–302)

Beachtenswert ist die letzte Zeile, die eine unerwartete Wendung darstellt. Erst daran erkennt man die manipulative Seite der Mutter, die Brahms durch die ständige Schuldzuweisung seiner Mutter an den Vater bewusst gewesen sein muss. Auch erwähnenswert ist in diesem Zusammenhang das Kompositionsjahr 1878, wenn man bedenkt, dass Brahms, nach den wiederholten Versuchen in den Jahren 1853 und 1866, erst ab diesem Jahr öffentlich einen Bart trug (vgl. Stephenson, 1973, S. 43; May, 1905, Bd. 2, S. 48; Litzmann, 1908, S. 194). Dies könnte ebenfalls mit der obengenannten Thematik zusammenhängen, weil der Vater bis zu seinem Tod (1872) nie einen Bart trug. Es könnte bei Brahms unbewusste Schuldgefühle hervorgerufen haben, patriarchalischer auszusehen als der reale, noch lebende Vater.

Eine ähnliche Konstellation findet sich in den 14 Jahre später komponierten *Drei Intermezzi* Op. 117 (1892), die von ihm »drei Wiegenlieder meiner Schmerzen« genannt wurden (Leyen, 1905, S. 82). Die Textvorlage des ersten Intermezzos ist ebenfalls eine schottische Ballade namens *Wiegenlied einer unglücklichen Mutter (Lady Anne Bothwell's Lament)* aus Herders Sammlung. Aufgrund des Selbstbezugs wurde bisher oft vermutet, dass diese Stücke mit seiner Biografie in Verbindung stehen müssten (Jost, 2009), obwohl es an konkreten Bezügen mangelt, die Aufschluss über Brahms' Beziehung zum Vater geben könnten. Im Folgenden Auszüge aus der Ballade:

> »Schlaf sanft, du kleines Mutterherz,
> Dein Vater macht mir bittern Schmerz.
> [...]
> Und wenn du aufwachst, lächle doch,
> Doch nicht, wie einst dein Vater that,
> [...]
> Nein, schöner Kleiner, thu es nie;
> Dein Herz zur Falschheit neige nie;
> [...]
> Lieb ich statt deines Vaters dich!
> Mein Kind und ich, wir wollen leben;
> In Trübsal wird es Trost mir geben –

> Mein Kind und ich, voll Seligkeit,
> Vergessen Männergrausamkeit –« (Herder, 1807, S. 281–283).

Hier sind eine enge Mutter-Sohn-Beziehung, die Schuldzuweisung an den Vater und auch die Übernahme der Tröstung der Mutter durch das Kind zu erkennen. Somit kann diese Geschichte mit Brahms' Biografie und vor allem mit dem letzten Brief der Mutter in Einklang gebracht werden, auch wenn sie dramatischer dargestellt ist. Der Sohn wird hier fast gezwungen, den Vater zu hassen und die Mutter zu trösten. Die Identifikation mit dem Vater wird ausdrücklich untersagt: »thu es nie«, was eine Ursache für die bekannte Ehelosigkeit und die Schwierigkeiten mit dem Vaterwerden sein könnte. Nach der Hintergrundgeschichte wird die Mutter letztendlich von ihrem Mann, dem König von England, hingerichtet. Dies könnte Brahms an den Tod der Mutter nach der Scheidung erinnert haben.

Es ist hier hervorzuheben, dass in den beiden Geschichten der Vater fehlt. Sie zeigen also im Endeffekt denselben Ausgangspunkt, nämlich die Mutter-Sohn-Dyade als gemeinsamen Nenner, aber mit zwei unterschiedlichen Ausgängen: der Vatermord für die manipulative Mutter *(Edward)* und der Tod der Mutter durch den grausamen Vater *(Lady Anne Bothwell's Lament)*. Wenn man annimmt, dass diese Konstellation Brahms besonders nahegegangen ist und folglich sein Gefühlsleben widerspiegelt, kann man sich eine Pattsituation für ihn vorstellen: Das Kind kann sich weder mit dem Vater noch mit der Mutter hinreichend identifizieren und leidet unter großen Enttäuschungen über die beiden Elternteile, wodurch der normale Weg zur Lösung des Ödipuskomplexes blockiert wird. Somit liegt es nahe, dass sich Brahms in dieser Situation auf seine idealisierte Elternimago bzw. sein Ichideal zurückzog, das hinsichtlich seines Ursprungs wiederum mit der Mutter-Kind-Dyade eng verbunden ist.

Ichideal

Im Vergleich zum Narzissmus scheint das Ichideal noch kein fest etablierter Begriff in der Psychoanalyse zu sein und wurde bisher in der Literatur unterschiedlich definiert (Freud, 1914; Nunberg, 1932; Chasseguet-Smirgel, 1981 [1975]; Zagermann, 1985; Zima, 2009; Mertens, 2014) bzw. selten verwendet, was vermutlich daran liegt, dass es im klinischen Setting keine entscheidende Rolle spielte. Meiner Meinung nach stellt es aber ein nützliches Konzept dar, um künstlerische Prozesse genauer zu verstehen, zumal es von Anfang an mit dem Schönheitserlebnis in Verbindung gebracht wurde. So schrieb der Psychoanalytiker Alfred Winterstein, dass Kunstwerke »als narzißtische Materialisationen des Ich-Ideals« bezeichnet werden können (1931, S. 115).

Das Wort »Ichideal« wurde zuerst von Freud im Zusammenhang mit dem primären Narzissmus eingeführt (1914), aber später verwendete er es eher als Synonym für das Über-Ich, um dessen Vorläufer zu bezeichnen (1923). Angesichts dieser begrifflichen Verwirrung bietet die französische Psychoanalytikerin Chasseguet-Smirgel eine elaborierte Auffassung an (1988 [1971], 1981 [1975]; vgl. auch Grunberger, 1977 [1971]), an die sich auch die vorliegende Arbeit anlehnt. Sie greift auf das frühere Konzept von Freud zurück und trifft eine klare Unterscheidung zwischen dem Ichideal und dem Über-Ich: »Das Ichideal ist der Erbe des primären Narzissmus und das Über-Ich der des Ödipuskomplexes« (Chasseguet-Smirgel, 1981 [1975], S. 12). In anderen Worten stellt es einen Ersatz für die verlorene Vollkommenheit und Fusion mit der frühen Mutter dar. Wichtig ist aber zu betonen, dass das Ichideal und das Ich durch einen Abstand voneinander getrennt seien, was sich von einer pathologischen Verschmelzung bei der narzisstischen Persönlichkeit abgrenzen lässt. Nach ihr ist die künstlerische Schöpfung letztendlich nichts anderes als das Streben, diese Kluft zum Ichideal auszufüllen. Wenn man dieses Konzept des Ichideals mit anderen Instanzen nach Themenbereichen vergleicht, wird klar, dass es vom Über-Ich hinsichtlich der Moral kaum zu unterscheiden ist. In deren Schnittmenge befindet sich u. a. das moralische Ideal der Person. Das Ichideal hat meiner Meinung nach aber seinen eigenen Teil außerhalb der Kontrolle des Über-Ichs, dem die Begriffe wie Schönheit oder Transzendenz zugeordnet werden könnten, wie meine schematische Darstellung dieser Auffassung darstellt (Abb. 1).

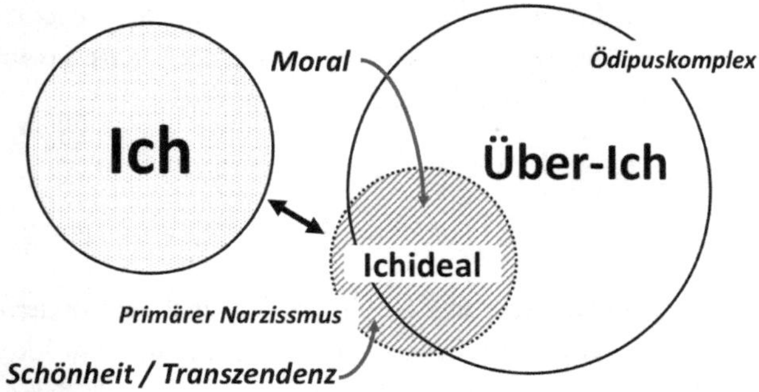

Abb. 1: Schematische Darstellung des Ichs, Ichideals und Über-Ichs nach Themenbereichen

Angenommen, dass Brahms ein hohes Ichideal besaß, dann interessieren uns vor allem dessen Umweltfaktoren, die mit Brahms' Biografie zusammenhängen. Als mögliche Ursache des Drangs zur künstlerischen Schöpfung nennt Chasseguet-Smirgel (1981 [1975]) z. B. eine mangelhafte Identifikation mit dem Vater bei Jungen, wobei sie diese Motivation eher als pathologisch auffasst. Außerdem können laut Kohut (1981 [1971]) traumatische Enttäuschungen über die Eltern auch zu idealisierter Elternimago führen, die mit dem Ichideal vergleichbar ist. Wie im vorherigen Abschnitt diskutiert, können all diese Faktoren in gewissem Maße in Brahms' Biografie festgestellt werden. So spricht der Psychoanalytiker Peter Seidel diesbezüglich vom Leben »in einer Größenidee«, in dem der Vater »ausgeschlossen« bleibt (2010, S. 10).

Das Ichideal kommt bei Brahms in vielerlei Hinsicht zum Ausdruck. Wohlbekannt ist sein Perfektionismus, der zum Teil auf sein hohes Ichideal zurückgeht. Sein Hang zur Idealisierung, die man u. a. an seiner Verehrung und Verliebtheit in Clara Schumann erkennen kann, ist nach Freud (1921) als Versuch zu verstehen, sein »nicht erreichtes Ichideal« durch das Objekt zu ersetzen. Bezeichnend ist in diesem Zusammenhang auch seine Schamhaftigkeit. »Er hatte etwas Schüchternes, Verlegenes, Unfreies an sich« (Hübbe, 1902, S. 4) und weigerte sich oft, porträtiert zu werden (Widmann, 1898, S. 66). Er war anscheinend mit seiner »hohe[n], helle[n] und heisere[n] Stimme« (Hübbe, 1902, S. 5; vgl. auch Ophüls, 1983 [1920], S. 12) höchst unzufrieden und versuchte, »der widerspenstigen Stimme eine künstliche Männlichkeit abzuzwingen« (Hitschmann, 1933, S. 102; vgl. auch Kalbeck, 1904, S. 42). Zu guter Letzt vermied er es, trotz seiner schweren Kurzsichtigkeit in der Öffentlichkeit eine Brille zu tragen (Widmann, 1898, S. 27; Jenner-Marburg, 1903, S. 185), weswegen Fotos von ihm mit Brille kaum zu finden sind. In der Psychoanalyse werden solche Schamgefühle oft mit Narzissmus in Verbindung gebracht. Genauer betrachtet könnte das auch auf die oben genannte Kluft zum Ichideal zurückgeführt werden.

Trost

Ein hohes Ichideal an sich stellt aber im Grunde keinen Trost, sondern vielmehr einen Trostbedarf aufgrund der Bewusstwerdung der Kluft zum Ideal und der daraus resultierenden Einsamkeit dar. Somit muss das Thema Trost an dieser Stelle ausführlicher behandelt werden. Trost ist in der Psychoanalyse ebenfalls kein feststehender Begriff. Etymologisch gesehen ist er sinnverwandt mit dem altnordischen »traust«, das »Sicherheit, Zuversicht, Mut, Hilfe« oder »Schutz« bedeutet, dem auch das heutige englische Wort »trust« entstammt (Grimm & Grimm, 1854, Bd. 22, Sp. 902). Daraus kann man schließen, dass beim Trösten vor allem zwischenmenschliches Vertrauen, das einem Schutz bietet, wesentlich ist. Insofern ist anzunehmen, dass die Mutter-Kind-Dyade der Urform von Trost sowie dem Urvertrauen der Menschen zugrunde liegen kann.

Auf der anderen Seite besteht kein Zweifel daran, dass die viel beachtete tröstende Funktion der Musik bei Brahms eine bedeutende Rolle spielt, wie man u.a. an seinem berühmten *Wiegenlied* Op. 49 Nr. 4 oder dem *Deutschen Requiem* feststellen kann. Nicht zu übersehen ist außerdem, dass die künstlerische Schöpfung an sich dem Künstler Trost spenden kann. So bemerkt Hitschmann (1933, S. 119): »Sein Schaffen […] ist sein Trost, die Vergeistigung seiner Wünsche, Sublimierung.« In dieser Hinsicht scheint mir der Trost bei Brahms mit dem Ichideal untrennbar verbunden zu sein.

Der Trost durch die Musik, die vor allem durch den Rhythmus und die Klangfarbe »dem Hörer den regressiven Zustand der Mutter-Kind-Dyade wieder erwecken« und somit »eine frühe mütterliche Trostform darstellen« können (Schröder & Hößler, 1996, S. 154), muss für Brahms eine besondere Bedeutung gehabt haben, denn dadurch kann sein Ichideal zeitweilig erfüllt werden, das in dieser Dyade verwurzelt ist. Somit wird klar, warum der Trost so häufig zu den unentbehrlichen Wirkungen seiner Musik gehört.

Auch wichtig ist bei Brahms, dass er nicht nur für sich selbst nach dieser Art von Trost suchte, sondern darüber hinaus auch anderen Trost spenden wollte, wie dies eine Mutter tut. Seine Wiegenlieder, die als »Urform des Trostes« (Brachmann, 2003, S. 319) betrachtet werden können, dienten Brahms zweifellos als ideales Mittel dafür. Abgesehen von zahlreichen wiegenliedartigen Stellen aufgrund seiner Vorliebe für den Dreiertakt, hängen folgende Stücke direkt oder indirekt mit der Thematik Wiegenlied zusammen: *Sandmännchen* W.o.O. 31 Nr. 4 (1857); *Wiegenlied* W.o.O. 31 Nr. 11 (1857); *Geistliches Wiegenlied* Op. 91 Nr. 2 (1864); *Wiegenlied* Op. 49 Nr. 4 (1868); *Immer leiser wird mein Schlummer* Op. 105 Nr. 2 (1886); *Drei Intermezzi* Op. 117 (1892). Nach seinen eigenen Kommentaren sind sie oft mit Schmerzen assoziiert und scheinen auf seine eigene Kindheit und Jugend bezogen zu sein. So bezeichnete Brahms sein Op. 105 Nr. 2 als »Wiegenlied des Schmerzes« (Brief an Eduard Hanslick vom 27. November 1886; Wiesenfeldt, 2007, S. 313) und Op. 117 als »drei Wiegenlieder meiner Schmerzen« (Leyen, 1905, S. 82). Noch erwähnenswert ist, dass die Kompositionsjahre dieser Werke zeitlich ausgewogen verteilt sind. Man könnte also sagen, dass diese Thematik sein ganzes Leben durchzog.

Neben den Wiegenliedern kann bei Brahms das Maria-Jesus-Motiv als Archetyp der Mutter-Kind-Dyade angesehen werden. Das zeigt symbolisch ein Bild in seinem Wohnzimmer in Wien, nämlich eine Nachbildung der *Sixtinischen*

Madonna von Raffael, die sich neben dem bekannten Bismarck-Relief und der Beethoven-Büste genau mittig im größten Rahmen befindet. Diese Darstellung des Bildes spiegelt ihren Stellenwert für Brahms wider. Die Wichtigkeit des Maria-Jesus-Motivs kann nicht genug betont werden, wenn man bedenkt, dass Maria bei ihm in erster Linie als Schnittstelle zwischen Religion, Volk und Mutter fungierte. Obwohl sich Brahms selbst nie als »gläubig« im üblichen Sinne bezeichnete, kann mehrfach belegt werden, dass er sich mit dem Christentum und der Bibel auseinandersetzte (Brachmann, 2003). Viele Marienlieder sind außerdem gleichzeitig Volkslieder, die Brahms eifrig sammelte und studierte, und Maria gilt lange in der christlichen Kultur als ideale Mutter. Vor allem war die Mutter von Brahms eine gläubige Christin und betete jeden Tag für ihren Sohn: »[I]ch vergesse Dich keinen Abend, wenn ich bete, und morgens um 6 Uhr, wenn ich aufstehe, bist Du mein erster Gedanke« (Brief vom 3. September 1853; Stephenson, 1973, S. 47). Dieses Zitat erinnert parallel an den Text des *Ave Maria* Op. 12, »ora pro nobis« (Bete für uns), das im Fokus dieser Arbeit steht.

Brahms hatte nicht nur an Maria, sondern auch an Jesu ein besonderes Interesse. Dabei ist bezeichnend, dass er konsequent aus seinen zitierten Bibeltexten jeden expliziten Jesus-Bezug entfernte (Brachmann, 2003), was vor allem seine späteren Werke betrifft. Auf der anderen Seite gibt es einige Anhaltspunkte dafür, dass Brahms sich in mancher Hinsicht mit Jesu identifizierte: Erstens musste Brahms angesichts der Zwietracht seiner Eltern die Tröster- und Mittlerrolle einnehmen, die Jesus zwischen Gott und Menschen spielte. Zweitens führte diese Rolle zur Aufopferung, so musste Brahms auch seine Familie unterstützen. Drittens wird Jesus bei Brahms dementsprechend meist mit Schmerzen assoziiert, ähnlich wie bei seinen Wiegenliedern, bei denen seine menschlichen Seiten und Leiden stark betont werden. Diese intime Identifikation zwang ihn anscheinend dazu, Jesus nicht als Kind Gottes, sondern als Menschenkind aufzufassen, was Brachmann (ebd., S. 442) zu Recht den »Umweg über Maria« nennt.

Andererseits wurden charakteristischerweise in seiner Textauswahl die Vater-Sohn-Beziehung und Dreieckskonstellation konsequent vermieden, was mit den Ausführungen in den vorherigen Abschnitten im Einklang steht. Stattdessen taucht Jesus meistens in Verbindung mit Maria, also in einer Dyade auf. So enthalten folgende Werke mit dem Maria-Thema ausnahmslos einen Jesus-Bezug: *Ach lieber Herre Jesu Christ* W. o. O. 34 Nr. 6 (1857–58); *Ave Maria* Op. 12 (1858?); *Sieben Marienlieder* Op. 22 (1859); *Drei geistliche Chöre* Op. 37 (1863); *Geistliches Wiegenlied* Op. 91 Nr. 2 (1863); *Maria ging aus wandern* W. o. O. 33 Nr. 14 (1894). Zudem erkennt man hier, dass das Maria-Jesus-Motiv anders als seine Wiegenlieder zeitlich auf das frühe Erwachsenenalter beschränkt ist. Das letzte Volkslied erschien zwar viel später, aber thematisch und musiktechnisch handelt es sich dabei wohl um eine deutlich früher entstandene Bearbeitung (Jost, 2009).

Wenn man seinen protestantischen Familienhintergrund und seine skeptische Einstellung zur Religion berücksichtigt, die teilweise auf die politischen Einflüsse der Wiener Liberalen zurückgeht (Notley, 1993), deutet alles darauf hin, dass Brahms besonders in seinen jungen Jahren das Maria-Jesus-Motiv als menschlichen Prototyp der Mutter-Kind-Dyade betrachtete und darin nach dem notwendigen Trost, der Erfüllung seines Ichideals, suchte.

Ave Maria Op. 12

Vor dem bisher skizzierten Hintergrund kann nicht genug betont werden, wie bedeutungsvoll für Brahms das *Ave Maria* Op. 12 für Frauenchor gewesen sein könnte, das sein erstes veröffentlichtes Chorwerk überhaupt ist und gleichzeitig die Maria-Thematik aufweist. Außerdem wurde es vom Hamburger Frauenchor zum ersten Mal aufgeführt, an dessen Gründung Brahms selbst beteiligt war (Drinker, 1952). Bezüglich des Kompositionsjahrs wird in der Literatur angenommen, dass es vermutlich 1858 in Göttingen geschrieben wurde (Kross, 1958, S. 71). Belegt ist aber lediglich, dass es bereits spätestens am 22. August 1858 fertiggestellt war (vgl. Franziska Meiers Tagebucheintrag; Drinker, 1952, S. 28) und am 6. Juni 1859 mit Orgelbegleitung aufgeführt wurde (Ravizza, 2009, S. 298). Unter Berücksichtigung dieser Tatsache und der Thematik wird über den genaueren Zeitpunkt der Komposition noch am Ende dieses Abschnitts diskutiert.

Diesem Chorwerk mit Orchester- oder Orgelbegleitung wurde bisher keine große Bedeutung beigemessen, und oft wird es als nicht ausgereiftes Studienstück des jungen Brahms angesehen. So bemerkte z. B. der Musikwissenschaftler Siegfried Kross, dass das *Ave Maria* »mit seiner seltsamen Unsicherheit des Stils« (1958, S. 56) »merkwürdig farblos« bleibt (1983, S. 160). Aus psychoanalytischer Sicht sind jedoch diese Auffälligkeiten vielmehr als Zeichen für außermusikalische Einflüsse und Motivationen zu interpretieren, zumal es bei Brahms schwer vorstellbar ist, dass er ein bloßes Studienstück mit einer Opuszahl veröffentlicht hätte.

Das Stück hat ausnahmsweise einen lateinischen Text, nämlich das Gebet *Ave Maria*, obwohl Brahms sonst bekanntlich deutsche Texte bevorzugte. Im Gegensatz zu den Vertonungen früherer Komponisten nahm er zudem eine ungewöhnliche Textkürzung vor, wobei solche Änderungen bzw. Zusammenstellungen religiöser Texte bei ihm keine Seltenheit sind. Er ließ den letzten Teil mit dem »peccatoribus« (Sünder) und das wichtigste Wort »mater Dei« (Mutter Gottes) weg. Dadurch wollte er offensichtlich die religiöse Stimmung vermeiden und die menschliche Seite Jesu betonen, übereinstimmend mit der Tendenz seiner späteren Werke. Vermieden wird dadurch auch die fast unvermeidliche Verschiebung des musikalischen Mittelpunktes auf das Wort »Dei«, wie beim zeitgenössischen Komponisten Anton Bruckner üblich (vgl. Bruckner, *Ave Maria* WAB 6). Folglich wird bei Brahms die Dyade von Maria und Jesus ohne »Gott« in den Vordergrund gestellt.

Brahms, Ave Maria Op. 12	**Deutsche Übersetzung der katholischen Kirche**
»Ave Maria, gratia plena, Dominus tecum. Benedicta tu in mulieribus et benedictus fructus ventris tui, Iesus.	»Gegrüßet seist du, Maria, voll der Gnade, der Herr ist mit dir. Du bist gebenedeit unter den Frauen, gebenedeit ist die Frucht deines Leibes, Jesus.
Sancta Maria, ~~mater Dei,~~ ora pro nobis ~~peccatoribus,~~ ~~Nunc et in hora mortis nostrae.~~	Heilige Maria, ~~Mutter Gottes,~~ bitte für uns ~~Sünder~~ ~~jetzt und in der Stunde unseres Todes.~~
~~Amen.~~«	~~Amen.~~«

Zudem besteht die Möglichkeit, dass das *Ave Maria* durch ein Musikzitat auch einen Wiegenlied-Bezug hat, das in der Literatur meines Wissens noch nie beachtet wurde. Die zitierte Melodie stammt aus dem alten deutschen Weihnachtslied *Josef, lieber Josef mein* (Abb. 2a). Die erste Strophe des Textes beschreibt das Paar Maria und Josef mit ihrem Kind wie folgt: »Joseph, lieber Joseph mein, / hilf mir wiegen mein Kindelein, / Gott, der wird dein Lohner sein / im Himmelreich, der Jungfrau Sohn Maria.«

Wie sehr Brahms von diesem Lied begeistert war, kann man einem Brief an seinen Freund Joseph Joachim entnehmen: »Seinerzeit werde ich Dir ein wundervolles altes katholisches Lied zum häuslichen Gebrauch schicken, Du wirst kein schöneres Wiegenlied auftreiben!« (Brief vom 13. April 1863; Moser, 1908, S. 7) Bekanntlich zitierte Brahms diese Melodie mit dem Text in seinem *Geistlichen Wiegenlied* Op. 91 Nr. 2, das für das erste Kind von Joachim geschrieben wurde. Hier spielt die Bratsche anfänglich die fast exakt gleiche Melodie (Abb. 2b).

Die Anfangsmelodie des *Ave Maria* zeigt eine überraschend ähnliche rhythmische Struktur und die charakteristische Wechselnotenbewegung, auch wenn die ursprüngliche Melodie durch Durchgangsnoten und Kürzungen variiert wurde (Abb. 2c). Diese Vermutung kann auch dadurch bekräftigt werden, dass alle drei genannten Melodien in F-Dur stehen. Nicht zu übersehen ist allerdings auch die Ähnlichkeit mit der Anfangsmelodie des 2. Satzes der 3. Sinfonie von Schumann und es muss noch genau ermittelt werden, wann Brahms mit dem Lied in Berührung kam, denn das angenommene Zitat legt nahe, dass der Zeitpunkt früher sein könnte als bisher vermutet (vgl. Bozarth & Martin, 1983).

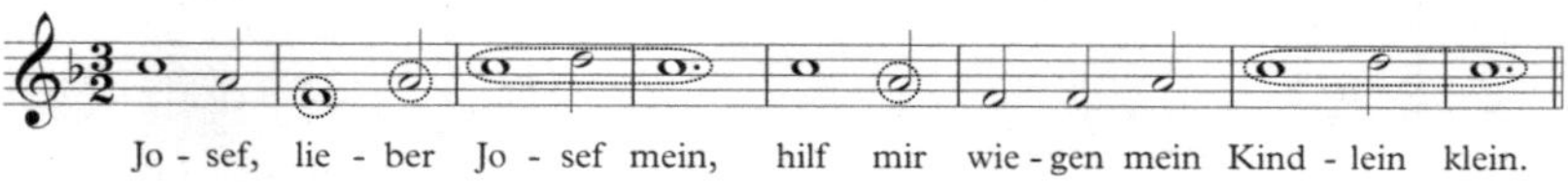

Abb. 2a: *Josef, lieber Josef mein* aus Brahms' Brief an Joachim vom 13. April 1863 (Moser, 1908, S. 7)

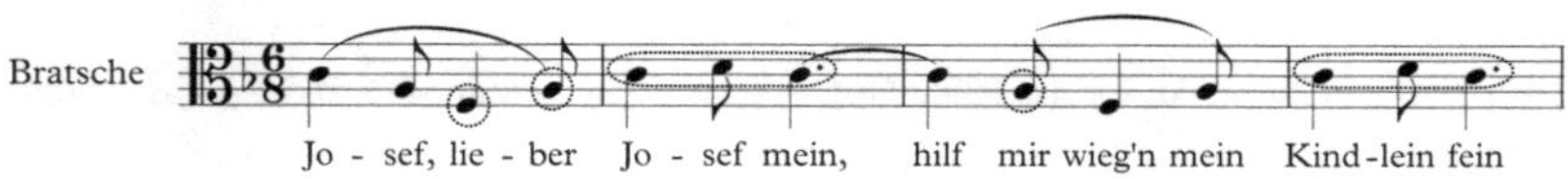

Abb. 2b: Bratschenmelodie aus dem *Geistlichen Wiegenlied* Op. 91 Nr. 2 (Takt 1–4)

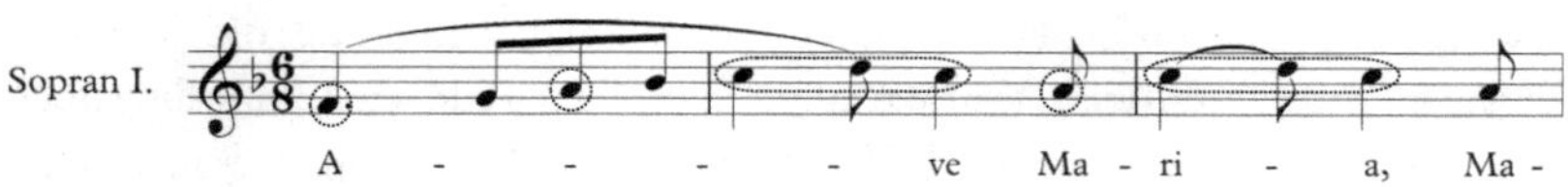

Abb. 2c: Sopranmelodie aus dem *Ave Maria* Op. 12 (Takt 1–3)

Bemerkenswert ist, dass in den beiden Fällen ein direkter Bezug auf den Vater vermieden wird, wie bereits im vorherigen Abschnitt erörtert. Obwohl im Originaltext des Liedes der Name des Vaters explizit genannt wird, wird im *Geistlichen Wiegenlied* der Vater »Josef« in den Freund »Joseph« umgewandelt, und im *Ave Maria* wird anstelle des »Josef« der Name der Mutter »Maria« gesungen.

Hinsichtlich der Struktur der Musik bedarf der Höhepunkt, Takt 56–63, besonderer Beachtung (Abb. 3). Das »Jesus« wird hier durch eine chromatisch absteigende Linie betont, die die musikalische Figur *Passus duriusculus* darstellt, die gewöhnlich mit Schmerz und Trauer in Verbindung gebracht wird und auch in Brahms' späteren Werken bezüglich Jesu häufig vorkommt (vgl. Brachmann, 2003, S. 444). Die Stimmen erreichen am Ende der Phrase die dritte Stufe, die allein aus dem Grundton A und dem Terzton C besteht.

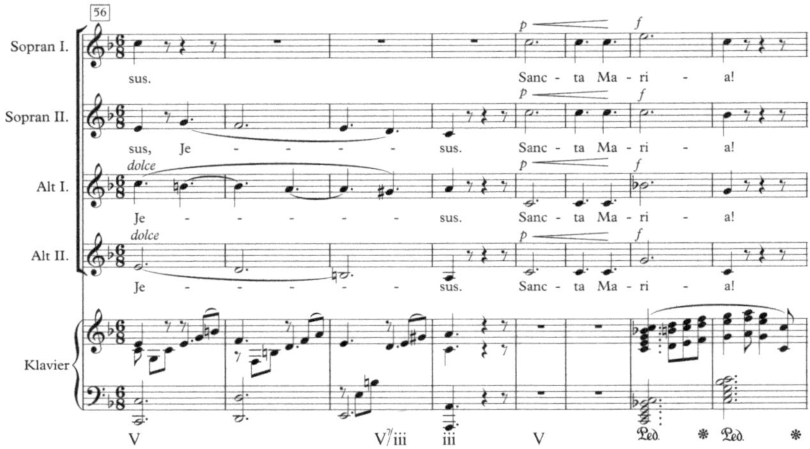

Abb. 3: Der Höhepunkt des *Ave Maria* Op. 12, »Jesus-Sancta Maria« (Takt 56–63; klavierbegleitete Fassung)

Nach einer Pause beginnt das »Sancta Maria« mit einem Oktavsprung und Unisono-C (Takt 60), was offensichtlich als Wendepunkt dient und gleichzeitig an die Erlösung von dem Leid Jesu erinnert. Diese Stelle ist allerdings die merkwürdigste im *Ave Maria*, denn sie ist harmonisch gesehen weder eine Auflösung noch eine Fortschreitung, was neben der für Brahms ungewöhnlich spärlichen Tonverwendung zur oben genannten »Farblosigkeit« beiträgt.

An dieser Stelle wird man daher fast gezwungen, außermusikalische, symbolische Bedeutungen zu suchen. Brahms studierte bekanntermaßen eifrig ältere Musikstile und textausdeutende Techniken, und in Renaissance und Barock konnte das »Eins-Sein« durch die Zusammenführung mehrerer Stimmen ins Unisono ausgedrückt werden (Wessely, 1973, S. 230). So wird in diesem Fall Jesus (A-C) in Maria (C) verschmolzen, und umgekehrt stellt Maria buchstäblich einen Teil Jesu dar. Wenn man die direkt nachfolgende Tonika berücksichtigt, ist Jesus (A-C) wiederum ein Bestandteil der Tonika (F-A-C), was als musikalische Ausdeutung des Textes »fructus ventris tui« (Frucht deines Bauches) interpretiert werden könnte. In anderen Worten scheint hier eine starke Bindung zwischen Mutter und Sohn durch die tatsächliche klangliche Nähe abgebildet zu sein.

Ein weiteres wichtiges Merkmal des Werkes ist die Melancholie in der ersten Hälfte, was teilweise auf die c-Moll-Tonleiter zurückgeht, die am Anfang zeitweilig auf dem »Maria« eingesetzt wird (Takt 4–6). Noch drastischer wirkt die Stelle ab Takt 43, in der zwei Soprantöne auf schwerer Taktzeit wiederholt eine verminderte Quinte bilden (Abb. 4), was wohl ein absichtlicher kontrapunktischer Regelverstoß ist. Diese Dissonanz bezieht sich wiederum auf Maria und steht sogar im direkten Widerspruch zum Text »benedicta tu«. Die beiden Stellen deuten im Endeffekt symbolisch auf eine »traurige Maria« hin.

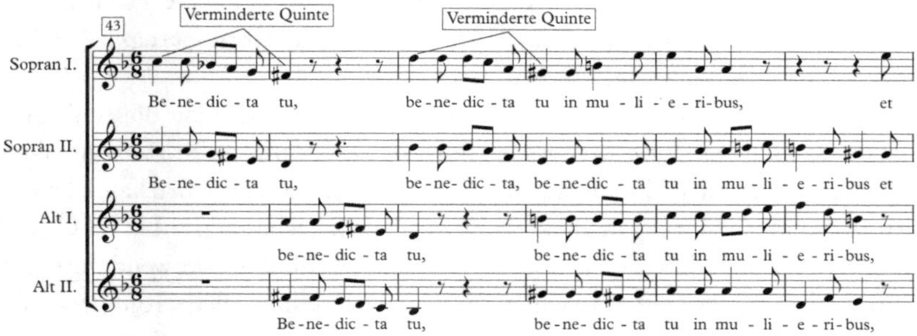

Abb. 4: Verminderte Quinten auf dem »benedicta tu« aus dem *Ave Maria* Op. 12 (Takt 43–48)

Die ausgeprägte Symbolik und die Vermeidung der religiösen Stimmung erwecken den Verdacht, dass hinter Maria womöglich eine reale Person stecken könnte. In der Tat finden sich in Brahms' Biografie mehrere Anhaltspunkte dafür, dass die Person naheliegenderweise Clara Schumann sein könnte.

Zum einen war sie damals infolge von Robert Schumanns Einweisung in die Heilanstalt (1854) und seines Todes (1856) »traurig«, weshalb Brahms offenbar versuchte, sie mit seiner Musik zu trösten. Dementsprechend war ihre persönliche Bewertung des *Ave Maria* sehr positiv, das sie sogar an die gemeinsame Zeit erinnerte. So schrieb sie an Brahms über das Werk: »Herrlich die Unisono-Stelle Sancta Maria [...] Die Stimmung erinnert mich immer an das herrliche Pastorale von Bach, welches wir zuweilen zusammen gespielt haben« (Brief vom 7. November 1859; Litzmann, 1927, Bd. 1, S. 284f.).

Zum anderen erfüllen Clara Schumann und Brahms in gewisser Hinsicht die bereits besprochene Mutter-Sohn-Dyade, die das ganze Werk durchzieht und durch den möglichen Wiegenlied-Bezug bestärkt wird. Neben dem Altersunterschied von 14 Jahren verwendeten die beiden einmal sogar die Bezeichnungen »Sohn« (Claras Tagebucheintrag vom November 1854; ebd., S. 34, Fußnote) und »liebe Frau Mama« (Brief an Clara vom 30. November 1854; ebd., S. 39).

Darüber hinaus kann diese innige Beziehung auf das Maria-Jesus-Motiv übertragen werden. Einmal kam um das Jahr 1856 Brahms' Verehrung für Clara Schumann einer Vergöttlichung nahe. Er schrieb z. B. auf das Manuskript des zweiten Satzes seines ersten *Klavierkonzerts* Op. 15, der ein »sanfte[s] Porträt« von Clara sein sollte (Brief an Clara vom 30. Dezember 1856; ebd., S. 198): »Benedictus qui venit in nomine domini« (»Gelobet sei, der da kommt im Namen des Herren«; Kalbeck, 1904, S. 173). Außerdem wird Jesus im *Ave Maria* durch den *Passus duriusculus* und den Molldreiklang verkörpert, wodurch die Facette der Schmerzen betont wird, wie das bei Brahms üblich ist. Diese Tatsache und die »Vermenschlichung« Jesu durch die Entfernung des Gottesbezugs legen eine gewisse Identifikation seinerseits mit Jesu nahe.

Die musikalischen Elemente lassen sich übereinstimmend mit dieser Vermutung interpretieren. Eine Art Dyade bilden im *Ave Maria* die dritte Stufe ohne Quinte (A-C) und der Dominantton (C), der auch für *C*lara stehen kann. Ferner lautet die Stimmführung in Takt 59 sogar von oben nach unten (Abb. 3): C-(L)-A-(L)-A. Obwohl dies ein reiner Zufall sein kann, da diese Tonverwendung nicht vom Üblichen abweicht, verwendete Brahms nicht selten solche Tonfolgen, die für einen Namen stehen. Das bekannteste Beispiel dafür ist die Tonfolge A-G-A-(T)-H-E im ersten Satz seines *Streichsextetts Nr. 2* Op. 36, die für seine Geliebte Agathe von Siebold steht.

Bemerkenswert ist auch, dass die vorher erwähnte Melancholie in der ersten Hälfte nach dem »Jesus« verschwindet. In dieser Hinsicht scheint es so, als würde Jesus als aufopfernder Tröster für Maria (Clara), also als Brahms' Ichideal, dienen. Hier schwingt wiederum eine traurige Mutter mit ihrem tröstenden Sohn mit, die bei Brahms immer wiederkehrende Thematik, die sich auch in der Geschichte des *Wiegenlieds einer unglücklichen Mutter* und dem letzten Brief seiner Mutter wiederfinden lässt. Somit kann das *Ave Maria* meiner Meinung nach als musikalische Abbildung seines Versuchs, Clara zu trösten, und seines Wunsches, eine glückselige Dyade zu erreichen, betrachtet werden. So schrieb Brahms damals an Clara Schumann: »Ich wünsche mir nichts sehnlicher, als Dich trösten zu können, doch wie das?« (Brief vom 28. Oktober 1856; Litzmann, 1927, Bd. 1, S. 193)

Zu guter Letzt kann noch über die genauere Kompositionszeit diskutiert werden. Der oben genannte mehrfache Bezug auf Clara deutet darauf hin, dass das

Ave Maria früher komponiert worden sein könnte als bisher angenommen. Denn Brahms lernte bekanntlich im Sommer 1858 Agathe von Siebold kennen und die beiden verliebten sich daraufhin so stark ineinander, dass die beiden zeitweilig verlobt waren. Diese Vermutung kann auch dadurch unterstützt werden, dass der verwendete Stil ebenfalls nahelegt, dass die Komposition bereits Mitte der 1850er Jahre entstanden sein könnte (Heinemann, 2009, S. 305). In diesem Zusammenhang scheint es wahrscheinlicher, dass das *Ave Maria* zwischen dem Tod Robert Schumanns (1856) und der Begegnung mit Agathe von Siebold (1858) komponiert wurde.

Schlussbemerkungen

Neben der starken Mutterbindung lässt sich Brahms' Beziehung zum Vater meines Erachtens mit dem Begriff Ambivalenz zwischen Liebe und Hass sowie zwischen Respekt und Verachtung am besten beschreiben. Dieser Eindruck wird auch durch sein ambivalentes Verhalten gegenüber realen Vaterfiguren wie Richard Wagner, seinem Lehrer Eduard Marxsen und Robert Schumann (»Von Schumann habe ich nichts gelernt als Schachspielen«; Kalbeck, 1904, S. 131) gestützt, wobei sein Verhältnis zu Schumann besonders diskutabel ist (vgl. Kross, 1988). Laut Zeugenaussagen behielt Brahms außerdem noch im Erwachsenenalter feminine Züge, langes Haar und eine außergewöhnlich hohe Stimme (Hübbe, 1902, S. 4f.; Huschke, 1936, S. 85), was in der Wechselwirkung mit der unzureichenden Identifikation mit dem Vater gestanden haben muss, durch die seine Ehelosigkeit teilweise erklärt werden kann.

Bei Schumanns wiederholte sich die ödipale Dreieckssituation, in der Brahms zwar von der Vaterfigur anerkannt werden konnte, die aber tragisch mit deren Tod endete. Aufgrund dessen und der unbewussten Rivalität konnte Robert Schumann anscheinend nicht als Vorbild für Brahms fungieren, an das sein Ichideal »realistisch« hätte angepasst werden können, sondern erzielte in gewisser Hinsicht die gegenteilige Wirkung. Dieses nochmalige Scheitern scheint eine ausschlaggebende Rolle bei der späteren Entwicklung gespielt zu haben, die bei Brahms die vorhandene Problematik weiter bestehen ließ und deren Lösung erschwerte.

Als eine der Folgen dieser Konstellation wurde vor allem der Rückzug auf das Ichideal erwähnt. Diesbezüglich war die Mutter-Kind-Dyade für Brahms von dreifacher Bedeutung: Erstens gilt sie als frühe Trostform, die seine Biografie prägte. Zweitens konnten dadurch die hohen Ansprüche des Ichideals erfüllt werden, die charakteristisch für ihn waren. Drittens wurde dieser Prozess durch seine Identifikation mit der Mutter verstärkt, indem die Rolle der Mutter und die des Kindes untrennbar miteinander verbunden wurden. Dabei stand im Vordergrund der Trosteffekt der Musik, der bei Brahms als psychologischer Heilungsprozess verstanden werden kann, in dem der Verlust des Ichideals in der realen Welt zeitweilig geheilt wird.

Zum Schluss kommen wir zurück zur Ausgangsfrage: Warum spielte Frauenchormusik mit religiösen Texten bei Brahms so eine große Rolle? Obwohl sich die Erkenntnisse dieser Arbeit nicht verallgemeinern lassen, weisen sie doch darauf hin, dass seine Frauenchormusik durch die Frauenstimmen und das Maria-Jesus-Motiv ein ideales Mittel für Brahms darstellte, um die Mutter-Kind-Dyade wiederherzustellen, was am Beispiel des *Ave Maria* am besten verdeutlicht werden kann. Auch zeitlich gesehen stimmt die Verwendung des Maria-Jesus-Motivs mit der Komposition der Frauenchormusik fast überein. Diese Zeit mit dem Hamburger Frauenchor wurde dementsprechend von Brahms als »eine der lieblichsten Erinnerungen« bezeichnet (Brief an Clara vom 30. September 1859; Litzmann, 1927, Bd. 1, S. 281).

In dieser Arbeit konnte aber nicht behandelt werden, wie Brahms in diesem Zeitraum, in dem in mancher Hinsicht die höchsten inneren Spannungen entstanden sein müssen, mit seinen Schuldgefühlen infolge der Dyade und der ödipalen Konflikte umging. Es lässt sich nur vermuten, dass komplexe Kanons, religiöse Texte und ältere Musikstile, die in seiner Frauenchormusik besonders häufig zum Einsatz kommen, durch Intellektualisierung bzw. Historisierung zur Abwehr beigetragen haben müssten. Obwohl vieles also noch offenbleibt, kann eines sicher rückblickend gesagt werden: Diese vom Trost und Ideal geprägte frühe Schaffensphase bot Brahms eine nicht nur musiktechnische, sondern auch psychologische Grundlage für den Erfolg des späteren *Deutschen Requiems*.

Literatur

Avins, S. (2001). The Young Brahms: Biographical Data Reexamined. *19th-Century Music, 24*(3), 276–289.

Bozarth, G.S. & Martin, W. (1983). Johannes Brahms und die Liedersammlungen von David Gregor Corner, Karl Severin Meister und Friedrich Wilhelm Arnold. *Die Musikforschung, 36*(4), 177–199.

Brachmann, J. (2003). *Kunst – Religion – Krise. Der Fall Brahms*. Kassel: Bärenreiter (Zugl.: Berlin, Humboldt-Univ., Diss., 2002 u. d. T.: »Menschenwerk ist, was wir tun«).

Chasseguet-Smirgel, J. (1981 [1975]). *Das Ichideal: Psychoanalytischer Essay über die »Krankheit der Idealität«*. Frankfurt a. M.: Suhrkamp.

Chasseguet-Smirgel, J. (1988 [1971]). *Kunst und schöpferische Persönlichkeit. Anwendungen der Psychoanalyse auf den außertherapeutischen Bereich*. München: Internat. Psychoanalyse.

Door, A. (1903). Persönliche Erinnerungen an Brahms. In B. Schuster (Hrsg.), *Die Musik*. Bd. 7. (S. 216–221). Berlin: Schuster & Loeffler.

Drinker, S. H. (1952). *Brahms and His Women's Choruses*. Selbstpublikation.

Fink, R. (1993). Desire, Repression, and Brahms's First Symphony. In A. Krims (Hrsg.), *Music/Ideology: Resisting the Aesthetic* (S. 247–288). London: Routledge.

Floros, C. (1997). *Johannes Brahms »frei, aber einsam«: ein Leben für eine poetische Musik*. Zürich: Arche.

Freud, S. (1914). Zur Einführung des Narzissmus. *GW X*, 137–170.

Freud, S. (1921). *Massenpsychologie und Ich-Analyse. GW XIII*, 71–161.

Freud, S. (1923). *Das Ich und das Es. GW XIII*, 237–289.

Grimm, J. & Grimm, W. (1854). *Deutsches Wörterbuch von Jacob und Wilhelm Grimm*. Universität Trier. http://woerterbuchnetz.de/cgi-bin/WBNetz/wbgui_py?sigle=DWB (10.01.2021).

Grunberger, B. (1977 [1971]). *Vom Narzißmus zum* Objekt. Frankfurt a. M.: Suhrkamp.

Heinemann, M. (2009). Geistliche Chorwerke a cappella. In W. Sandberger (Hrsg.), *Brahms Handbuch* (S. 303–313). Stuttgart: J. B. Metzler.

Herder, J. G. (1807). *Stimmen der Völker in Liedern, gesammelt, geordnet, zum Theil übersezt durch Johann Gottfried von Herder*. Hrsg. von J. v. Müller. Tübingen: Cotta.

Hitschmann, E. (1933). Johannes Brahms und die Frauen. *Psychoanalytische Bewegung, 5*(2), 97–129.

Hofmann, K. (1986). *Johannes Brahms und Hamburg. Neue Erkenntnisse zu einem alten Thema*. Reinbek: Dialog.

Hofmann, K. (1999). Brahms the Hamburg Musician 1833–1862. In M. Musgrave (Hrsg.), *The Cambridge Companion to Brahms* (S. 3–30). Cambridge: Cambridge University Press.

Hofmann, K. (2003). *»Sehnsucht habe ich immer nach Hamburg ...« Johannes Brahms und seine Vaterstadt. Legende und Wirklichkeit*. Reinbek: Dialog.

Hübbe, W. (1902). *Brahms in Hamburg*. Hamburg: Lütcke und Wulff.

Huschke, K. (1936). *Frauen um Brahms*. Karlsruhe: Gutsch.

Jenner-Marburg, G. (1903). Brahms als Mensch, Lehrer und Künstler. In B. Schuster (Hrsg.), *Die Musik*. Bd. 7 (S. 171–198). Berlin: Schuster & Loeffler.

Jost, P. (2009). Brahms und das Volkslied. In W. Sandberger (Hrsg.), *Brahms Handbuch* (S. 199–206). Stuttgart: J. B. Metzler.

Kalbeck, M. (1904). *Johannes Brahms*. Bd. 1. Wien u. Leipzig: Wiener Verlag.

Kohut, H. (1981 [1971]). *Narzißmus. Eine Theorie der psychoanalytischen Behandlung narzißtischer Persönlichkeitsstörungen*. 3. Aufl. Frankfurt a. M.: Suhrkamp.

Kross, S. (1958). *Die Chorwerke von Johannes Brahms*. Berlin-Halensee: M. Hesses.

Kross, S. (1983). Kleinere Chorwerke. In C. Jacobsen (Hrsg.), *Johannes Brahms. Leben und Werk* (S. 160–162). Wiesbaden: Breitkopf & Härtel.

Kross, S. (1988). Brahms' künstlerische Identität. In S. Antonicek & O. Biba (Hrsg.), *Brahms-Kongress Wien 1983: Kongressbericht* (S. 325–350). Tutzing: Schneider.

Leyen, R. von der (1905). *Johannes Brahms als Mensch und Freund*. Düsseldorf u. Leipzig: KR Langewiesche.

Litzmann, B. (1907). *Clara Schumann. Ein Künstlerleben. Nach Tagebüchern und Briefen*. Bd. 2. 3. Aufl. Leipzig: Breitkopf & Härtel.

Litzmann, B. (1908). *Clara Schumann. Ein Künstlerleben. Nach Tagebüchern und Briefen*. Bd. 3. 3. Aufl. Leipzig: Breitkopf & Härtel.

Litzmann, B. (1927). (Hrsg.). *Clara Schumann, Johannes Brahms*. Bd. 1, *Briefe aus den Jahren 1853–1871*. Leipzig: Breitkopf & Härtel.

Marx, H. J. (2007). Johannes Brahms im Briefwechsel mit Friedrich Chrysander. In W. Sandberger & C. Wiesenfeldt (Hrsg.), *Musik und Musikforschung. Johannes Brahms im Dialog mit der Geschichte* (S. 221–274). Kassel: Bärenreiter.

May, F. (1905). *The Life of Johannes Brahms*, 2 Bde. London: Edward Arnold.

Meredith, V. (1997). The Pivotal Role of Brahms and Schubert in the Development of the Women's Choir. *Choral Journal*, *37*(7), 7–12.

Mertens, W. (2014). Ich-Ideal. In W. Mertens (Hrsg.), *Handbuch psychoanalytischer Grundbegriffe*. 4., überarbeitete und erweiterte Aufl. (S. 310–319). Stuttgart: W. Kohlhammer.

Moser, A. (Hrsg.). (1908). *Johannes Brahms im Briefwechsel mit Joseph Joachim*. Bd. 2. Berlin: Deutsche Brahms-Gesellschaft.

Mulder, E. (1997). Erhabener Schmerz. Die Distanziertheit von Johannes Brahms. Eine psychohistorische Notiz. In H. Ester (Hrsg.), *Fliessende Übergänge. Historische und theoretische Studien zu Musik und Literatur* (S. 191–200). Amsterdam: Rodopi.

Notley, M. (1993). Brahms as Liberal: Genre, Style, and Politics in Late Nineteenth-Century Vienna. *19th-Century Music*, *17*(2), 107–123.

Nunberg, H. (1932). *Allgemeine Neurosenlehre auf psychoanalytischer Grundlage*. Bern: H. Huber.

Ophüls, G. (1983 [1920]). *Erinnerungen an Johannes Brahms. Ein Beitrag aus dem Kreis seiner rheinischen Freunde*. Ebenhausen bei München: Langewiesche-Brandt.

Ostwald, P. (1990). Johannes Brahms – Music, Loneliness, and Altruism (1985). In S. Feder (Hrsg.), *Psychoanalytic Explorations in Music* (S. 291–320). Madison, CT: International Univ. Press.

Pascall, R. (2007). Orchestermusik. In W. Sandberger & C. Wiesenfeldt (Hrsg.), *Musik und Musikforschung. Johannes Brahms im Dialog mit der Geschichte* (S. 475–539). Kassel: Bärenreiter.

Ravizza, V. (2009). Sinfonische Chorwerke. In W. Sandberger (Hrsg.), *Brahms Handbuch* (S. 279–302). Stuttgart: J. B. Metzler.

Reimann, H. (1900). *Johannes Brahms. Berühmte Musiker – Lebens- und Charakterbilder nebst Einführung in die Werke der Meister*. Berlin: Harmonie.

Sandberger, W. (2009). Brahms in seiner Lebenswelt. In W. Sandberger (Hrsg.), *Brahms Handbuch* (S. 44–62). Stuttgart: J. B. Metzler.

Schauffler, R. H. (1934). *The Unknown Brahms: His Life, Character and Works. Based on New Material*. New York: Dodd Mead.

Schröder, S. & Hößler, K. (1996). Ich will euch trösten, wie einen seine Mutter tröstet (Jes. 66, 13; Brahms: »Ein Deutsches Requiem«). Überlegungen zum Trost durch Musik am Beispiel von J. Brahms' »Alt-Rhapsodie«. *Jahrbuch der Psychoanalyse, 36*, 121–159.

Seidel, P. (2010). *Johannes Brahms: Streichsextett Op. 36*. (unpubliziert).

Stephenson, K. (Hrsg.). (1973). *Johannes Brahms in seiner Familie: der Briefwechsel; mit den Lebensbildern der Hamburger Verwandten*. Hamburg: Hauswedell.

Tosh, J. (1999). *A Man's Place. Masculinity and the Middle-Class Home in Victorian England*. New Haven, CT: Yale University Press.

Wessely, O. (1973). *Musik*. Darmstadt: Habel.

Widmann, J. V. (1898). *Johannes Brahms in Erinnerungen*. Berlin: Gebrüder Paetel.

Wiesenfeldt, C. (2007). Johannes Brahms im Briefwechsel mit Eduard Hanslick. In W. Sandberger & C. Wiesenfeldt (Hrsg.), *Musik und Musikforschung. Johannes Brahms im Dialog mit der Geschichte* (S. 275–348). Kassel: Bärenreiter.

Winterstein, A. (1931). Das Erlebnis der Schönheit und das künstlerische Ichideal. *Psychoanalytische Bewegung, 3*(2), 112–120.

Zagermann, P. (1985). *Ich-Ideal, Sublimierung, Narzissmus. Die Theorie des Schöpferischen in der Psychoanalyse*. Darmstadt: Wissenschaftliche Buchgesellschaft Abt. Verl. (Zugl.: München, Univ., Diss.: 1983).

Zima, P. V. (2009). *Narzissmus und Ich-Ideal. Psyche – Gesellschaft – Kultur*. Tübingen: Francke.

Biographical Considerations on the Role of the Ego Ideal and Consolation in Brahms, Exemplified by *Ave Maria*, Op. 12

Abstract: Johannes Brahms conducted the Hamburg Women's Choir between 1859–61, making himself one of the most important composers who contributed to the repertoire for women's choirs. In addition to his well-known bachelorhood and close relationship with Clara Schumann, his strong ties to his mother and his apparently ambivalent behavior towards his father can be seen in his biography. In this context, an attempt is made to find the cause for his preference for women's choral music from a psychoanalytic perspective, and to explain his creation using the concept of »ego ideal«. Against this background, the meaning of »consolation« for the composer is discussed, which is expressed in various ways in Brahms' life and ultimately constitutes an essential effect in his music. The mother-child dyad and the Mary-Jesus motif seem to play an important role in this regard. Finally, these explanations are clarified based on an analysis of *Ave Maria* Op. 12, and possible connections between his biography and his musical symbolism are explored.

Keywords: Johannes Brahms, Brahms' father, women's choir, ego ideal, consolation, mother-child dyad, Mary-Jesus motif, *Ave Maria*

Der Autor

Seong-u Bak, M.Mus., ist seit 2017 Doktorand der Musikwissenschaft an der Ludwig-Maximilians-Universität München und studiert parallel im Masterstudiengang Klinische Psychologie und Kognitive Neurowissenschaft an der LMU. Sein laufendes Promotionsprojekt befasst sich mit dem Thema Johannes Brahms und seinen Werken aus psychoanalytischer Perspektive. In Südkorea absolvierte er ein Doppelstudium der Astronomie (B.Sc.) sowie der Musikwissenschaft (B.Mus.) an der Seoul National University. Im Anschluss daran schloss er 2016 an derselben Universität sein Masterstudium in Musikwissenschaft mit der Arbeit »A Psychoanalytic Interpretation of Schoenberg's Monodrama *Erwartung* Op. 17« ab.

E-Mail: seong-u.bak@gmx.de

Klinische Perspektiven zu Prozess und Beziehung

Resonanzprozesse in der Musik und in der psychoanalytischen Beziehung

Ingrid Erhardt

Jahrbuch für Psychoanalyse und Musik • Band 5 (2021), 139–175
https://doi.org/10.30820/9783837930436-139
www.psychosozial-verlag.de/pum

Zusammenfassung: In dem vorliegenden Beitrag werden Resonanzprozesse, beim Hören von Musik sowie solche, die durch die Stimme im Gegenüber entstehen, beleuchtet, ob im Konzertsaal oder im Behandlungsraum. Die zugrunde liegenden Prozesse werden vor allem in der frühen Eltern-Kind-Beziehung sichtbar, aber auch in der analytischen Beziehung, bei der sich der Analytiker als »Instrument« zur Verfügung stellt und sich innerlich auf die Stimmungen und Empfindungen des Analysanden einschwingt und abstimmt. Dabei werden auch die eigenen Resonanzen aktiviert, die wechselseitig wirksam werden, Störungen in der analytischen Dyade erzeugen können und aufgelöst werden müssen, um die Verbindung aufrechtzuerhalten. Gemeinsamkeiten zwischen dem analytischen und dem musikalischen Hören werden vorgestellt sowie bestehende Forschungen zum Einfluss von Rhythmus und Timing auf den analytischen Prozess. Resonanzprozesse werden auch im Körper und »zwischen Körpern« erlebbar und öffnen damit das interpersonelle »Feld«. Neben einem Überblick zur reichhaltigen Literatur wird Bezug genommen auf empirische Forschungsergebnisse und beschrieben, wie Resonanz in Abstimmungs- oder Synchronisierungsprozessen über verschiedene Wahrnehmungsmodi untersucht werden kann. Beispiele aus der analytischen Praxis werden vorgestellt, um die Resonanzprozesse »zwischen den Worten« zu veranschaulichen.

Stichworte: Resonanzprozesse, Psychoanalyse, Musik, Stimme, psychoanalytische Beziehung, psychoanalytisches Hören

Zum Gedenken an Dr. Friedrich Wölpert (1949–2018)

> »Bei denen, die nicht lieben, vertreibt die Musik allen Hass. Dem Ruhelosen gibt sie Frieden, und den Weinenden tröstet sie. Die, die nicht mehr weiter wissen, finden neue Wege, und denen, die alles ablehnen, erwächst neue Sicherheit und Hoffnung.«
>
> *Pablo Casals*

Der Begriff Resonanz (lat. resonare) stammt aus der Physik und bedeutet so viel wie widerhallen, mitschwingen, ertönen (Duden, 2001, S. 864). Er wird auch in der Musik, der Psychologie und in den Sozialwissenschaften vielfältig verwendet. Im psychologischen Sinne bezieht sich das Konzept der Resonanz metaphorisch auf ein Gefühl, »wenn jemand mit sich selbst [...] im Einklang steht«, bzw. auf ein Phänomen, »wenn mehrere Personen – primär nonverbal – miteinander in Gleichklang sind« (Schütz, 2000, S. 594) oder als »das Mitansprechen von Gefühlen bzw. der Widerhall, den Gefühle oder Gedanken in einem anderen Menschen finden« (Dorsch, 2004, S. 806). »Resonanz ist so allgegenwärtig, daß wir sie ebenso wie die Luft, die wir atmen, kaum bemerken« (Berendt, 2016 [1983], S. 187).

Zur Resonanz in der Musik

Musik und Musizieren ist ein Merkmal des Menschen, das in allen bekannten Kulturen vorkommt. Die Hauptmotive für die Beschäftigung mit Musik sind das Erleben und Regulieren von Emotionen und Stimmungen (Koelsch, 2014; s.a. Koelsch & Fritz, 2007). Charles Darwin befand: »Die Musik hat die wunderbare Kraft, in einer unbestimmten Art und Weise die starken Gemütserregungen in uns wieder wach zu rufen, welche vor längst vergangenen Zeiten gefühlt wurden« (Darwin, 1875, zit. nach Altenmüller, 2018, S. 389). Schon fünfmonatige Säuglinge bewegen sich synchron zu Musik (Koelsch, 2014).

Das Hören von bzw. Lauschen der Musik, insbesondere wenn sie *live* vorgetragen wird, bewegt, berührt, erregt, euphorisiert den Menschen auf vielfältigste Art und Weise über alle Epochen hinweg. Die »Sprache der Musik« (Schopenhauer, 1977) vermag es den verschiedensten emotionalen wie atmosphärischen Facetten Ausdruck zu verleihen. »Wenn uns die Musik berührt, berührt sie unser Selbst« (Leikert, 2019, S. 20).

Welche inneren und äußeren Zustände und Prozesse des Musikschaffenden kommen in seinem Werk zum Tragen? Werden die vertonten Empfindungen als solche erkannt und lösen vergleichbare Empfindungen bei Musikhörenden aus? Inwiefern treffen sie auf eine innere Bereitschaft für emotionales Erleben, verstärken, verändern und beeinflussen die Befindlichkeit, wecken Erinnerungen und ermöglichen Assoziationen? Gibt es persönliche Übertragungsprozesse zwischen Musikschaffenden und -hörenden? Oder erschaffen diese selbst ihre eigene Musik aus den gehörten »Anregungen«? Ist es am Ende die Musik selbst, die man als kulturelles Medium auffassen kann, das seine eigentümlichen Resonanzen den Schaffenden wie den Hörenden zur Verfügung stellt?

Kohut (1957, S. 170) zählt zu den drei Wirkungsarten der Musik: die sinnliche Lust der Zuhörer und Darbietenden, die Freude des Komponisten und/oder Interpreten an der eigenen Fertigkeit sowie das soziale Erlebnis bei einer gemeinsamen musikalischen Aktivität. Spezifisch für die Musik seien drei weitere Gesichtspunkte: Es handelt sich um eine emotionale (dabei bezieht er sich auf die Katharsis), eine ästhetische Erfahrung (die nach bestimmten Regeln auszuüben ist) sowie eine Form des Spiels (Üben, um etwas zu beherrschen), wobei sowohl primäre als auch sekundäre Prozesse ausgedrückt werden können (ebd., S. 174f.).

Was Musik auslöst, bei denjenigen, die sie aufführen und denjenigen, die sie rezipieren, führt zu mehr Fragen als Antworten, wobei wir nicht mehr nur in der philosophischen, der psychologischen und psychoanalytischen Literatur fündig werden, sondern zunehmend auch in der empirischen Forschung.

Ein Instrument wird zum Klingen gebracht, indem Schallwellen erzeugt werden, um diese in einem Resonanzkörper wieder aufzunehmen und sie durch Resonanz zu verstärken (Jourdain, 1998, S. 61). Dabei erreicht der Musiker Zuhörer über die akustischen Vorgänge, die emotionale und körperliche Reaktionen auslösen können, z. B. Tränen oder einen Schauer bzw. »Gänsehaut« (Altenmüller, 2016, S. 35ff.; 2018, S. 381; Mori & Iwanaga, 2017), sowie zahlreiche weitere physiologische Wirkungen (Habibi & Damasio, 2014; Koelsch & Schröger, 2008; Koelsch, 2020, S. 171ff.). Der Musiker kommuniziert mit dem Publikum, indem er die Resonanzen, die er mithilfe seines Instruments oder seiner Stimme erzeugt, wieder aufgreift, sodass ein wechselseitiger Prozess entsteht. Ein Raum voller Resonanzkörper, die in Schwingung gebracht werden, miteinander in Beziehung treten und sich so verbunden fühlen mit der Musik, den Musikern, sodass etwas Gemeinsames, etwas Drittes entsteht, das sie miteinander teilen. Die Mitglieder eines Ensembles wirken wie »eine Einheit« (Berendt, 2016 [1983], S. 189) mit der Fähigkeit, »wie *ein* Körper zu empfinden, zu fühlen und sich zu bewegen«

(ebd., S. 190), wobei eine messbare Synchronie zwischen den Musikern entsteht (Seibert et al., 2018; s. a. Tschacher in diesem Band). Während des Hörens haben wir aufgrund unserer Hörerfahrung Erwartungen und bleiben doch gespannt und lassen uns überraschen von dem Unvorhersehbaren, vor allem in der Improvisation.

Bei jedem Konzert fangen nach der gehaltvollen Stille mit dem inneren Nachhall im Publikum einzelne an zu klatschen, andere kommen hinzu und es kommt wie von selbst zu einer Synchronisierung. Die Musik »zeugt auf verblüffende Weise von der Tendenz zur vollkommenen Harmonisierung des Rhythmus« (Berendt, 2016 [1983], S. 187). Auch wenn Laien miteinander trommeln oder tanzen, entsteht scheinbar wie von selbst innerhalb kürzester Zeit ein Gleichklang oder Gleichschritt, dem man sich schwer entziehen kann. Selbst diejenigen, die von sich behaupten, unmusikalisch oder unrhythmisch zu sein, können sich dem Sog des Sich-Einschwingens nicht entziehen. In der Musiktherapie mit Erwachsenen ist das eine typische erste Reaktion der Abwehr, die meist nicht länger anhält als bis zu dem Moment, in dem sie sich vom Trommeln oder Tönen der anderen Gruppenteilnehmer mitreißen lassen.

> »Musik bewirkt bei verschiedenen Menschen gleichzeitig ähnliche körperliche Reaktionen. Deshalb ist sie in der Lage, Gruppen zusammenzuführen und ein Gefühl der Einheit zu schaffen. […] Musik hat den Effekt, die Emotionen, die ein bestimmtes Ereignis hervorruft, zu verstärken oder zu unterstreichen, indem sie gleichzeitig die Emotionen einer Gruppe von Menschen koordiniert« (Storr, 1992, S. 24, Übersetzung I. E.).

Eindrucksvoll dokumentiert wird die Anziehungskraft von Musik und ihre soziale Funktion im Film *Rhythm Is It!* (Grube & Sánchez Lansch, 2004), in dem der Choreograf Royston Maldoom und der Dirigent Sir Simon Rattle mit den Berliner Philharmonikern 250 Kinder und Jugendliche, die zuvor kaum Kontakt mit klassischer Musik hatten, mit Igor Strawinskys *Sacre du printemps* (1913) musikalisch erreichten, vereinten und in Bewegung, in Synchronisation brachten (s. a. Altenmüller, 2018, S. 64). Musik ist dabei wie Tanz das »Übereinstimmen im geteilten verkörperten Raum« (Malloch & Trevarthen, 2009, S. 6f.).

Ihre soziale Funktion, aber auch unsere spezialisierten Hirnstrukturen für die Musikwahrnehmung und -produktion werden herangezogen, um die Wichtigkeit der Musik in der menschlichen Entwicklung zu belegen (Altenmüller, 2018, S. 50) und zu erklären, warum Musik bzw. das Musizieren seit Tausenden von Jahren und über alle Kulturen hinweg verbreitet ist (ebd., S. 49). Wissenschaftler gehen davon aus, dass »synchron ausgeführte Bewegungen hauptsächlich der Gruppenbildung dienen« (McNeill, 1995, zit. nach Altenmüller, 2018, S. 66).

Stern (2011) beschreibt die »dynamischen Formen der Vitalität« als »psychische, subjektive Phänomene, die aus der Begegnung mit dynamischen Vorgängen hervorgehen« (S. 16). Das Erleben von Vitalität in Bewegung und die propriozeptive Wahrnehmung vermitteln »das Grundgewahrsein der Lebendigkeit« (ebd., S. 19). Diese »Vitalitätsaffekte« (ebd.) kommen in der Musik und im Tanz durch Dynamik, Rhythmus, Phrasierung bzw. durch Positionen, Bewegungsabläufe usw. zum Ausdruck und lösen in den Ausübenden wie in den Rezipienten ein Lebendigfühlen aus.

Dieselben Musikstücke oder -werke können sehr unterschiedliche Resonanzen erzeugen und nicht nur positiv erlebt werden, sondern auch als unangenehm, störend, irritierend, emotional zu aufwühlend. Das Musikerleben ist abhängig von der individuellen Hörerfahrung und -erwartung, da der situative Kontext, der soziokulturelle Hintergrund eine wichtige Rolle spielen. Wie Musikpräferenz bzw. der Musikgeschmack entsteht und wie musikalische Sozialisation verläuft, ist von vielen verschiedenen Faktoren abhängig und ein großes Forschungsfeld in der Musikpsychologie (s. Behne, 1997, S. 339ff.) sowie in der Musiksoziologie (s. Otte, 2008, S. 25ff.).

Emotionale Resonanz durch die Stimme

Die Stimme erklingt durch Schwingungen, die physiologische Prozesse infolge rhythmisch bewegter Luft in den Stimmbändern und einem Resonanzhohlkörper erzeugen (s. dazu Spitzer, 2009 [2002], S. 251). Der Körper wird zum Instrument, zum Resonanzkörper für die Sprechstimme und Singstimme, aber auch für die paraverbalen Ausdrucksformen wie Lachen, Weinen, Schluchzen, Seufzen usw. Doch auch die Stimme eines anderen erzeugt eine Resonanz in uns, die uns erreicht oder gar berührt (vgl. auch Gindl in diesem Band).

Schon im Mutterleib können Föten ab dem dritten Trimenon hören. In Studien konnte gezeigt werden, dass Neugeborene die Mutterstimme erkennen und von anderen Frauenstimmen unterscheiden können (Mills & Melhuish, 1974). Es konnte auch nachgewiesen werden, dass die wiederholte musikalische Hörerfahrung einer Melodie im Mutterleib noch vier Monate nach der Geburt von den Säuglingen wiedererkannt wird (Partanen et al., 2013).

Der Stimme kommt in der frühen Mutter-Kind-Interaktion eine essenzielle Bedeutung zu, wie die empirische Säuglingsforschung zeigen konnte (Übersicht bei Papoušek, 2008, S. 168f.). Insbesondere in den Vokalisierungen, der Musikalität der Sprache, die sich rhythmisch abstimmt und spiegelt, vermittelt sich auch die »affektive Abstimmung« (Stern, 2000 [1985], S. 138f.) oder die »Spiegelfunktion« (Winnicott, 1971, S. 128f.). Vorläufer der menschlichen Interaktion ist die Synchronie zwischen Mutter und Säugling, anhand derer gezeigt werden kann, wie aus biologischen rhythmischen Prozessen soziale Prozesse werden (Feldman, 2006). Stimmlich-rhythmische Abstimmung (»vocal rhythm coordination«) in den Lautäußerungen in der frühen Dyade enthalten emotionale »Qualitäten« in der Interaktion, die für die Entwicklung der Bindung wesentlich sind (Beebe & Lachmann, 2002, S. 232). So konnte gezeigt werden, dass die stimmlich-rhythmische Abstimmung der Mutter bei viermonatigen Säuglingen Bindungssicherheit sowie kognitive Fähigkeiten im Alter von zwölf Monaten voraussagen konnte (Jaffe et al., 2001).

Die beruhigende Wirkung von Wiegenliedern, vor allem durch die Singstimme der Mutter, ist vielfach untersucht worden (s. Altenmüller, 2018, S. 60f.). Studien zeigen z. B., dass sich der Cortisolspiegel sechsmonatiger Säuglinge durch das Singen der Mutter reduziert (Shenfield et al., 2004) und dass sich dadurch nicht nur Stress beim Säugling verringert (besser als bei Musik vom Band oder beim Vorlesen), sondern dass auch die Mütter selbst ruhiger wurden (de l'Etoile, 2006).

Die Stimme erzeugt »eine Resonanz in der erlebten Körperlichkeit« (Leikert, 2007, S. 463). Sie ist ein vorsprachlicher Kanal der Begegnung und Verständigung und fungiert als »frühestes Objekt« (ebd.), bzw. als »*erstes* Objekt«. Maiello (1999) spricht von einem »Klangobjekt«, ein »Proto-Objekt mit Klangqualitäten«, das bereits intrauterin gebildet wird. Die Wahrnehmung der mütterlichen Stimme bzw. ihres Schweigens kommt einer frühen Erfahrung von Anwesenheit und Abwesenheit des Objekts gleich (ebd., S. 137).

Viele Menschen können von einem Lied in einer fremden Sprache ebenso berührt werden wie von einem in der eigenen. Man denke nur an die passionierten Stimmen des Blues, Fado, Flamenco oder des argentinischen Tangos, die sich dem Schmerz der Sehnsucht hingeben, ihn teilweise geradezu hinausschreien und beim Zuhörer ein Gefühl der Ergriffenheit auslösen. Die nicht vollständig übersetzbaren Begriffe des *Duende* und *Saudade* beziehen sich auf diese intensive Affektivität, die durch die Musik lebendig wird. Aber auch die Kunstlieder der deutschen Romantik von Schubert, Schumann, Brahms u. a. werden international rezipiert. Der emotionale Gehalt erreicht uns über die Melodie, die Expressivität der Stimme, auch wenn wir den Inhalt der Worte, in deren Sprache es vertont ist, nicht verstehen. Musik spiegelt Sehnsucht, Trauer und Leidenschaft wider und hinterlässt beim Zuhörer immer wieder das Gefühl, ihm aus der Seele zu sprechen.

»Stimme ist eine Handlung, kein Potenzial [...]. Sie existiert nur als ein Ereignis in Bewegung, das im Augenblick geschaffen wird. Wie unsere Stimme in einer konkreten Situation klingen wird, wissen wir erst, wenn wir es hören« (Ogden, 2004, S. 67). Der Bedeutung der Stimmmelodie des Therapeuten messen wir große Bedeutung zu, wobei der Zusammenhang von Prosodie und Empathie noch wenig untersucht wurde (Weiste & Peräkylä, 2014). Die Prosodie, metaphorisch der »Gesang des Sprechens«, gibt Aufschluss über geteilte Erfahrungen und affektive Resonanzen hinsichtlich ihrer Bedeutsamkeit im intersubjektiven Austausch (Buchholz, 2017, S. 15) und in den prosodischen Mustern wird »affektive Valenz transportiert« (Leikert, 2019, S. 35). »In der Klanglichkeit der Prosodie und in der Musik vermittelt sich ein unmittelbarer Ausdruck der erlebten Spannung, wir erleben in ihr quasi den akustisch objektivierten Körper« (Leikert, 2007, S. 4).

Wenn sich der Stimmklang plötzlich verändert, kann es Ausdruck einer veränderten Befindlichkeit oder eines anderen Ich-Anteils sein. Die mal klangvolle, mal monotone Stimme einer 40-jährigen depressiven Patientin wirkte auf mich unerwartet blechern schrill, wenn sie von ihrer Mutter sprach, von der sie sich massiv abzugrenzen versuchte. Eine 39-jährige Patientin, die von Beruf Opernsängerin (dramatischer Sopran) ist, mit einer starken Präsenz und einem einnehmenden Wesen, imponiert mit einer lauten, expressiven Sprechstimme und einem schallenden Lachen. Ihre Stimme veränderte sich plötzlich, war hoch und leise bis flüsternd, wenn sie über ihre Kindheit sprach. Ich bemerkte auch bei mir, dass sich meine Stimme unwillkürlich anpasste, als müsste ich besonders behutsam sein, um ein zartes, zerbrechliches Wesen nicht zu verletzen. »[B]esonders der Stimmklang repräsentiert das leibliche Selbst in seinen momentanen Spannungszuständen in einer Weise, die das Körperselbst der Therapeutin oder des Therapeuten effektiv erreicht« (Leikert, 2019, S. 30). Ein 40-jähriger narzisstisch-depressiver Patient bemerkte humorvoll, ich würde ihn mit meiner Stimme hypnotisieren, womit er zum Ausdruck brachte, dass er im Laufe der Sitzung ruhiger wurde und die starken affektiven Zustände von Trauer und Wut zurückgingen, wohl auch durch die haltende Funktion der Stimme der Analytikerin. »Wenn die resonante Position nach affektiver Ko-Regulierung und Erreichung eines dyadischen Bewusstseinszustandes gewährt werden kann, stellen sich – unabhängig von der theoretischen Orientierung – erstaunlicherweise auch die richtigen Worte ein, vor allem aber der richtige Tonfall, die angemessene Stimme« (Buchholz & Gödde, 2013, S. 871).

Zur Resonanz in der Musiktherapie

Musik wird auch therapeutisch eingesetzt, wobei »Resonanz- und Harmonisierungseffekte« ausgelöst werden, »um unspezifische Angst- und Erregungszustände« zu regulieren, wobei Faktoren wie »Vertrautheit, Rhythmus und Ordnung« wesentlich dazu beitragen, so der Hirnforscher Gerald Hüther (2004, S. 24). Es werden »assoziative Verknüpfungen mit »inneren Bildern« ermöglicht, die ein Gefühl von Sicherheit und Geborgenheit vermitteln« (ebd.). Beim gemeinsamen Musizieren werden neuronale »Aktivitätsmuster synchronisiert und harmonisiert«, was als eine »Einheit von Denken, Fühlen und Handeln erlebt wird, sowohl individuell als auch innerhalb einer durch Rhythmus verbundenen Gruppe (soziale Resonanz)« (ebd.). Bei der Musiktherapie handelt es sich um ein vielseitiges therapeutisches Heilhilfsverfahren, bei dem multimodal auf mehreren Ebenen und Kanälen der Wahrnehmung mit musikalischen Elementen gearbeitet wird. Sie wird in verschiedenen medizinischen, therapeutischen und heilpädagogischen Bereichen eingesetzt (Altenmüller, 2018, S. 50, 449; Sacks, 2007, S. 373ff.; Kächele & Schmidt, 2009) und ihre Wirksamkeit für einige Störungsgruppen wurde empirisch nachgewiesen (Argestätter et al., 2007; Erkkilä et al., 2011; Rabeyron et al., 2020). Dabei steht in der modernen Musiktherapie, wie sie heute überwiegend in Kliniken und heilpädagogischen Einrichtungen praktiziert wird, weniger die viel gerühmte »Heilkraft der Musik« im Mittelpunkt, sondern vielmehr, wie mit musikalischen Mitteln therapeutische Ziele unterstützt, begleitet und gefördert werden können. Im psychotherapeutischen Setting der Psychiatrie und Psychosomatik mit Kindern wie mit Erwachsenen geht es z. B. häufig darum, das Selbst- und Beziehungserleben zu verbessern (Erhardt & Brisch, 2019, S. 124).

Fallvignette: Vom Laut zur Melodie[1]

Ein siebenjähriger Junge mit Aufmerksamkeitsdefizit-Hyperaktivitätsstörung (ADHS) und Tic-Störung litt bereits im Säuglingsalter unter einer Regulationsstörung. Er fiel durch aggressives Verhalten in der Schule auf und die familiäre Situation war sehr angespannt. In der ersten Sitzung räumte er verschiedene Instrumente hin und her, während er gleichzeitig ungerichtete Bewegungen und rhythmische Laute von sich gab. Die Therapeutin griff Letztere mit der Stimme und der Gitarre auf und beantwortete seine Ausdrucksformen und Impulse musikalisch. Dabei spiegelte sie seine Rhythmen und die Tonqualität leicht va-

1 Aus Erhardt & Brisch 2019.

riiert. Aus den unwillkürlichen Impulsausdrücken entstand innerhalb weniger Minuten eine musikalische Gestalt, welche dialogisch begann und sich schließlich in eine geschlossene Melodie weiterentwickelte. Während sie die Melodie gemeinsam sangen, nahm seine motorische Unruhe ab, er setzte sich ihr gegenüber und sie hielten den Kontakt durch die Musik weitere zehn Minuten aufrecht.

Zu Beginn glich die non-verbale Kommunikation einer frühen Mutter-Kind-Interaktion, in welcher die vorsprachlichen Ausdrucksformen des Kindes gespiegelt und leicht verändert beantwortet wurden. Er machte die Erfahrung, gehört zu werden und eine Antwort auf seine Impulse zu erfahren, die von seiner Umgebung überwiegend als störend empfunden wurden. Das auf ihn abgestimmte Spiel ermöglichte seine Impulse zu regulieren und in Beziehung zu treten. Im Therapieverlauf konnte er sich allmählich strukturierter und konzentrierter in der Musik ausdrücken. Aus kurzen Sätzen wurden Lieder, aus motorischen Tics wurden Rhythmen, welche die improvisierte Melodie begleiteten. »Im musikalischen Dialog wird Synchronizität, Rhythmizität und damit Reziprozität unmittelbar erlebbar und fördert die Beziehungsarbeit« (Erhardt & Brisch, 2019, S. 125).

Zur Resonanz in der Gesellschaft

Der Soziologe Hartmut Rosa postuliert in seinem viel rezipierten Buch *Resonanz: Eine Soziologie der Weltbeziehung* (2016): »Resonanz ist kein Gefühlszustand, sondern ein Beziehungsmodus« (S. 288). Um die verschiedenen Begrifflichkeiten differenzieren zu können, ist die Unterscheidung zwischen *»Responseresonanz«* (Antworten, Reagieren auf den anderen) und *»Synchronresonanz«* (im Gleichklang Schwingen) hilfreich. Die Eigenresonanz kann z.B. durch Musik im Einzelnen ausgelöst werden, aber erst durch die Synchronisierung wird ein intensives Erleben von Verbundenheit ermöglicht. Er versteht Resonanz als »einen Modus des *In-der-Welt-Seins*«, »des In-Beziehung-Tretens zwischen Subjekt und Welt« und erklärt, »dass sich die beiden Entitäten der Beziehung in einem schwingungsfähigen Medium (oder Resonanzraum) wechselseitig so berühren, das sie *aufeinander antwortend*, zugleich aber auch *mit eigener Stimme* sprechend, als ›zurück-tönend‹ begriffen werden können« (ebd., S. 285).

In unserem digitalen Zeitalter scheinen Menschen in einem Raum viel weniger aufeinander zu reagieren als auf ihre Smartphones, durch die sie über ein unsichtbares Band mit physisch abwesenden Menschen verbunden sind. Das dauernde Klingeln und Piepsen der Handys führt uns täglich vor Augen, wie groß das Bedürfnis ist, in Kontakt zu sein und sich dadurch gleichzeitig von den anwesenden Menschen abzugrenzen, jederzeit erreichbar zu sein und auf sich aufmerksam zu machen, mit Kurznachrichten, beim Chatten, Posten oder Twittern, affektiv angereichert mit Emojis, auf Resonanz wartend. Hierbei handelt es sich jedoch – anders als in »der analogen Welt« oder am Telefon – um eine asynchrone Kommunikation, bei der man selbst bestimmen kann, wann man wem auf welchem Kanal antwortet oder ob man gar anonym seinem ungezügelten Hass in Kommentaren freien Lauf lässt. Dabei ist man mit einzelnen oder mehreren, in Communities oder in Foren, mit teils fremden Menschen vertraulich, intimste Details austauschend, scheinbar aufeinander bezogen, obwohl man sich oftmals nicht oder kaum persönlich kennt, während die krankmachende Einsamkeit im Leben besorgniserregend zunimmt, wie vielfach kritisiert wird (Spitzer, 2018; Nitschke, 2019).

Martin Altmeyer (2016) schreibt in seinem Buch *Auf der Suche nach Resonanz: Wie sich das Seelenleben in der digitalen Moderne verändert*: »von einem Grundbedürfnis nach sozialem Kontakt durchdrungen, vom Wunsch nach zwischenmenschlicher Kommunikation, vom Verlangen danach, gesehen und gehört zu werden, von einer Sehnsucht nach Spiegelung, nach einem Echo aus der Lebenswelt« (S. 17). Das Internet mit den sozialen Medien biete »ein soziales Resonanzsystem zur Befriedigung der Echo- und Spiegelungsbedürfnisse« mit dem Potenzial »grandioser Selbstinszenierung«; durch die Resonanz »werde das narzisstische Beziehungsmuster verstärkt, weil es hier einen entsprechenden Resonanzraum bekomme« (ebd., S. 119). Diesem Phänomen widmete er sein neuestes Buch *Ich werde gesehen, also bin ich: Psychoanalyse und die neuen Medien* (Altmeyer, 2019a). Wird dieses Bedürfnis wirklich erst ausgelöst durch die neuen Medien oder findet sich in der digitalen Welt nicht vielmehr ein Nährboden für dieses menschliche Grundbedürfnis, insbesondere aus einem Mangel an frühen Resonanzerfahrungen heraus? Ist es nicht die »Hoffnung auf Umweltresonanz, auf einen Widerhall durch einen virtuellen Anderen, auf eine soziale Spiegelung, in der das Selbst sich bestätigt, anerkannt oder gar geliebt fühlen darf?« (Altmeyer, 2019b, S. 807).

Bei der narzisstischen, oder sagen wir: Selbstwertentwicklung, wissen wir um die Bedeutung der Affektspiegelung und -abstimmung durch die Bindungspersonen und verstehen, wie kostbar und notwendig es ist, den »Glanz im Auge der Mutter« (Kohut, 1973, S. 141) erfahren zu haben. Ein Resonanzdefizit mündet in eine lebenslange Suche nach Anerkennung, Bestätigung und Zuwendung, hält Menschen in destruktiven Beziehungen, und führt bis in die Selbstverausgabung und Erschöpfung oder in die Sucht.

Resonanzprozesse in frühen Beziehungen

Aus der Säuglings- und Bindungsforschung sowie Entwicklungspsychologie und den Neurowissenschaften wissen wir, dass das menschliche Grundbedürfnis nach Resonanz und Gegenseitigkeit von Anfang an in der menschlichen Interaktion eine, wenn nicht *die*, entscheidende Rolle für die Entwicklung des Selbst spielt. »Dieses Resonanzbedürfnis verbindet bereits den Säugling psychisch mit seiner sozialen Umwelt, von der er sich gehalten und in die er sich eingebettet fühlt, falls sie gut genug, d. h. hinreichend resonant ist« (Altmeyer, 2019b, S. 811).

Das berühmte »Still-face«-Experiment von Tronick et al. (1978) bezieht sich auf ein wichtiges Paradigma in der Erforschung der frühen Mutter-Kind-Beziehung: Die Mutter zeigt während einer natürlichen Interaktion mit ihrem Säugling plötzlich ein ausdrucksloses Gesicht und reagiert nicht mehr auf die Beziehungsangebote des Kindes, welches sich daraufhin bemüht durch mimische und körperliche Signale die emotionale Verbindung zur Mutter wiederherzustellen und schließlich resigniert aufgibt. Nach Winnicott (1971) sei das Gesicht der Mutter für den Säugling der »Vorläufer des Spiegels« (S. 128) und er warnt davor, »was ein Kind im Antlitz einer Mutter erblickt, das ihre eigene Stimmung oder – noch schlimmer – die Starrheit ihrer eigenen Abwehr widerspiegelt« (S. 129).

Zahlreiche Studien zeigen auf, welche gravierenden Auswirkungen fehlende elterliche Responsivität für die Kindesentwicklung hat (Easterbrooks et al., 2012) und wie unverarbeitete (Bindungs)traumata der Mutter sich auf die Mutter-Kind-Bindung auswirken (Liotti, 2004). Weitere Studien zeigen auch die neurobiologischen Auswirkungen auf die Entwicklung durch relationale Traumata (Übersicht bei Schore, 2009). Im psychobiologischen Modell der menschlichen Entwicklung wird Bindung als »interaktive Regulation biologischer Synchronizität in und zwischen Organismen« definiert (Schore, 2000), deren Studienbefunde auch dazu beitragen, psychotherapeutische Veränderungsprozesse besser zu verstehen (Schore & Schore, 2008).

Zwischenmenschliche Resonanzerfahrungen lassen sich durch die Bedeutung der Affektabstimmung (»affect attunement«; Stern, 2000 [1985]) für die frühe Eltern-Kind-Beziehung verdeutlichen. Affektabstimmung wird oft auch als »elterliches Spiegeln« (»parental mirroring«) oder als »empathische Reaktionsfähigkeit« (»empathic responsiveness«) bezeichnet. Anders als bei der Imitation, die auf der Verhaltensebene ausgedrückt wird, handelt es sich bei der Affektabstimmung um eine innere Erfahrung, bei der der andere erfährt, dass sein Gegenüber auf seinen Gefühlszustand reagiert (ebd., S. 138). Es geht somit um »geteilte innere Zustände« (ebd., S. 142) und um »Interaffektivität« (ebd., S. 138), die über Verhalten *und* Erleben vermittelt werden. Affektabstimmung sowie Empathie[2] setzen emotionale Resonanz voraus (ebd., S. 145), jedoch beinhaltet Empathie auch kognitive Prozesse, während die Affektabstimmung nicht bewusst und meist automatisch auftritt (ebd.). »Empathische Reaktionen jenseits der Resonanz erfordern zusätzlich eine kognitive Subjekt-Objekt-Trennung und damit verbunden einen Dezentrierung genannten Vorgang, der es erlaubt, sich selbst und die Objektwelt aus der Sicht des anderen zu sehen« (Krause, 2009, S. 52).

Auch in der »geteilten Aufmerksamkeit« (»joint attention«, Tomasello, 1995), bei der das Kind mit seinem Gegenüber ein Objekt betrachtet und beide daraufhin miteinander interagieren, wird wechselseitige Resonanz erlebbar. Dieses Phänomen wird auch anhand der Musik beobachtbar, da bspw. gemeinsames Musizieren vierjähriger Kinder prosoziales Verhalten fördert (Kirschner & Tomasello, 2010). Es geht in der zwischenmenschlichen Begegnung nicht nur um die Befriedigung der Bedürfnisse durch einen anderen (»primäre Intersubjektivität«, Trevarthen, 1979) sondern auch darum, dass die Bedürfnisse anerkannt und geteilt werden können (»sekundäre Intersubjektivität«, ebd.). Ähnlich unterscheiden sich die »Affektive Resonanz« (»affective resonance«), bei der es um »Parallelisierung der Gefühle« mit dem Ziel der Gemeinsamkeit geht, und die »Affektive Response« (»affective response«), mit der eine Veränderung der Beziehung angestrebt wird (Zeppelin & Moser, 1987, zit. n. Dornes, 2011, S. 155).

Plassmann (2019) unterscheidet »Affektresonanz« und »Prozessresonanz«. Ersteres bezieht sich z. B. auf eine Serie von Momenten der Resonanz, wie bei wiederholter Affektabstimmung der Mutter auf ihr spielendes Kind (ebd., S. 47). »Prozessresonanz« liegt z. B. vor in der Wahrnehmung des Therapeuten der emotionalen Regulationsvorgänge bei sich und beim Patienten und darin, wie er diese hält und wie er darauf reagiert (ebd., S. 48).

Emotionale Resonanz und Affektabstimmung in der frühen Interaktion zwischen dem Kind und seinen Bindungspersonen sind bedeutsam für die Ent-

2 Das Empathiekonzept in der Psychoanalyse wurde vielfältig und teilweise kontrovers diskutiert (s. Basch, 1983) und ist vor allem in der Selbstpsychologie wesentlich (Kohut, 1984; Ornstein & Ornstein, 2001), wobei neuere psychoanalytische Affekttheorien die Erkenntnisse von anderen Disziplinen (Säuglingsforschung, Entwicklungspsychologie, Kognitionsforschung u. a.) integrieren und ein immer differenzierteres Verständnis ermöglichen (Überblick bei Döll-Hentschker, 2008; s. a. Bergmann-Mausfeld, 2000).

wicklung der Selbst- und Objektwahrnehmung, des Selbstwertgefühls sowie der Selbst- und Beziehungsregulierung. Der Mangel an emotionaler Resonanz und (affektiver) Synchronizität in der Mutter-Kind-Dyade ist mit Entwicklungsrisiken und Beziehungsstörungen assoziiert (Feldman, 2007, S. 340; Feldman et al., 1999). Kinder brauchen die kontinuierliche Erfahrung, dass die eigene Befindlichkeit, die eigenen Bedürfnisse und Motive vom anderen erkannt, beachtet und mentalisiert werden (Fonagy et al., 2004), um Affektregulierung, Beziehungsfähigkeit und eine sichere Bindung (Brisch, 2006 [1999]; Bauer, 2017, S. 212) entwickeln zu können. Die Erkenntnisse aus der Säuglingsforschung und dabei vor allem die Interaffektivität in den frühen Beziehungen hat die Psychoanalyse und Psychotherapie bereichert (s. Lichtenberg, 1991; Beebe & Lachmann, 2002). Komplexe innerpsychische und relationale Konzepte und Prozesse werden erforschbar gemacht und tragen zu einem vertieften Verständnis therapeutischer Veränderungsprozesse bei (Stern et al., 2012).

Resonanz in der analytischen Beziehung

In der Psychotherapie und insbesondere in der Psychoanalyse haben wir es meist mit Menschen zu tun, die aufgrund fehlender oder verfehlter affektiver Abstimmung und Spiegelung in den frühen Beziehungserfahrungen Störungen entwickelt haben. Dies betrifft sowohl die Behandlung von Kindern mit Bindungs- und emotionalen Störungen sowie auch die von Erwachsenen, die mit neurotischen oder strukturellen Störungen zu uns in die Praxis kommen. Eine zentrale Aufgabe in der psychoanalytischen Behandlung im Rahmen einer vertrauensvollen und hilfreichen Beziehung stellt die Verbesserung der Selbst- und Objektwahrnehmung, der Empathiefähigkeit, der Affektregulierung und anderer persönlichkeitsstruktureller Fähigkeiten dar. »Frühe affektive Resonanzprozesse bilden das Gerüst für einen sich entwickelnden emotionalen Kontakt« (Buchholz, 2019, S. 426) und »emotionale Resonanz« ist der Beginn seelischen Wachstums (Plassmann, 2019, S. 45).

Doch wie kommt eine »innere Saite« überhaupt zum Schwingen? Wie vermittelt sich die therapeutische Beziehung, deren Wirksamkeit nicht nur vielfältig beschworen, sondern wiederholt empirisch belegt wurde (Überblick bei Norcross & Wampold, 2011), auf einer »tieferen« Ebene, die sich weder über Beobachtung noch über Befragung erschließen lässt? Was trägt dazu bei, dass der Patient »epistemisches Vertrauen« (Fonagy & Allison, 2014) in der therapeutischen Beziehung entwickelt?

Die Analytikerin stellt sich als Resonanzkörper (bzw. als »Resonanzkasten«, Krause, 2016, S. 70) metaphorisch wie ein schwingungsfähiges Instrument zur Verfügung, das die Stimmungen seines Gegenübers erfühlt, erspürt, hält (»contained«, Bion, 1961/1990) und damit mit ihm aushält, modifiziert und »markiert« (Fonagy et al., 2004) zurückgibt. Sie nimmt wahr und nimmt auf, »verdaut« (Bion, 1965), das Un- oder Noch-nicht-Verdauliche, das Nicht- oder *Noch*-nicht-Verbalisierbare. Dadurch wird ein »intermediärer Bereich von *Erfahrungen*« (Winnicott, 1971, S. 11; kursiv im Orig.) für innere Bilder, Assoziationen, Fantasien und Träume zur Verfügung gestellt.

In der psychoanalytischen Beziehung beschäftigen wir uns mit der Übertragung des Patienten auf uns und mit unserer Gegenübertragung, d.h. unserer Reaktion auf die Reaktion des Patienten. In der relationalen (Mitchell, 1997, 2000) und in der intersubjektiven Psychoanalyse (Orange et al., 2001) wird die Beziehung und das emotionale Erleben des Analytikers nicht nur miteinbezogen, sondern die wechselseitige Wirkung aufeinander wird als essenziell für den analytischen Prozess erachtet. D.h., dass wir eine emotionale Reaktion nicht einfach dem Patienten zuschreiben (z.B.: »Das macht der Patient mit mir, dass ich so ärgerlich bin«), sondern wir müssen uns mit unserem eigenen Resonanzkörper mit inneren Seiten und *Saiten* auseinandersetzen, die der andere in uns zum Schwingen bringt. In der Beziehungsanalyse betont man, wie wichtig es ist, als Analytiker die Verantwortung für die eigenen Gefühle zu übernehmen und damit den Patienten im positiven Sinne *anzustecken* (Bauriedl & Wölpert, persönliche Mitteilung, 18.10.2014). Dieser innere Prozess dient nicht nur als diagnostisches Instrument, um szenische Informationen zu verstehen, sondern auch dazu, die eigenen Assoziationen und die »Eigenübertragung« (Heuft, 1990) zu erkennen und anzuerkennen. Diese »Eigenresonanz« müssen wir innerlich unterscheiden von der Resonanz des Patienten und von dem, was im »bipersonalen Feld« (Ferro, 2003) im gegenwärtigen Moment entsteht, um »Enactments« (Jacobs, 1986) therapeutisch nutzbar zu machen (BCPSG, 2014) und nicht selbst unbewusst im »Handlungsdialog« (Klüwer, 1983) zu agieren.

In der intersubjektiven Perspektive geht es um die Verständigung über die inneren Zustände, nicht primär um den Inhalt der Worte, sondern um einen gemeinsam kreierten (»co-created«) und Bedeutung schaffenden Prozess (»meaning-making process«). Die *Boston Change Process Study Group* (BCPSG; Lyons-Ruth et al., 1998), zu der Säuglingsforscher wie Psychoanalytiker gehören, untersucht Veränderungen in den Mikrointeraktionen, zeigt die Bedeutung dessen, was zwischen den Worten vermittelt wird (»in-between«), und greift das sogenannte »implizite Beziehungswissen« auf, welches maßgeblich zur therapeutischen Veränderung beiträgt (Stern et al., 2012). Dies erfordert die Einfühlung eines Gegenübers, der die Stimmungen aufnimmt und spiegelt, ohne sich von ihnen »anstecken« zu lassen. Dazu hat bereits Kohut (1971) mit der »empathischen Spiegelung« ein wichtiges Konzept in der Selbstpsychologie vorgestellt (s. Dimitrijević in diesem Band).

Vignette: Resonanz im Traum

Eine 23-jährige Patientin, deren Ablösungsversuche von den Eltern massive Trennungsschuldgefühle und Verlustängste auslösten, berichtete mir von einem Traum: »*Ich habe geträumt, ich stand vor Gericht, ich sollte verurteilt werden für einen Mord, den ich nicht begangen hatte. Aber keiner hörte mir zu, sie hatten mich schon verurteilt. Dann habe ich Sie [Analytikerin] gesehen und ich dachte, Sie würden mir bestimmt helfen. Da haben Sie mich an den Händen genommen und wir haben getanzt und uns ein paar Mal im Kreis gedreht. Und nach diesem Tanz konnte ich mich wehren, ich habe mich selbst verteidigt. Ich brauchte Sie gar nicht mehr dafür.*«

In dem Traum kam die innere Überzeugung zum Ausdruck, mit ihrer Ablösung würde sie die Eltern verraten oder gar töten und sie müsse dafür ein Leben lang büßen. Sie konnte mich als Hilfs-Ich erleben und unsere analytische Beziehung wurde symbolisiert durch den Tanz, als gegenseitige innere und körperliche Abstimmung aufeinander, so wurde eine Transformation ermöglicht, die sie in ihrer Autonomie und Selbstwirksamkeit stärkte. Dem ging eine lange Konfliktbearbeitung in der Analyse voraus und ein gutes verinnerlichtes Objekt durch die analytische Beziehung, auf das sie im Traum zurückgreifen konnte. Kurz darauf konnte sie sich nach vielen vergeblichen Anläufen bei einer Einrichtung für betreutes Wohnen anmelden. »Die bildhaft sensuelle Sprache des Traums bildet Strukturen des impliziten Beziehungswissens ab und zeigt, wie deren Relationen reguliert werden« (Moser & Hortig, 2014, S. 336).

Resonanzprozesse in Psychoanalyse und Musik

Auch wenn die Musik oft als die vernachlässigte Kunstform in der analytischen Literatur bezeichnet wurde, haben sich zahlreiche Analytiker mit musikalischen Werken (z. B. Nass, 1971; Oberhoff, 2006 [2002]; Leikert, 2012) sowie mit der Bedeutung und Wirkung von Musik auf die Psyche auseinandergesetzt (Sterba, 1939; Kohut, 1957; Racker, 1951, 1965; Federn et al., 1983; Nitschke, 1984). Dabei werden ihr zahlreiche psychodynamische Funktionen und Bedeutungen zugesprochen und diskutiert, wie die Katharsis (Kohut, 1957; Nitzschke, 1984), das Primärprozesshafte (Friedman, 1960), das Lustprinzip (Racker, 1951), die Regression (ebd.), das ozeanische Gefühl (Kohut & Levarie, 1950, zit. n. Kohut, 1957, S. 179; Oberhoff, 2015), Sublimierung (Haisch, 1953) und viele mehr. Andere nehmen Bezug auf die Musik als Analogie zur Beschreibung des analytischen Prozesses mit musikalischen Metaphern (Dantlgraber, 2008; Lombardi, 2008; Bucholz & Gödde, 2013).

Wozu brauchen wir als Psychoanalytiker die Sprache der Musik? Einige, wie Knoblauch (2000, 2019, S. 13), Leikert (2017, S. 67ff.), Rose (2004) und Kennedy (2020) beschreiben mithilfe musikalischer Strukturelemente, wie Rhythmus, Melodie, Harmonie usw., interaktive und klinische Phänomene in analytischen Sitzungen, um die inner- und interpsychischen Bedeutungen zu beschreiben und durch die musikalische Perspektive zu vertiefen. Dieses Vorgehen wird von Scharff (2014) kritisch betrachtet: »Die musikalische Dimension der analytischen Situation« (S. 877) sollte nicht darauf begrenzt werden, »die Wirksamkeit musikalischer Parameter im analytischen Gespräch unter einem simplen Harmonieschema zu subsumieren. [...] Das Sich-Abstimmen in einem musikalischen Feld [...] heißt auch, gemeinsam in eine Stockung, in Missstimmung und Verstimmung zu geraten« (S. 878).

Emotionale Resonanz und miteinander in Harmonie zu schwingen ist kein Dauerzustand. Auch in der analytischen Beziehung kommt es immer wieder zu Spannungen, Verstimmungen, Fehlabstimmungen (»mismatches«) und Brüchen (»ruptures«), die es aufzulösen gilt wie Dissonanzen in der Musik. Wenn dies gelingt, kann eine Vertiefung des Prozesses und Verständnisses erreicht werden. Was wäre Musik ohne Dissonanzen? Ihr würde jede Spannung und Tiefe fehlen. So beschreibt es auch Steven Knoblauch, ein Psychoanalytiker und Jazz-Musiker:

> »We cannot experience harmonious attunement (matching) without a background of dissonance (mismatching) against which the attunement can be configured, and we cannot experience dissonance (mismatching) without a background of attunement (matching) against which the dissonance can be configured« (Knoblauch, 2000, S. 142).

Mit dem Konzept »rupture and repair« (Beebe & Lachmann, 1994) aus der Säuglingsforschung konnte gezeigt werden, dass Brüche oder Missverständnisse in der Beziehung unvermeidlich sind, in der zwischenmenschlichen Interaktion ständig auftauchen und sich nicht nur auf Übertragungsprozesse zurückführen lassen, sondern durchaus auch die Realbeziehung betreffen. Dieses Konzept wurde auf die Therapieforschung übertragen und mit eigens entwickelten Auswertungsverfahren konnte gezeigt werden, dass »Rupture-Repair«-Episoden nicht nur systematisch untersucht werden können, sondern dass diese auch zu einer Vertiefung der Prozesse führen, die sich positiv auf das Therapieergebnis auswirken (Übersicht bei Safran et al., 2009). Aus diesen Erkenntnissen wurde geschlossen, dass es nicht primär darum geht, diese Diskontinuitäten in der Beziehung unbedingt zu vermeiden – was auch dem einfühlsamsten Therapeuten nicht gelingen könnte –, sondern vielmehr diese zu erkennen und in die Beziehung zu bringen, indem sich beide darüber verständigen. So eine Diskontinuität kann nicht nur entstehen, wenn der Patient sich in einer Deutung missverstanden fühlt, sondern auch, wenn die Therapeutin z. B. bei einem schwer traumatisierten Patienten eine unerwartete Reaktion zeigt, ohne diese vorher anzukündigen. So kann bereits das plötzliche Aufstehen, um das Licht anzumachen oder das Fenster zu schließen, Angst und Irritation auslösen und zu einem inneren Rückzug oder gar zu einem dissoziativen Zustand führen. Es ist essenziell, solche Rupturen im Erleben des Patienten im Kontakt zur Analytikerin zu erkennen, zu benennen, wenn möglich zeitnah zu besprechen, um ein gemeinsames Verständnis der Situation zu schaffen, sodass die Wiederherstellung der Beziehung (vgl. auch Kohut, 1977, 1984) und darüber hinaus ein vertieftes Verständnis der Szene möglich wird. Werden solche Momente, in denen es zu einem Bruch kommt, nicht aufgegriffen, kann dagegen eine Wiederholung früherer pathogener Beziehungserfahrungen zu einer Verschlechterung der analytischen Beziehung und damit des Prozesses führen. Die Forschung zu den Risiken, Abbrüchen und schädlichen Auswirkungen wurde in der Therapieforschung lange vernachlässigt und rückte in den letzten Jahren zunehmend ins Interesse der Therapieforscher und der Berufspolitik (Strauß, 2010). Diese negativen Auswirkungen sind auf unterschiedliche Faktoren zurückzuführen, wie verschiedene internationale Studien zeigen; darunter werden neben Missbrauch, Fehlverhalten, fehlerhaftem Vorgehen des Therapeuten auch »mismatches«, »unrepaired alliance ruptures« und »Empathiemangel« angeführt (Übersicht ebd., s. a. Oasi & Werbart, 2020). Kächele (2020) plädiert für eine »Fehlerkultur in der Psychotherapie«, um auch aus den Erkenntnissen zu den negativen Auswirkungen zu lernen und so die Qualität der Behandlung und Ausbildung zu verbessern.

Fallvignette – Resonanz hörbar werden lassen

Eine 29-jährige psychotische Patientin mit wiederkehrenden Erfahrungen früher Deprivation in der Kindheit, hatte ein enormes Bedürfnis nach emotionaler

Resonanz, sowohl mimisch als auch verbal, da sie sich sonst alleingelassen fühlte. Sie forderte mich wiederholt auf – noch bevor ich von mir aus reagieren konnte –, ihr dabei zu helfen, zu verstehen, was mit ihr los sei. So versuchte ich ihrem Bedürfnis nach emotionaler Spiegelung entgegenzukommen. Als sie zum Sprechen ansetzte, als würde sie nach Luft schnappen, sagte ich unmittelbar, dass sie jetzt um Worte ringe, diese aber nicht finde, weil sie sich so verloren fühle. Sie brauchte kontinuierlich die Vergewisserung meiner mentalen Präsenz und absoluten Aufmerksamkeit, um sich in der Beziehung sicher fühlen zu können. Am Anfang einer Sitzung sagte sie: »Es fühlt sich so getrennt an [zwischen ihr und mir]. Ich brauche irgendeine Reaktion, eine Resonanz, damit ich weiß, dass Sie *wirklich* da sind.« Am Ende dieser Sitzung wünschte sie sich, gemeinsam am Klavier zu spielen, wodurch sie eine unmittelbare wechselseitige Resonanz in einem »intermediären Bereich« (s.o.) in der improvisierten Musik und damit auch in der Beziehung auf einer nichtsprachlichen Ebene erleben konnte. Durch meine Begleitung ihrer Melodie, die erst suchend wirkte aber im Verlauf eine Form entwickelte, sowie durch ein dialogisches Spiel, in dem ich ihre Motive aufgriff und diese beantwortete, sodass ein reziproker Prozess des Aufeinanderreagierens hörbar und spürbar wurde, fühlte sie sich gesehen und gehalten. Zunehmend stellte sich ein Gefühl bei ihr ein, selbstwirksam und doch verbunden zu sein, und nicht entweder ganz in der inneren, entrückten Welt verschwimmender Grenzen zu verbleiben oder sich ungehört und verlassen zu fühlen. So bekam ihr ambivalentes Erleben zwischen Näheangst und Distanzwünschen bzw. zwischen Autonomie- und Abhängigkeitsbedürfnissen musikalisch eine Gestalt, inner- und interpsychisch einen Resonanzraum. Im »co-konstruierten« Spiel am Klavier konnte sie ihren inneren Handlungsspielraum erweitern und es konnte auf mehreren Ebenen eine sinnliche und ästhetische Erfahrung von sich und mit dem Anderen möglich werden, in der sie sich selbstbestimmt *und* bezogen erlebte. Die anschließende Verständigung über das Erlebte hinsichtlich Assoziationen und körperlicher Empfindungen ermöglichte eine zunehmende Symbolisierung früher Erfahrungen, die ins Wort gebracht werden konnten. Dabei scheint es für diesen Prozess wichtiger zu sein, das Risiko einzugehen, »daneben zu liegen« mit der Rückmeldung darüber, was in mir als Resonanz auf die Patientin entsteht, oder in meiner musikalischen Antwort, die jedoch von der Patientin korrigiert werden darf, als dass ich abwarte und erst reagiere, wenn es mir sinnvoll und angemessen erscheint, wie ich es bei höher strukturierten Patienten tun würde.

Mein zeitnahes Reagieren und der gemeinsame Austausch über das Erleben (ggf. über ein anderes kreatives Medium), verleiht der Resonanz in der analytischen Dyade Ausdruck. Die Erfahrung, in einem musikalischen »Übergangsraum« zu sein, knüpft mittels reziproker rhythmischer Abstimmung an präverbale Prozesse an, die im therapeutischen Prozess in der Dyade zunehmend durch Musik und/oder Sprache symbolisiert werden können.

Insbesondere die Behandlungen von Menschen mit strukturellen Störungen bzw. »Grundstörungen« (Balint, 2002 [1970]) erschweren die Arbeit mit Deutungen und anderen verbalen Behandlungstechniken (ebd., S. 28). Diese Patienten sind einerseits sehr sensibel für affektive Zustände ihres Gegenübers und andererseits brauchen sie mehr und deutlichere Zeichen emotionaler Resonanz, weil sie in ihren Primärbeziehungen zu wenig Affektabstimmung erfahren haben und das erlebte (Fürsorge-)Verhalten oftmals zu wenig vorhersehbar und verlässlich war, um sich mit sich und in Kontakt mit anderen sicher fühlen zu können. Deswegen ist in diesen Behandlungen der Blickkontakt besonders wichtig, da dieser visuelle Kanal der Resonanz an die frühen Erfahrungen bzw. das Bedürfnis der emotionalen Spiegelung anknüpft, sodass die therapeutische Arbeit im Sitzen, wie es in der modifizierten analytischen Therapie praktiziert wird, und nicht mit der Couch erfolgen sollte.

Resonanz und Rhythmus

Was sind nun die Gemeinsamkeiten zwischen Musik und Psychoanalyse? Die Betonung des Prozesshaften, die Bewegung in der Zeit sowohl in der Analyse als auch in der Musik, ist wesentlich. Eine Analogie zwischen sprachlicher und musikalischer Struktur präsentierte Leikert (2017, S. 67ff.), indem er die Gesetzmäßigkeiten der Sonatenhauptsatzform und die Transformationsprozesse innerhalb einer psychoanalytischen Sitzung einander gegenüberstellte.

Neben der musikalischen Form geht es in diesem Zusammenhang vor allem um die Elementarstrukturen der Musik, insbesondere um den Rhythmus und dessen zeitliche Dimension. »Rhythmus ist eine universelle Funktion, die zu jedem Lebewesen gehört« und alle Lebensprozesse reguliert (Reik, 1976 [1948], S. 389), während Takt »eine subtile Anpassung unseres eigenen Lebensrhythmus' [sic!] an den unserer sozialen Umgebung zur jeweiligen Zeit« ist (ebd., S. 388). Zeit ist »eine wichtige Quelle des Containments gegenüber dem Druck von Affekten und der nichtdimensionalen Unermesslichkeit des mentalen Raums, den schwierige Patienten erfahren« (Lombardi, 2008). »Emotionen zu teilen und so Verbundenheit zu erfahren, hat mit Rhythmisierung zu tun« (Buchholz & Gödde, 2013, S. 864).

In der Forschung spricht man vom »Timing«, denn die Bedeutung schaffende interpersonelle Abstimmung ist ohne die zeitliche Dimension, eine rhythmische Abstimmung, nicht denkbar, wie wir aus der Säuglingsforschung wissen. Doch wie erspüren wir das *richtige* Timing in der Behandlung? Wann ist der Moment für eine bestimmte Intervention gekommen? Wie finden wir den passenden Zeitpunkt? Sigmund Freud spricht von »Takt« (zit. nach Reik, 1976 [1948], S. 385) womit er den *richtigen* Moment, eine Deutung mitzuteilen, meint. Nach Freud sei es wichtig, den Patienten zuerst »an die Kur und an die Person des Arztes zu attachieren« und es bedürfe der »Einfühlung« des Analytikers, bevor ein solcher Moment gegeben sei (1913, S. 199). »Out of time« zu sein schafft ein Gefühl von Desorientierung und kann sich anfühlen, als ob man nicht präsent sei oder sich verpasse (Knoblauch, 2000, S. 11). Dagegen entsteht ein intensiver Moment, etwas zu teilen, das gemeinsam erlebt wird, und damit das Gefühl, wirklich gehört und verstanden zu werden, wenn man durch Abstimmung und Einfühlung den passenden Moment trifft.

Als ich einem Patienten einfühlsam eine Deutung gab, hielt er einen Moment inne, legte spontan seine Hand aufs Herz und rief laut aus: »Da war totale Resonanz da!« In seiner Reaktion kam eine leibliche und eine emotionale Reaktion (Freude, Überraschung, Rührung) zum Ausdruck, was nicht immer der Fall war, wie er mir zu verstehen gab, da am Anfang der Therapie die Abwehr unangenehmer Gefühle noch zu groß war und er häufig affektisoliert wirkte.

Empirische Untersuchungen konnten zeigen, dass »Metaphernproduktion in einem optimalen Zeitfenster nach dem interaktiven Enactment der Affekte« erfolgen sollten, d.h. nicht zu früh und nicht zu spät, denn »das affektive Resonanzfenster der Begegnung muss im Hier und Jetzt noch offen sein und nur solange es offen ist, macht die Deutung einen Sinn« (Krause, 2009, S. 53).

Resonanz beim analytischen Hören

Analytiker haben den Vergleich zwischen dem musikalischen und dem analytischen (Zu)hören immer wieder gezogen. Zu Beginn steht Freuds Empfehlung, mit »gleichschwebender Aufmerksamkeit« zuzuhören, womit er implizierte, offen zu sein für die Primärvorgänge in den Mitteilungen des Patienten (Kohut, 1957): »Dazu gehört vor allem der Klang der Stimme des Patienten, die Musik, die hinter der Bedeutung seiner Worte liegt« (ebd., S. 177). »[D]ie Fähigkeit des Unbewußten, fein zu hören, sei eines der Erfordernisse für den Psychoanalytiker« (Freud, zit. n. Reik, 1976 [1948], S. 168). Beim »Hören mit dem dritten

Ohr« (Reik, 1976 [1948]) kann auch erfasst werden, »was andere Leute nicht sagen, sondern nur fühlen und denken; es kann aber auch nach innen gerichtet werden« (ebd., S. 169).

Eine Gemeinsamkeit zwischen dem musikalischen Hören und dem analytischen Hören ist auch, dass beide eine intensive emotionale Erfahrung darstellen (Kennedy, 2020, S. 3). »Beide haben mit Kräften und Bewegungen zu tun, beiden ist deshalb der primäre Bezug zum Hören eigen und damit ein Eingestelltsein nicht nur auf das Präsente und Antizipierte, sondern auf das offen Zukünftige und Unerwartete« (Picht, 2013, S. 31f.). Dantlgraber (2008) spricht vom »musikalischen Zuhören« und beschreibt ein »Affekthören« mit »Hörassoziationen« des Analytikers, wodurch er eine zeitliche und Affektstrukturierung herzustellen vermag, um Bedeutungen nichtrepräsentierter Beziehungserfahrungen zu erschließen.

Buchholz & Gödde (2013) sprechen vom »resonanten Unbewussten«, Lombardi (2008) beschreibt, wie die »musical reverie« des Analytikers während des intensiven emotionalen Austauschs wichtige Phänomene in der analytischen Kommunikation sowohl auf bewusster als auch auf unbewusster Ebene ermöglicht. Scharff (2010) sucht die »Quelle der Resonanzphänomene, über die der Analytiker versucht, seine Patientin und deren Unbewusstes zu verstehen«, auch im Unbewussten des Analytikers (S. 33).

Bauriedl (1980) betont, dass die Fähigkeit des Analytikers, sich selbst in Beziehungen zu erleben, und ein Gefühl für die Stimmigkeit der aktuellen Beziehung wesentlich sind und bereits in der Ausbildung Gewicht haben sollten:

> »Wie ein Musiker, der gleichzeitig seine Partner hören und selbst spielen muß, so ist es für den Analytiker unabdingbar, gleichzeitig, d. h. getrennt voneinander, die »Stimme« des Analysanden und seine eigene wahrzunehmen. Jeder Ton eines Musikers kann, bezogen auf die anderen Spieler, vollkommen falsch sein, obwohl er für sich alleine gesehen vielleicht ganz richtig spielt, wenn er z. B. einen Takt zu früh oder zu spät einsetzt« (S. 56).

Der Analytiker hört auf verschiedenen Ebenen mit »gleichschwebender Aufmerksamkeit« zu, aber auch in sich hinein, um zu erspüren, welche Resonanzen in ihm und beim Patienten entstehen, oder wie Schwaber (1998) es ausdrückt, um die »Musik hinter den Worten« zu hören. »[D]as analytische Hören erfasst viel mehr als Worte. Es wird zum analytischen Hören aber erst als Hören auf das eigene Hören; erst damit öffnet es sich ganz« (Picht, 2013, S. 30), es handele sich hierbei vielmehr um eine »leibliche Wahrnehmung« (ebd., S. 28). Nach Ogden (2004) wird in der analytischen Situation »mit *einer* [kursiv durch Autorin] Stimme« gesprochen und »dieses unbewusste Erleben, das durch das unbewusste Zusammenwirken des Analytikers und des Analysanden entsteht« (S. 66f.), nannte er an anderer Stelle den »analytischen Dritten« (1994).

Ein 25-jähriger Student, der Klavier spielt und komponiert, hat sich sozial zurückgezogen und leidet unter einer anhaltenden Schwermut. Musik sei sein »Rückzugsort«. Da es ihm oftmals zu Stundenbeginn schwerfiel, seine Befindlichkeit in Worte zu fassen, summte oder pfiff er auf der Couch leise das Thema aus einer Mozart- oder Beethovensonate, die seiner Gemütsverfassung am nächsten kam. So öffnete er mir seinen »Rückzugsort« ein wenig, sodass wir über die Resonanz durch die Musik, die in uns beiden in dem Moment zum Klingen kam, eine Verbindung herstellen konnten und damit innerlich den analytischen Raum betraten. Musik fungiert hier als »Resonanzmedium« (s. Will, in diesem Band).

Die Bezugnahme auf musikalische Elemente und Metaphern bringt die komplexen und vielschichtigen klinischen Phänomene im analytischen Beziehungsgeschehen dem Erleben näher und ermöglicht es, diese in der Vorstellung lebendig werden zu lassen und die non-verbalen Elemente in der analytischen Interaktion differenziert zu beschreiben.

Resonanz im körperlichen Erleben

Zu Beginn einer analytischen Sitzung mit einer Patientin, die bereits einige Monate bei mir in Behandlung war, lief mir plötzlich ein eiskalter Schauer über den Rücken. Die Patientin auf der Couch wirkte auf mich ungewöhnlich bleich und steif. In mir kam die Assoziation einer aufgebahrten Leiche auf. Erschrocken wunderte ich mich, woher dieses innere Bild kam, das ich zuvor noch nie hinter der Couch gehabt hatte, als die Patientin dann mit einer für sie ungewöhnlich dunklen Stimme erstmals und unerwartet ihre Gedanken an den eigenen Tod mit mir teilte, aus einer Zeit vor der Analyse, als sie sich das Leben nehmen wollte.

Die Analytikerin reagiert nicht nur auf die emotionalen Schwingungen der Patienten, sondern schwingt auch selbst mit körperlichen Reaktionen unwillkürlich und oftmals zeitgleich oder zeitnah mit. Dabei kann es sich im wahrsten Sinne des Wortes um sogenannte »Gegenwartsmomente« (»now moments«; Stern, 2005) handeln, wenn sie z.B. der Wahrnehmung beider zugänglich werden oder im emotionalen sowie körperlichen Erleben. Solche physiologischen Erscheinungen, z.B. unruhige Beine, der Drang zu Gähnen, oder propriozeptorische Wahrnehmungen wie Magenknurren, treten im Patienten und fast zeitgleich in der Analytikerin auf, und zwar ohne bzw. bevor sie vom Patienten benannt werden (wobei wir uns aus sozialer Konvention vermutlich bemühen, den Ausdruck des Gähnens in den Sitzungen zurückzuhalten. Das Gähnen meiner Patienten – vor allem in der zweiten Stundenhälfte – geht oftmals mit einem Nachlassen innerer Anspannung einher).

> »Attention to the rhythm of breath and body movement and how these dimensions of experience become the media for co- or dysregulation of the affective field constituted by analytic partners can be the source of critical cues to affective meanings in analytic treatment« (Knoblauch, 2000, S. 15).

Diese Prozesse vermitteln sich nicht nur visuell über den mimischen Ausdruck und über die Körperhaltung oder akustisch über Stimmklang und Stimmmelodie. Derartige Phänomene, die zwischen zwei Menschen entstehen, nannte Merleau-Ponty (1966, S. 265) die »Zwischenleiblichkeit« (vgl. Broschmann & Fuchs, 2020). »Im Feld der ›Zwischenleiblichkeit‹ (Merleau-Ponty) wirken Patient und Therapeut ganz unmittelbar aufeinander ein« (Scharff, 2014, S. 866), es handelt sich um ein »systemisches Geschehen ›zwischen zwei Leibern‹; in das beide Partner von vorneherein einbezogen sind« (Merleau-Ponty, 1994, S. 194, zit. nach Fuchs, 2003, S. 336).

Die Spiegelneuronen (Gallese et al., 2004) werden als neurobiologische Grundlage wechselseitiger Resonanzphänomene beschrieben. So konnte von Neurowissenschaftlern gezeigt werden (Rizzolatti & Sinigaglia, 2008), dass in einem neurobiologischen Resonanzsystem, sowohl bei demjenigen der einem bestimmten Reiz ausgesetzt ist, als auch bei demjenigen, der zuschaut oder zur Seite steht, die gleichen Aktivitätsmuster im Gehirn aktiviert werden (s. a. Bauer, 2019, S. 83f.). Diese Experimente wurden mit Affen durchgeführt und die Befunde konnten in weiteren Untersuchungen auf den Menschen übertragen werden (Fabbri-Destro & Rizzolatti, 2008). Diese Erkenntnisse würden auch dazu beitragen, die Bedeutung eines Gesichtsausdrucks anderer zu verstehen. »Die Emotionen und Empfindungen eines anderen werden […] direkt verstanden über die Verwendung derselben neuralen Hirnschaltkreise, auf die sich unser eigenes Erleben der gegebenen Emotionen und Empfindungen gründet« (Gallese, 2015, S. 102). In dem »Modell der verkörperten Simulation« sieht Gallese »die Möglichkeit einer neurobiologischen Interpretation des Umstands, dass unbewusste, aber nicht verdrängte Vorgänge die Grundlage unserer Perspektive auf die Welt sind, der Art unserer Beziehungen zu ihr, ihres Stils und der affektiven Merkmale, mit denen und durch die wir in ihr leben, mit denen und durch die wir mit den

Dingen und anderen Menschen zusammentreffen« (ebd., S. 109), und somit in Form von gestisch-körperlichen und sprachlich ausgedrückten Inhalten auch eine wichtige Rolle im psychoanalytischen Prozess spielen würden (ebd., S. 112).

Nach Plassmann (2019) lassen diese Studien jedoch keine Aussagen über emotional bedeutsame Momente in der Therapie zu (S. 46). Er bezeichnet den Begriff des »Spiegels« bzw. der »Spiegelung« in diesem Zusammenhang als irreführend, da eher eine Synchronisierung emotionaler Netzwerke beschrieben würde (ebd.).

In den letzten Jahren findet das Konzept des »Embodiments«, also die Verkörperlichung psychischer Zustände und deren Wechselwirkung, in der psychologischen Forschung und Praxis (Tschacher & Storch, 2012; Koole & Tschacher, 2016; Storch et al., 2010), in der Psychosomatik (Fuchs et al., 2010; Henningsen, 2019) sowie in der Psychoanalyse (Leuzinger-Bohleber, 2014) große Beachtung. Die Wechselwirkung von Körper und Psyche ist ein wichtiger Forschungsbereich in der Kognitionsforschung und in den Neurowissenschaften. Gegenwärtig seien insbesondere Untersuchungen zu den neurobiologischen Grundlagen für das »Selbst als Körperselbst« sowie zur Intersubjektivität ein zentraler Forschungsbereich (Gallese, 2015, S. 99, 105).

> »Wenn Körperveränderungen stattfinden, erfahren Sie von ihrer Existenz und können ihre ständige Entwicklung verfolgen. Sie nehmen Veränderungen Ihres Körperzustands wahr und können ihre Entfaltung sekunden- oder minutenlang beobachten. Dieser Prozess ständiger Zeugenschaft, die Erfahrung dessen, was Ihr Körper macht, während Ihnen Gedanken über bestimmte Inhalte durch den Kopf gehen, ist der Kern dessen, was ich eine Empfindung nenne« (Damasio, 2006, S. 200f.).

Mit der »Hypothese der somatischen Marker« (ebd., S. 227) werden neuronale Netzwerke beschrieben, die ein Erklärungsmodell für Denken, Entscheidungsprozesse und sogar Intuition darstellen (ebd., S. 256ff.). Somatische Marker werden durch Erfahrung erworben und stehen unter dem Einfluss sozialer Konventionen und Regeln (ebd., S. 245). Somatische Zustände wirken auf der Ebene des Bewusstseins oder außerhalb des Bewusstseins, sie markieren die Ergebnisse von Reaktionen als positiv oder negativ, was mit einer Hemmung der Handlungstendenz oder der Verstärkung der Vermeidungstendenz einhergeht (ebd., S. 256). Diese Zusammenhänge tragen zum Verständnis vieler unwillkürlicher Reaktionen bei, die in zahlreichen Mikromomenten in der Psychoanalyse und Psychotherapie bei Patienten beobachtet und bei sich selbst wahrgenommen werden können. Wir erleben affektive oder leibliche Reaktionen der Patienten, wenn sie sich an etwas erinnern oder wenn wir etwas ansprechen, was sie emotional berührt. Und wir spüren zeitgleich oder etwas verzögert, was in uns selbst ausgelöst wird.

Allein der Gedanke daran, zu Hause auszuziehen, und die Vorstellung, wie ihre Eltern darauf reagieren würden, lösten bei einer jungen Patientin, die aus einer Familie mit äußerst dysfunktionalen Beziehungen stammt, massive Verlustängste und Trennungsschuld aus, sodass ihr der Atem stockte, sie die Schultern hochzog und ihre Mimik erstarrte. Eine andere Patientin reagierte mit Schwindel auf der Couch, wenn sie den Eindruck hatte, in ihrem Leben die Kontrolle zu verlieren, eine weitere bekam stets Schluckauf, wenn sie an ihre psychotische Mutter dachte und ein traumatisierter Patient musste sich stets räuspern, wenn er sich an seine Kindheitserfahrungen erinnerte, da er das Gefühl hatte, es schüre ihm »die Luft ab«. Es gibt unzählige Mikromomente, in denen emotionales und leibliches Erleben innerpsychisch in jedem Individuum und in Wechselwirkung miteinander in Schwingung geraten.

> »Solche Resonanzfelder, so nehmen wir an, können das unterste Fundament von wahrnehmungsgebundenen Verstehensvorgängen sein, die aber wenn überhaupt nur als Hintergrundkontext bewusstseinsfähig sind, beispielsweise als das Gefühl der Geborgenheit, Sicherheit, des Verlangens und Begehrens oder eben auch der Bedrohung, Gefährlichkeit und Gefahr« (Krause, 2016, S. 73).

Diese »zwischenleiblichen Prozesse« (Fuchs, 2003, S. 336) zu erkennen und zu begleiten ist nur möglich, wenn wir uns selbst einlassen, uns selbst als »Resonanzkörper« zur Verfügung stellen, ohne unsere eigene Resonanz aufzugeben.

Die Beschäftigung mit dem körperlichen Erleben sowie dem Körpergedächtnis, dem »Verhältnis von Körper, Leib und Psyche« (Plassmann, 2016), der »leiblichen Dimension« (Scharff, 2010), dem »sinnlichen Selbst« (Leikert, 2019) in der Analyse stößt auf großes Interesse in den psychoanalytischen Gesellschaften und zeigt die immense Bedeutung der Einbeziehung der leiblichen Dimension in die analytische Arbeit auf.

Untersuchung von Resonanzprozessen

Jeder Therapeut kennt vermutlich die Momente, in denen er erkennt, dass seine Körperhaltung und die des Patienten sich angeglichen haben, was in der

Regel nicht bewusst, sondern im Zusammenhang mit der Abstimmung auf verschiedenen Ebenen unwillkürlich passiert. Wie kann man Resonanzprozesse in zwischenmenschlichen Begegnungen und in der Psychotherapie empirisch untersuchen? In der empirischen Interaktionsforschung werden Rhythmus und Synchronisierung untersucht, um Resonanzprozesse in der Kommunikation besser zu verstehen. So konnte gezeigt werden, dass Synchronisierung in den körperlichen Bewegungen von Patient und Therapeut die Qualität der therapeutischen Beziehung und den Therapieerfolg vorhersagen kann (Ramseyer, 2008, 2010; Ramseyer & Tschacher, 2011). Ältere Studien zeigen sogar einen Zusammenhang von Hautleitfähigkeit und Empathie zwischen Therapeut und Patient (Marci & Riess, 2005). Auch hierbei zeigt sich: Je mehr sich die physiologischen Werte angleichen, die als Indikator für die gegenseitige Abstimmung betrachtet werden, desto besser wurde die therapeutische Beziehung erlebt und desto besser war das Therapieergebnis (ebd.).

In der Prozessforschung, die genuin eine psychoanalytisch orientierte Domäne ist, werden u.a. folgende Fragestellungen untersucht: Welche Wirkfaktoren oder wirksamen Bestandteile tragen zu einer erfolgreichen Therapie bei? Worin zeigt sich eine gute therapeutische Beziehung? Es wird untersucht, was in der Dyade innerhalb einer Sitzung geschieht und vor allem was sich in der Interaktion zwischen Patient und Therapeut – nicht nur im Verhalten sondern auch im Erleben – abspielt. Diese inner- und interpsychischen Prozesse systematisch zu erfassen ist eine anspruchsvolle Aufgabe, die differenzierte Instrumente benötigt und wie in der Säuglingsforschung Video- oder zumindest Audioaufnahmen der Sitzungen voraussetzt, insbesondere für Mikroanalysen, bei denen Moment-to-Moment-Sequenzen untersucht werden. Inzwischen gibt es eine Vielzahl von Instrumenten und Methoden, um Therapieprozesse zu untersuchen, bei denen nicht primär die Wirksamkeit im Vordergrund steht, sondern welche Auswirkungen therapeutisches Handeln auf den Prozess und die Beziehung hat (Überblick Levy et al., 2009).

Krause (2001) und Mitarbeiter beforschen anhand der Mikroverhaltensweisen im Gesichtsausdruck, wie affektives Beziehungsverhalten zustande kommt (Krause, 2009) und postulieren schließlich den »missing link« in der Interaktion zwischen Patient und Therapeut (Krause, 2016). Buchholz (2014) und seine Arbeitsgruppe untersuchen u.a. in therapeutischen Interaktionen mithilfe der Konversationsanalyse und kognitiver Linguistik Prosodie und Rhythmus, um Erkenntnisse über Empathie als »embodied practice« zu erlangen. Als »resonating minds« bezeichnet Mergenthaler (2017) die sich abwechselnden und gegenseitig beeinflussenden Zyklen in der therapeutischen Interaktion, die anhand von Verbatim-Protokollen computergestützt ausgewertet werden, um Faktoren zu bestimmen, die die therapeutischen Interventionen beeinflussen und zu Veränderungen beitragen. Hamburger (2021) entwickelte ein qualitatives Verfahren, um die Sternschen »Now-Moments« mikroanalytisch, z. B. bei Interviews mit Holocaust-Überlebenden, zu untersuchen. Multimodale Resonanzprozesse in sprachlich-stimmlichen und körperlichen Ausdrucksformen zwischen Gesprächsteilnehmern werden in einem interdisziplinären Team untersucht, um komplexe Anpassungsprozesse von Synchronisierungen zu erfassen (Pfänder et al., 2017, S. 65ff.; s. a. Tschacher & Ramseyer, 2017, S. 319ff.). Diese und weitere Forschungsgruppen befassen sich mit diesen schwer fassbaren und schwer operationalisierbaren Phänomenen in der Psychotherapie, die mithilfe kreativer Auswertungsmethoden systematisch beforscht werden. In der analytischen Beziehung passiert so viel mehr als das, was man mit Fragebögen abfragen oder ein externer Beobachter feststellen könnte. Gedächtnisprotokolle der Therapeuten können nicht all die feinen Abstimmungsprozesse erfassen (Kächele & Pfäfflin, 2009), Untersuchungen erfordern Aufnahmen der Sitzungen und die Einbeziehung einer dritten, unabhängigen Perspektive, um sich durch eine intersubjektive Übereinstimmung anzunähern. Um zu erfahren, ob und inwiefern Resonanzprozesse stattgefunden haben und von den Beteiligten als solche erlebt wurden, sollten in Studien daher mehrere Perspektiven und Methoden kombiniert werden.

Schlussbemerkungen

Die Phänomene der Spiegelung, Abstimmung und Synchronisierung auf verschiedenen modalen Ebenen sind Ausdruck von Resonanzprozessen und tragen zu einem vertieften Verständnis bei, wie emotionale Resonanz in der analytischen Beziehung erlebt und wirksam werden kann. Dieser Überblick kann nur einen Ausschnitt von den vielfältigen Effekten und Bedeutungen aufzeigen, die dem musikalischen Erleben immanent sind, und die Gemeinsamkeiten mit und Bedeutungen für den analytischen Prozess haben und diesen bereichern können. Was sich atmosphärisch vermittelt in der non-verbalen Kommunikation, an affektivem und leiblichem Erleben oder implizit gespeicherten Gedächtnisinhalten in präverbaler Repräsentation, wird sichtbar, hörbar und vor allem spürbar. Es gibt zahlreiche Ansätze, die sich den Feinheiten und den bedeutsamen Momenten in der menschlichen Kommunikation annähern. Auf dem musikalischen Ohr hören wir den Rhythmus, den Takt, die Zwischentöne, die Klangfarben und Dissonanzen in uns sowie zwischen uns und dem Gegenüber, auf den wir uns einstimmen und mitschwingen, um uns in einem Resonanzraum zu begegnen, in dem Veränderung in wechselseitiger Bezogenheit stattfinden kann.

Literatur

Altenmüller, E. (2016). Schauer und Tränen beim Musikhören: Woher kommen sie, wozu führen Sie? Neurobiologie der durch Musik ausgelösten Emotionen. In K. Nohr & S. Leikert (Hrsg.), *Zum Phänomen der Rührung in Psychoanalyse und Musik*. Gießen: Psychosozial-Verlag.

Altenmüller, E. (2018). *Vom Neandertal in die Philharmonie. Warum der Mensch ohne Musik nicht leben kann*. Berlin: Springer.

Altmeyer, M. (2016). *Auf der Suche nach Resonanz. Wie sich das Seelenleben in der digitalen Moderne verändert*. 2. Aufl. Göttingen: Vandenhoeck & Ruprecht.

Altmeyer, M. (2019a). *Ich werde gesehen, also bin ich*. Göttingen: Vandenhoeck & Ruprecht.

Altmeyer, M. (2019b). Auf der Suche nach Resonanz. Entwurf einer Zeitdiagnose der digitalen Moderne, *Psyche, 73*, 801–825. 10.21706/ps-73-9-801

Argestätter, H., Hillecke, T.K., Bradt, J. & Cheryl, D. (2007). Der Stand der Wirksamkeitsforschung – Ein systematisches Review musiktherapeutischer Meta-Analyse. *Verhaltenstherapie & Verhaltensmedizin, 28*(1), 39–61.

Balint, M. (2002 [1970]). *Therapeutische Aspekte der Regression. Die Theorie der Grundstörung*. Stuttgart: Klett-Cotta.

Basch, M.F. (1983). Empathic Understanding: A Review of the Concept and Some Theoretical Considerations. *Journal of the American Psychoanalytic Association, 31*, 101–126.

Bauer, J. (2017). Die Bedeutung von Spiegelung und Resonanz für die Entstehung des kindlichen Selbst. Eine neurowissenschaftliche Perspektive. In K.H. Brisch (Hrsg.), *Bindung und emotionale Gewalt* (S. 212–225). Stuttgart: Klett-Cotta.

Bauer, J. (2019). *Wie wir werden, wer wir sind. Die Entstehung des menschlichen Selbst durch Resonanz*. München: Blessing.

Bauriedl, T. (2004). *Beziehungsanalyse. Das dialektisch-emanzipatorische Prinzip der Psychoanalyse und seine Konsequenzen für die psychoanalytische Familientherapie*. Frankfurt a.M.: Suhrkamp.

Bauriedl, T. & Wölpert, F. (2004). Persönliche Mitteilung. Beziehungsanalytischer Theorietag, Petzenhausen, 18.10.2014.

Beebe, B. & Lachmann, F.M. (1994). Representation and internalization in infancy: Three principles of salience. *Psychoanalytic Psychology, 11*(2), 127–165.

Beebe, B. & Lachmann F.M. (2002). *Infant Research and Adult Treatment. Co-Constructing Interactions*. New York: Analytic Press.

Beebe, B. & Lachmann, F.M. (2014). *The Origins of Attachment. Infant Research and Adult Treatment*. New York: Routledge.

Behne, K.-E. (1997). Musikpräferenzen und Musikgeschmack. In H. Bruhn, R. Oerter & H. Rösing (Hrsg.), *Musikpsychologie. Ein Handbuch* (S. 339–353). Hamburg: Rowohlt.

Berendt, J.E. (2016 [1983]). *Nada Brama. Die Welt ist Klang*. 6. Aufl. Frankfurt a.M.: Suhrkamp.

Bergmann-Mausfeld, G. (2000). Empathie und Resonanz. Psychoanalyse und Säuglingsforschung. *Forum der Psychoanalyse, 16*, 204–213. 10.1007/s004510000059

Bion, W.R. (1961). *Learning from Experience*. London: Heinemann; dt. (1990). *Lernen durch Erfahrung*. Frankfurt a.M.: Suhrkamp.

Bion, W.R. (1965). *Transformations*. London: Heinemann; dt. (2016). *Transformationen*. Gießen: Psychosozial-Verlag.

Boston Change Process Study Group (BCPSG) (2014). Enactment und das Auftauchen einer neuen Beziehungsorganisation. *Psyche, 68*, 971–996.

Breyer T. & Pfänder, S. (2017). Resonanz und Interaktion: Eine philosophische Annäherung anhand zweier Proben. In T. Breyer, M.B. Buchholz, A. Hamburger, S. Pfänder & E. Schumann (Hrsg.), *Resonanz – Rhythmus – Synchronisierung. Interaktionen in Alltag, Therapie und Kunst* (S. 33–46). Bielefeld: transcript.

Brisch, K.H. (2006 [1999]). *Bindungsstörungen. Von der Bindungstheorie zur Therapie*. Stuttgart: Klett-Cotta.

Broschmann, D. & Fuchs, T. (2020). Zwischenleiblichkeit in der psychodynamischen Psychotherapie. *Forum Psychoanal, 36*, 459–475. 10.1007/s00451-019-00350-z

Buchholz, M.B. (2014). Patterns of empathy as embodied practice in clinical conversation – a musical dimension. *Frontiers of Psychology 5*, 349. 10.3389/fpsyg.2014.00349

Buchholz, M.B. (2017). Wie man den Tanz der Einsicht zwischen Couch und Sessel untersuchen kann. In S. Leikert & A. Niebuhr (Hrsg.), *Von der Musik zur Sprache und wieder zurück. Jahrbuch für Psychoanalyse und Musik*. Bd. 1. Gießen: Psychosozial-Verlag.

Buchholz, M.B. (2019). Szenisches Verstehen und Konversationsanalyse. *Psyche, 73*, 414–441. 10.21706/ps-73-6-414

Buchholz, M.B. & Gödde, G. (2013). Balance, Rhythmus, Resonanz: Auf dem Weg zu einer Komplementarität zwischen »vertikaler« und »resonanter« Dimension des Unbewussten. *Psyche, 67*, 844–880.

Damasio, A.R. (2006). *Descartes' Irrtum. Fühlen, Denken und das menschliche Gehirn*. 3. aktualisierte Aufl. Berlin: List/Uhlstein.

Dantlgraber, J. (2008). »Musikalisches Zuhören«. *Forum der Psychoanalyse, 24*, 161–176. 10.1007/s00451-008-0350–4

de l'Etoile, S.K. (2006). Infant behavioral responses to infant-directed singing and other maternal interactions. *Infant Behavior & Development, 29*, 456–470.

Döll-Hentschker, S. (2008). Psychoanalytische Affekttheorie(n) heute – eine historische Annäherung. *Psychologie in Österreich, 5*, 446-455.

Dornes, M. (2011). *Der kompetente Säugling. Die präverbale Entwicklung des Menschen*. 13. Aufl. Frankfurt a.M.: Fischer.

Dorsch – Psychologisches Wörterbuch (2004). Hrsg. von H.O. Häcker & K.-H. Stapf. 14. Aufl. Bern: Huber.

Duden (2001). *Das Fremdwörterbuch. Bd. 5*. 7., neu bearbeitete und erweiterte Aufl. Mannheim: Bibliographisches Institut & F.A. Brockhaus.

Easterbrooks, M.A., Bureau, J.-F. & Lyons-Ruth, K. (2012). Developmental correlates and predictors of emotional availability in mother–child interaction: A longitudinal study from infancy to middle childhood. *Development and Psychopathology, 24*, 65–78.

Erhardt, I. & Brisch, K.H. (2019). Aus der Seele singt und schreit … Veränderungsprozesse in psychoanalytisch orientierter Musiktherapie für Kinder mit Entwicklungstraumata. In S. Leikert & S. Bauer (Hrsg.), *Transformationsprozesse in Psychoanalyse und Musiktherapie. Jahrbuch der Deutschen Gesellschaft für Psychoanalyse und Musik* (S. 123–146). Gießen: Psychosozial-Verlag.

Erkkilä, J., Punkanen, M., Fachner, J., Ala-Ruona, E., Pöntiö, I., Tervaniemi, M., Vanhala, M. & Gold, C. (2011). Individual music therapy for depression: randomised controlled trial. *British Journal of Psychiatry, 199*(2), 132–139. 10.1192/bjp.bp.110.085431

Fabbri-Destro, M. & Rizzolatti, G. (2008). Mirror neurons and mirror systems in monkeys and humans. *Physiology, 23*, 171–179. 10.1152/physiol.00004.2008

Federn, S., Karmel, R.L. & Pollock, G.H. (Hrsg.). (1983). *Psychoanalytic Explorations in Music.* Madison, CT: International Universities Press.

Feldman, R. (2006). From biological rhythms to social rhythms: physiological precursors of mother-infant synchrony. *Developmental Psychology, 42*(1), 175–188. 10.1037/0012–1649.42.1.175

Feldman, R. (2007). Parent-Infant Synchrony. Biological Foundations and Developmental Outcomes. *Current Directions in Psychological Science, 16*(6), 340–345.

Feldman, R., Greenbaum, C.W. & Yirmiya, N. (1999). Mother-infant affect synchrony as an antecedent of the emergence of self-control. *Developmental Psychology, 35*, 223–231.

Ferro, A. (2003). *Das bipersonale Feld. Konstruktivismus und Feldtheorie in der Kinderanalyse.* Gießen: Psychosozial-Verlag.

Fonagy, P. & Allison, E. (2014). The Role of Mentalizing and Epistemic Trust in the Therapeutic Relationship. *Psychotherapy, 51*(3), 372–380. 10.1037/a0036505

Fonagy, P., Gergely, G., Jurist, E. & Target, M. (2004). *Affektregulierung, Mentalisierung und die Entwicklung des Selbst.* Stuttgart: Klett-Cotta.

Freidman, S.M. (1960). Ein Aspekt der Musikstruktur. Eine Studie über regressive Transformation musikalischer Themen. In B. Oberhoff (Hrsg.) (2006 [2002]), *Psychoanalyse und Musik. Eine Bestandsaufnahme.* 2. Aufl. (S. 189–209). Gießen: Psychosozial-Verlag.

Freud, S. (1913). Zur Einleitung der Behandlung (Weitere Ratschläge zu der Technik der Psychoanalyse). *GW Ergänzungsband.*

Fuchs T. (2003). Nonverbale Kommunikation: Phänomenologische, entwicklungspsychologische und therapeutische Aspekte. *Zeitschrift für klinische Psychologie, Psychiatrie und Psychotherapie, 5*, 333–345.

Fuchs, T., Sattel, H. & Henningsen, P. (Hrsg.). (2010). *The Embodied Self. Dimensions, Coherence and Disorders.* Stuttgart: Schattauer.

Gallese, V. (2015). Welche Neurowissenschaften und welche Psychoanalyse? Intersubjektivität und Körperselbst. Notizen für einen Dialog. *Psyche, 69*, 97–114.

Gallese, V., Keysers, C. & Rizzolatti, G. (2004). A unifying view of the basis of social cognition. *Trends in Cognitive Sciences, 8*, 396–403.

Grube, T. & Sánchez Lansch, E. (2004). *Rhythm is it!* [Film]. Berlin: Boomtown Media.

Habibi, A. & Damasio, A.R. (2014). Music, Feelings, and the Human Brain. *Psychomusicology: Music, Mind, and Brain, 24*(1), 92–102.

Haisch, E. (1953). Über die psychoanalytische Deutung der Musik. In B. Oberhoff (Hrsg.) (2006 [2002]), *Psychoanalyse und Musik. Eine Bestandsaufnahme*. 2. Aufl. (S. 157–167). Gießen: Psychosozial-Verlag.

Hamburger, A. (2021). Videotestimony Research. In A. Hamburger, C. Hancheva & V. D. Volkan (Hrsg.), *Social Trauma. An Interdisciplinary Textbook* (S. 343–354). New York: Springer.

Henningsen, P. (2019). *Psychosomatik/Embodiment*. Göttingen: Vandenhoeck & Ruprecht.

Heuft, G. (1990). Bedarf es eines Konzeptes der Eigenübertragung? *Forum Psychoanal., 6*, 299–315.

Hüther, G. (2004). Ebenen salutogenetischer Wirkungen von Musik auf das Gehirn. *Musiktherapeutische Umschau, 25*(1), 16–26.

Jacobs, T. J. (1986). On countertransference enactments. *Journal of the American Psychoanalytic Association, 34*, 289–307.

Jaffe, J., Beebe, B., Feldstein, S., Crown, C., Jasnow, M., Rochat, P. & Stern, D. (2001). Rhythms of Dialogue in Infancy: Coordinated Timing in Development. *Monographs of the Society for Research in Child Development, 66*(2), i-viii & 1–149.

Jourdain, R. (1998). *Das wohltemperierte Gehirn. Wie Musik im Kopf entsteht und wirkt*. Heidelberg u. Berlin: Spektrum.

Kächele, H. (2020). *Fehlerkultur in der Psychoanalyse*. Göttingen: Vandenhoeck & Ruprecht.

Kächele, H. & Pfäfflin, F. (Hrsg.). (2009). *Behandlungsberichte und Therapiegeschichten. Wie Therapeuten und Patienten über Psychotherapie schreiben*. Gießen: Psychosozial-Verlag.

Kächele, H. & Schmidt, H.-U. (2009). Musiktherapie in der Psychosomatik. *Psychotherapeut, 54*(1), 6–16.

Kennedy, R. (2020). *The Power of Music. Psychoanalytic Explorations*. Oxford: Phoenix.

Kirschner, S. & Tomasello, M. (2010). Joint music making promotes prosocial behavior in 4-year-old children. *Evolution and Human Behavior, 31*, 354–364.

Klüwer, R. (1983). Agieren und Mitagieren. *Psyche, 37*(9), 828–840.

Knoblauch, S. H. (2000). *The Musical Edge of Therapeutic Dialogue*. Hillsdale, NJ: Analytic Press.

Knoblauch, S. H. (2019). Die Spannungen zwischen Struktur und Fließen. Dem Rhythmus und dem Klang menschlicher Interaktion lauschen. In S. Leikert & S. Bauer (Hrsg.), *Transformationsprozesse in Psychoanalyse und Musiktherapie. Jahrbuch für Psychoanalyse und Musik*. Bd. 3 (S. 13–32). Gießen: Psychosozial-Verlag.

Koelsch, S. (2014). Brain correlates of music evoked emotions. *Nature Reviews Neuroscience, 15*(3), 170–180.

Koelsch, S. (2020). *Good Vibrations. Die heilende Kraft der Musik*. Berlin: Ullstein.

Koelsch, S. & Fritz, T. (2007). Neuronale Korrelate der Musikverarbeitung. *Verhaltenstherapie & Verhaltensmedizin, 28*(1), 39–61.

Koelsch, S. & Schröger, E. (2008). Neurowissenschaftliche Grundlagen der Musikwahrnehmung. In H. Bruhn, R. Kopiez & A. C. Lehmann (Hrsg.), *Musikpsychologie. Das neue Handbuch* (S. 393–412). Reinbek: Rowohlt.

Kohut, H. (1957). Betrachtungen über die psychologischen Funktionen der Musik. In B. Oberhoff (Hrsg.) (2006 [2002]), *Psychoanalyse und Musik. Eine Bestandsaufnahme*. 2. Aufl. (S. 169–188). Gießen: Psychosozial-Verlag.

Kohut, H. (1971). *The Analysis of the Self: A Systematic Approach to the Psychoanalytic Treatment of Narcissistic Personality Disorders.* Chicago: University of Chicago Press; dt. (1973). *Narzissmus. Eine Theorie der psychoanalytischen Behandlung narzißtischer Persönlichkeitsstörungen.* Frankfurt a. M.: Suhrkamp.

Kohut, H. (1977). *The Restoration of the Self.* New York: International Universities Press; dt. (1979). *Die Heilung des Selbst.* Frankfurt a. M.: Suhrkamp.

Kohut, H. (1984). *How Does Analysis Cure?* Chicago: University of Chicago Press; dt. (1989). *Wie heilt die Psychoanalyse?* Frankfurt a. M.: Suhrkamp.

Koole, S. L. & Tschacher, W. (2016). Synchrony in psychotherapy: A review and an integrative framework for the therapeutic alliance. *Frontiers in Psychology, 7*, 862. 10.3389/fpsyg.2016.00862

Krause, R. (2001). Anwendung der Affektforschung auf die Psychopathologie und den psychotherapeutischen Prozess. In J. H. Mauthe (Hrsg.), *Affekt und Kognition* (S. 135–136). Sternenfels: Wissenschaft und Praxis.

Krause, R. (2009). Psychodynamische Interventionen. In M. Hautzinger & P. Pauli (Hrsg.), *Enzyklopädie der Psychologie. Psychotherapeutische Methoden* (S. 161–271). Göttingen: Hogrefe.

Krause, R. (2016). Auf der Suche nach dem »missing link« zwischen Analytiker und Analysand, ihren Körpern und ihrer gemeinsamen Seele. Oder wie ist der intersubjektive Raum konstruiert und tapeziert? In K. Nohr & S. Leikert (Hrsg.), *Zum Phänomen der Rührung in Psychoanalyse und Musik* (S. 61–74). Gießen: Psychosozial-Verlag.

Leikert, S. (2007). Die Stimme, Transformation und Insistenz des archaischen Objekts – die kinetische Semantik. *Psyche, 61*, 463–492.

Leikert, S. (2012). *Schönheit und Konflikt. Umrisse einer allgemeinen psychoanalytischen Ästhetik*. Gießen: Psychosozial-Verlag.

Leikert, S. (2017). Sonate und analytische Stunde. Transformationsprozesse in Musik und Sprache. In S. Leikert & A. Niebuhr (Hrsg.), *Von der Musik zur Sprache und wieder zurück. Jahrbuch für Psychoanalyse und Musik*. Bd. 1. Gießen: Psychosozial-Verlag.

Leikert, S. (2019). *Das sinnliche Selbst. Das Körpergedächtnis in der psychoanalytischen Behandlungstechnik*. Frankfurt a. M.: Brandes & Apsel.

Leuzinger-Bohleber, M. (2014). Den Körper in der Seele entdecken. Embodiment und die Annäherung an das Nicht-Repräsentierte. *Psyche, 68*, 922–950.

Levy, R. A., Ablon, J. S. & Kächele, K. (Hrsg.). (2009). *Psychodynamic Psychotherapy Research: Evidence-Based Practice and Practice-Based Evidence*. New York: Humana Press.

Lichtenberg, J. D. (1991). *Psychoanalyse und Säuglingsforschung*. Heidelberg: Springer.

Liotti, G. (2004). Trauma, Dissociation, and Disorganized Attachment: Three Strands of a Single Braid. *Psychotherapy Theory Research & Practice 41*(4), 472–486.

Lombardi, R. (2008). Time, music, and reverie. *Journal of the American Psychoanalytic Association, 56*(4), 1191–1211. 10.1177/0003065108326107

Lyons-Ruth, K., Bruschweiler-Stern, N., Harrison, A. M., Morgan, A. C., Nahum, J. P., Sander, L., Stern, D. N. & Tronick, E. Z. (1998). Implicit relational knowing: Its role in development and psychoanalytic treatment. *Infant Mental Health Journal, 19*(3), 282–289.

Maiello, S. (1999). Das Klangobjekt. Über den pränatalen Ursprung auditiver Gedächtnisspuren. *Psyche, 53*, 137–157.

Malloch, C. & Trevarthen, C. (2009). *Communicative Musicality. Exploring the Basis of Human Companionship*. Oxford: Oxford University Press.

Marci, C. & Riess, H. (2005). The Clinical Relevance of Psychophysiology: Support for the Psychobiology of Empathy and Psychodynamic Process. *American Journal of Psychotherapy, 59*(3), 213–226.

Mergenthaler, E. (2017). Resonating Minds: Interaktion in der Psychotherapie. In T. Breyer, M.B. Buchholz, A. Hamburger, S. Pfänder & E. Schumann (Hrsg.), *Resonanz – Rhythmus – Synchronisierung. Interaktionen in Alltag, Therapie und Kunst* (S. 225–248). Bielefeld: transcript.

Merleau-Ponty, M. (1966). *Phänomenologie der Wahrnehmung*. Berlin: de Gruyter.

Mills, M. & Melhuish, E. (1974). Recognition of mother's voice in early infancy. *Nature, 252*, 123–124. 10.1038/252123a0

Mitchell, S.A. (1997). *Influence and Autonomy in Psychoanalysis*. New York: Routledge.

Mitchell, S.A. (2000). *Relationality: From Attachment to Intersubjectivity*. New York: Analytic Press.

Mori, K. & Iwanaga, M. (2017). Two types of peak emotional responses to music: The psychophysiology of chills and tears. *Scientific Reports, 7*. 10.1038/srep46063

Moser, U. & Hortig, V. (2014). Interaktive Relationen im Traum: Resonante und responsive Wechselwirkung, Verschiebung, Verbalisierung und Selbstveränderung. *Psyche, 68*, 336–362.

Nass, M.L. (1971). Some considerations of a psychoanalytic interpretation of music. *Psychoanalytic Quarterly, 40*, 303–316.

Nitschke, B. (1984). Frühe Formen des Dialogs. Musikalisches Erleben – Psychoanalytische Reflexion. In B. Oberhoff (Hrsg.) (2006 [2002]), *Psychoanalyse und Musik. Eine Bestandsaufnahme*. 2. Aufl. (S. 307–331). Gießen: Psychosozial-Verlag.

Nitschke, B. (2019). Einsamkeit macht krank. Auf der Suche nach Bindung(en) im Zeitalter der Individualisierung. *Agora – Düsseldorfer Beiträge zur Psychoanalyse und Gesellschaft, 2019/20*, 44–47.

Norcross, J.C. & Wampold, B.E. (2011). Evidence-Based Therapy Relationships: Research Conclusions and Clinical Practices. *Psychotherapy, 48*, 98–102.

Oasi, O. & Werbart, A. (2020). Editorial: Unsuccessful Psychotherapies: When and How Do Treatments Fail? *Frontiers in Psychology, 11*. 10.3389/fpsyg.2020.578997

Oberhoff, B. (2006 [2002]). Psychoanalyse und Musik – Ein Forschungsbereich in der Entwicklung. In B. Oberhoff (Hrsg.) (2006 [2002]), *Psychoanalyse und Musik. Eine Bestandsaufnahme*. 2. Aufl. (S. 9–25). Gießen: Psychosozial-Verlag.

Oberhoff, B. (Hrsg.). (2015). *Musik und das ozeanische Gefühl. Eine Expedition ins Innere der Musik*. Gießen: Psychosozial-Verlag.

Ogden, T.H. (1994). The analytic third – working with the intersubjective clinical facts. *International Journal of Psychoanalysis, 75*, 3–20.

Ogden, T.H. (2004). *Gespräche im Zwischenreich des Träumens. Der analytische Dritte in Träumen, Dichtung und analytische Literatur*. Gießen: Psychosozial-Verlag.

Orange, D.M., Atwood, G.E. & Stolorw, R.D. (2001). *Intersubjektivität in der Psychoanalyse. Kontextualismus in der psychoanalytischen Praxis*. Frankfurt a.M.: Brandes & Apsel.

Ornstein, A. & Ornstein, P.H. (2001). *Empathie und therapeutischer Dialog. Beiträge zur klinischen Praxis der psychoanalytischen Selbstpsychologie*. Gießen: Psychosozial-Verlag.

Otte, G. (2008). Lebensstil und Musikgeschmack. In G. Gensch, E. M. Stöckler & P. Tschmuck (Hrsg.), *Musikrezeption, Musikdistribution und Musikproduktion. Der Wandel der Wertschöpfungsnetzwerks in der Musikwirtschaft* (S. 25–56). Berlin: Springer.

Papoušek, M. (2008). Vom ersten Schrei zum ersten Wort: Die Sprache des Säuglings im Entwicklungskontext der Zwiesprache mit den Eltern. In K. H. Brisch & T. Hellbrügge (Hrsg.), *Der Säugling – Bindung, Neurobiologie und Gene. Grundlagen für Prävention, Beratung und Therapie* (S. 168–184). Stuttgart: Klett-Cotta.

Partanen, E., Kujala, T., Tervaniemi, M. & Huotilainen, M. (2013). Prenatal music exposure induces long-term neural effects. *PLoS One, 8*(10). 10.1371/journal.pone.0078946

Pfänder, S., Herlinghaus, H. & Scheidt, C. E. (2017). Synchronisation in Interaktion: Eine interdisziplinäre Annäherung an multimodale Resonanz. In T. Breyer, M. B. Buchholz, A. Hamburger, S. Pfänder & E. Schumann (Hrsg.), *Resonanz – Rhythmus – Synchronisierung. Interaktionen in Alltag, Therapie und Kunst* (S. 65–84). Bielefeld: transcript.

Picht, J. (2013). Musik und Psychoanalyse hören voneinander. Zum gegenwärtigen Stand einer künftigen Beziehung. In ders. (Hrsg.), *Musik und Psychoanalyse hören voneinander*. Bd. 1 (S. 17–36). Gießen: Psychosozial-Verlag.

Plassmann, R. (2016) *Körper sein und Körper haben. Zum Verhältnis von Körper, Leib und Psyche am Beispiel von Kopfschmerzen, selbstverletzendem Verhalten und artifiziellen Krankheiten*. Gießen: Psychosozial-Verlag.

Plassmann, R. (2019). *Psychotherapie der Emotionen. Die Bedeutung für die Entstehung und Behandlung von Krankheiten*. Gießen: Psychosozial-Verlag.

Rabeyron, T., del Canto, J.-P., Carasco, E., Bisson, V., Bodeau, N., Vrait, F.-X., Berna, F. & Bonno, O. (2020). A randomized controlled trial of 25 sessions comparing music therapy and music listening for children with autism spectrum disorder. *Psychiatry Research, 293*, o. S.

Racker, H. (1951). Ein Beitrag zur Psychoanalyse der Musik. In B. Oberhoff (Hrsg.) (2006 [2002]), *Psychoanalyse und Musik. Eine Bestandsaufnahme*. 2. Aufl. (S. 127–156). Gießen: Psychosozial-Verlag.

Racker, H. (1965). Psychoanalytische Betrachtungen über die Musik und den Musiker. In B. Oberhoff (Hrsg.) (2006 [2002]), *Psychoanalyse und Musik. Eine Bestandsaufnahme*. 2. Aufl. (S. 211-232). Gießen: Psychosozial-Verlag.

Ramseyer, F. (2008). *Synchronisation nonverbaler Interaktion in der Psychotherapie*. Universität Bern: Dissertation.

Ramseyer, F. (2010). Nonverbale Synchronisation in der Psychotherapie. *Systeme, 24*(1), 5–30.

Ramseyer, F. & Tschacher, W. (2011). Nonverbal synchrony in psychotherapy: Coordinated body movement reflects relationship quality and outcome. *Journal of Consulting and Clinical Psychology, 79*, 284–95.

Reik, T. (1976 [1948]). *Hören mit dem dritten Ohr. Die innere Erfahrung eines Psychoanalytikers*. Hamburg: Hoffmann & Campe.

Rizzolatti, G. & Sinigaglia, C. (2008). The functional role of the parieto-frontal mirror circuit: interpretations and misinterpretations. *Nature Review Neuroscience, 11*, 264–274.

Rosa, H. (2016). *Resonanz. Eine Soziologie der Weltbeziehung*. Berlin: Suhrkamp.

Rose, G. J. (2004). *Between Couch and Piano. Psychoanalysis, Music, Art and Neuroscience*. New York: Brunner/Routledge.

Sacks, O. (2007). *Musicophilia. Tales of Music and the Brain*. New York: Vintage Books.

Safran, J. D., Muran, J. C. & Proskurov, B. (2009). Alliance, negotiation, and rupture resolution. In R. A. Levy, J. S. Ablon & H. Kächele (Hrsg.), *Psychodynamic Psychotherapy Research: Evidence-Based Practice and Practice-Based Evidence* (S. 201–225). New York: Humana Press.

Scharff, J. M. (2010). *Die leibliche Dimension in der Psychoanalyse*. Frankfurt a. M.: Brandes & Apsel.

Scharff, J. M. (2014). In die Szene hineinhören. Musikalische Aspekte des psychoanalytischen Dialogs. *Psyche, 9/10,* 866–885.

Schopenhauer, A. (1977). Musik als allgemeine Sprache. In ders, *Parerga und Paralipomena – kleine philosophische Schriften*. Bd. 2 (S. 472–473). Zürich: Diogenes.

Schore, A. N. (2000). Attachment and the regulation of the right brain. *Attachment & Human Development, 2,* 22–41.

Schore, A. N. (2009). Relational Trauma and the Developing Right Brain. An Interface of Psychoanalytic Self Psychology and Neuroscience, *Self and Systems: Ann. N. Y. Acad. Sci., 1159,* 189–203.

Schore, J. R. & Schore, A. N. (2008). Modern Attachment Theory: The Central Role of Affect Regulation in Development and Treatment. *Clinical Social Work Journal,* 36, 9–20. 10.1007/s10615-007-0111-7

Schütz, P. (2000). Resonanz. In G. Stumm & A. Pritz (Hrsg.), *Wörterbuch der Psychotherapie* (S. 594). Wien: Zweitausendeins.

Schwaber, E. A. (1998). The non-verbal dimension in psychoanalysis: »State« and its clinical vicissitudes. *International Journal of Psychoanalysis, 79,* 667–670.

Seibert, C., Greb, F. & Tschacher, W. (2018). Nonverbale Synchronie und Musik-Erleben im klassischen Konzert. *Jahrbuch Musikpsychologie, 28,* e18.

Shenfield, T. S., Trehub, S. & Nakata, T. (2004). Maternal singing modulates infant arousal. *Psychology of Music, 31,* 365–375.

Spitzer, M. (2009 [2002]). *Musik im Kopf. Hören, Musizieren, Verstehen und Erleben im neuronalen Netzwerk*. Stuttgart: Schattauer.

Spitzer, M. (2018). *Einsamkeit – die unerkannte Krankheit*. München: Droemer Knaur.

Sterba, R. (1939). Die Problematik des musikalischen Geschehens, *Internationale Zeitschrift für Psychoanalyse, 24(4),* 428–433.

Stern, D. N. (2000 [1985]). *The Interpersonal World of the Infant. A View from Psychoanalysis & Developmental Psychology*. New York: Basic Books.

Stern, D. N. (2005). *Der Gegenwartsmoment. Veränderungsprozesse in Psychoanalyse, Psychotherapie und Alltag*. 5. Aufl. Frankfurt a. M.: Brandes & Apsel.

Stern, D. N. (2011). *Ausdruckformen der Vitalität*. Frankfurt a. M.: Brandes & Apsel.

Stern, D. N. et al. (The Boston Change Process Study Group). (2012). *Veränderungsprozesse. Ein integratives Paradigma*. Frankfurt a. M.: Brandes & Apsel.

Storch, M., Cantieni, B., Hüther, G. & Tschacher, W. (2010). *Embodiment. Die Wechselwirkung von Körper und Psyche verstehen und nutzen*. Bern: Huber.

Storr, A. (1992). *Music and the Mind*. New York: Ballantine Books.

Strauß, B. (2010). Risiken, Nebenwirkungen und Fehlbehandlungen in der Psychotherapie. https://www.psychotherapeutenkammer-berlin.de/system/files/prof_strauss.pdf (24.02.2021).

Tomasello, M. (1995). Joint attention as social cognition. In C. Moore & P. Dunham (Hrsg.), *Joint Attention: Its Origins and Role in Development* (S. 103–130). Hillsdale, NJ: Lawrence Erlbaum Associates.
Trevarthen, C. (1979). Communication and cooperation in early infancy. A description of primary intersubjectivity. In M. Bullowa (Hrsg.), *Before Speech: The Beginning of Human Communication* (S. 321–347). London: Cambridge University Press.
Tronick, E.Z., Als, H., Adamson, L., Wise, S. & Brazelton, T.B. (1978). The infant's response to entrapment between contradictory messages in face-to-face interaction. *Journal of American Academy of Child Psychiatry, 17*, 1–13.
Tschacher, W. & Ramseyer, F. (2017). Synchronie in dyadischer Interaktion: Verkörperte Kommunikation in Psychotherapie, Beratung, Paargesprächen. In T. Breyer, M.B. Buchholz, A. Hamburger, S. Pfänder & E. Schumann (Hrsg.), *Resonanz – Rhythmus – Synchronisierung. Interaktionen in Alltag, Therapie und Kunst* (S. 319–334). Bielefeld: transcript.
Tschacher, W. & Storch, M. (2012). *Die Bedeutung von Embodiment für Psychologie und Psychotherapie*. München: CIP-Medien.
Weiste, E. & Peräkylä, A. (2014). Prosody and empathic communication in psychotherapy interaction. *Psychotherapy Research, 24*(6), 687–701, 10.1080/10503307.2013.879619
Winnicott, D.W. (1971). *Playing and Reality*. London: Tavistock; dt. (2012 [1997]). *Vom Spiel zur Kreativität*. 13. Aufl. Stuttgart: Klett-Cotta.

Resonance Processes in Music and in the Psychoanalytic Relationship

Abstract: The present article illuminates resonance processes, as they arise when listening to music, as in the concert hall, or to the voice of another person – whether in personal relationships or in the treatment room. The underlying processes are particularly evident in the early parent-child relationship, but they also occur in the analytic relationship, whereby the analyst makes himself available as an »instrument« and inwardly tunes himself to the moods and feelings of the analysand. This also activates the analyst's own resonances, which are mutually affective and which can also create disturbances in the relational dyad, which must be resolved in order to maintain the connection. Similarities between psychoanalytic and musical listening are presented as well as the existing research on how rhythm and timing may impact psychoanalytic processes. Resonance processes can also be experienced in the body and »between bodies« and thus open up the interpersonal »field«. In addition to an overview of the extensive literature, reference is made to empirical research results and to how resonance can be examined as attunement or synchronization processes via different modes of perception. Examples from psychoanalytic practice are presented to illustrate the resonance processes »between the words«.

Keywords: resonance processes, psychoanalysis, music, voice, psychoanalytic relationship, psychoanalytic listening

Die Autorin

Ingrid Erhardt ist Psychotherapeutin, Psychoanalytikerin (DGPT), Paar- und Familientherapeutin (BvPPF), Musiktherapeutin, Vorstandsmitglied der Deutschen Gesellschaft für Psychoanalyse und Musik (DGPM). Studium der Musiktherapie an der University of Applied Sciences Arnhem and Nijmegen, Studium der Psychologie und Promotion an der Ludwig-Maximilians-Universität München, einjähriger Forschungsaufenthalt an der Harvard Medical School, Boston. Wissenschaftliche Tätigkeit am Klinikum der LMU München sowie an der Universität Kassel. Schwerpunkte: Therapieprozessforschung, Bindungsforschung, Musiktherapie, Entwicklungstraumata. Niedergelassen in eigener Praxis in München.

E-Mail: praxis-dr-erhardt@posteo.de

Musik als Medium der Resonanz und der emotionalen Lebendigkeit

Eine psychoanalytische Fallstudie

Herbert Will

Jahrbuch für Psychoanalyse und Musik • Band 5 (2021), 177–187
https://doi.org/10.30820/9783837930436-177
www.psychosozial-verlag.de/pum

Zusammenfassung: Im Zentrum dieser Arbeit steht eine psychoanalytische Behandlungsstunde, in der die Patientin den Traum von einer türkischen Freiheitssängerin erzählt und über das Brahms-Requiem spricht. Der Autor diskutiert die Funktion der Musik für den therapeutischen Verlauf dieser Sitzung. Sie erscheint als Medium der resonanten Kommunikation im Kontext der Übertragungsbeziehung und sie ermöglicht die emotionale Wahrnehmung von Todesangst und Trennungsschmerz und wird damit zu einem Lebensgeber. Da Musik auf besondere Weise das emotionale Erleben aktiviert, hilft sie, unbewusste Erfahrungen in ihrer Konflikthaftigkeit darzustellen und zu transformieren.

Stichworte: Musik in der Therapie, Psychoanalyse, Resonanz, Medium, Fallstudie

Einleitung

In einer eindrucksvollen Arbeit erzählt der israelische Analytiker Joshua Durban (2019) aus der Behandlung eines Mannes aus dem Libanon – den er George nennt – und seines kleinen Sohnes Fhadi. Beide sind durch Kriegswirren schwer traumatisiert. Es geht um Heimatlosigkeit und Nirgendwosein und um die Frage des psychischen Überlebens. In der Analyse entsteht eine Situation, in der George seine Stimme verliert und während der Sitzungen nur noch schweigen kann. Gewalt, Tod und Verlust überwältigen alles. Durban schlägt ihm vor, doch einmal Musik mitzubringen, da er weiß, dass er leidenschaftlich gern Musik hört. So könnten sie gemeinsam Musik hören, denn Worte sind in dem Moment offensichtlich leer und nutzlos.

Irgendwann bringt George ein paar CDs mit, die meisten sind von Fairuz, der großen libanesischen Sängerin. Sie beklagt, was sie verloren hat, und besingt das Heimweh, das sie unaufhörlich gefangen hält. Einige Wochen hören sie ihr schweigend zu. Im Analytiker werden eigene Erfahrungen und Erinnerungen wach, es entsteht ein intensiver emotionaler Kontakt. Durban sagt zu George: »Ich hörte Fairuz zu und sah die libanesischen Berge.« George dreht sich um und blickt ihn an. »Ich spüre«, schreibt Durban, »wie die Trauer sich auflöst, als mir klar wird, dass George […] dabei ist, sein Zuhause wiederzufinden« (2019, S. 38).

Es ist ein komplexes psychisches Gewebe, in das Musik und ihre Wirkung hier eingebettet sind. Sie erscheint als Medium, das in der sprachlosen Situation eine emotionale Kommunikation bewirkt – zwischen Patient und Analytiker und zwischen Bewusst und Unbewusst. Zudem wirkt sie wie ein Medium, das für das Leben steht, ein Lebensgeber, ein Vitalmedium. Sie stimuliert das emotionale Erleben, das Erinnern und die psychische Aktivität des Figurierens und Symbolisierens und ermöglicht George auf diesem Weg, die Freiheit zu einem eigenen Leben wiederzufinden. Damit sind die zwei Themen benannt, die ich im Folgenden untersuchen möchte: Musik als *Medium der resonanten Kommunikation* und Musik als *Lebensgeber*.

Ich berichte aus einer Behandlungsstunde mit einer jungen Frau, die ich Lena nenne. Lena ist Anfang 30 und hat zwei kleine Kinder, eine Tochter und einen Sohn. Sie ist gerade dabei, ihre Abschlussarbeit fertigzustellen. Sie hat einen beweglichen Geist, singt und tanzt gerne und kann sehr gut mit Kindern umgehen. In dieser Stunde taucht Musik in zweierlei Gestalt auf: Zunächst in einem Traum von einer türkischen Freiheitssängerin und dann in Gestalt des Requiems von Johannes Brahms. Ich möchte untersuchen, inwiefern Musik hier zu einem Medium wird, das Resonanzen ermöglicht – im Wortsinn betrachtet zu einem Medium des re-sonare, des Klingens und Wiederklingens, d. h. der resonanten Kommunikation (Picht, 2014; Altenmüller, 2016). Zudem werfe ich die Frage auf, ob sich Eigenarten finden lassen, die für das Resonanzmedium Musik spezifisch sind.

Zuvor noch ein Wort zu meinem theoretischen Zugang. Mit Ulrich Moser fasse ich die analytische Behandlungsstunde als eine therapeutische Mikrowelt auf (Moser, 2005; Will, 2012, 2018). In dieser Mikrowelt entstehen Figuren, Interaktionen und emotionale Bewegungen. Wie beim nächtlichen Traum suchen die latenten Konflikte der Patienten nach einer Darstellung und Gestaltwerdung. Sie müssen Figur gewinnen, damit sich etwas ereignen kann. Wenn in einer Stunde eine türkische Sängerin auftaucht und später das Brahms-Requiem, so werden diese zu Trägern von Resonanzen und aktivieren und prägen diese. Auf diesem Weg entstehen transformative Mikroprozesse. Die latenten Konflikte werden in der unbewussten und bewussten Kommunikation von Patient und Analytiker dargestellt und bearbeitet und dann in einem Re-entry von den Patienten internalisiert und aus der Stunde mitgenommen.

Vielleicht wird deutlich, dass ich einen deskriptiven Zugang zu den Vorgängen in der analytischen Stunde suche. Mit Absicht verzichte ich auf starke Theorieelemente des psychoanalytischen Denkens wie Abwehr oder projektive Identifizierung usf. Die sind dadurch nicht verschwunden, aber werden andersartig verwendet: Zunächst sollen Analytiker und Patient ihren Kopf freiräumen, um sich unvoreingenommen auf das figurative Spiel des Unbewussten einlassen zu können. Die Theorie taucht später im Sinne eines gleichschwebenden Theoriegebrauchs assoziativ auf (Roussillon, 2013). Sie ermöglicht ein deutendes Denken in der Stunde. Aber nun zu der 222. Stunde aus der Analyse mit Lena.[1] In der Stunde wurde natürlich viel mehr gesagt, als ich nachträglich aufgeschrieben habe.

222. Stunde

Patientin: »Heute Nacht habe ich etwas geträumt. Es ist eine vage Erinnerung, ist überlagert. Die Kinder nehmen mich so in Anspruch. Manchmal wünsche ich mir, sie wären weg. Und würde sie am liebsten an die Wand klatschen (lacht). Aber dann ist der Jakob wieder so süß. Ich habe geträumt, ich habe eine Wunde am Ellenbogen, die ist wie ein Lego-Loch – so wie beim Lego, wo dann ein Stein rein passt. Die Wunde ist von einer jungen Türkin, die ist irgendwie mit mir vermischt. Die ist geflüchtet wegen einem Ehrenmord: Die soll umgebracht werden, weil sie singen will, und das gehört sich nicht. Ihr Vater heißt Johannes, der war umgebracht worden, weil er Sänger war. Dann treffe ich meinen Vater in der U-Bahn und zeige ihm die Wunde. Er merkt es gar nicht richtig, er ist so mit sich beschäftigt.«

Die Patientin spricht weiter: »Gestern Abend habe ich eine Sendung gesehen. Das war ein Wettbewerb von Sängern, aber nicht so blöd. Also was die gesungen haben, war nicht so toll, aber die wurden nicht so fertig gemacht und öffentlich blamiert. Sondern das war sehr liebevoll und unterstützend und die haben sich

1 Ich bedanke mich bei der Patientin für ihr Einverständnis mit der Veröffentlichung. Ihr Name und andere Daten sind selbstverständlich anonymisiert worden.

andauernd umarmt und gesagt, wie gut sie das machen. Da war auch eine junge Türkin, die hat auch gesungen und hat mir gut gefallen. Aber leider ist sie nicht weitergekommen. Gestern war meine Mutter bei uns. Es war furchtbar. Schon in der Tür hat sie ganz unvermittelt angefangen zu erzählen von ihrer einen Freundin. Die hat Brustkrebs und jetzt noch einen Gehirntumor bekommen, wie schrecklich das ist! Und gleich noch von einer anderen Freundin, die hat auch Brustkrebs. Das ist eine ganz bösartige Form und die hat noch kleine Kinder. Ich wollte das überhaupt nicht hören, die überfällt mich damit und es passte so überhaupt nicht! Da ist mein Vater schon besser, er nimmt so etwas mehr mit Gleichmut.«

(Ich denke an die Wunde im Traum und dass die emotional ebenso fremdartig und unvermittelt da ist wie die Mutter selbst mit ihren eindringenden und überfordernden Geschichten. Quasi psychotisch. Verbunden damit spüre ich eine tiefe Bedrohungsangst, die von Lena im bisherigen Verlauf der Stunde verleugnet ist.)

Die Patientin erzählt dann von ihrer Abschlussarbeit. Trotz allem ist sie gut weitergekommen damit. Sie kommt auf ihren Betreuer zu sprechen, dem sie geschrieben hat, wie gut und unterstützend sie ihn erlebt hat und wie sehr er ihr weitergeholfen hat. Er hat zurück geschrieben, sehr nett und konkret, und gemeint, sie könne sich auch in Zukunft jederzeit wieder an ihn wenden.

Ich sage zu ihr: »Der Betreuer war da schon ganz anders als Ihr Vater im Traum. Der ist ja insofern schon gut, als er Sie nicht so überfällt wie Ihre Mutter mit solchen katastrophischen Geschichten. Aber er ist dann doch innerlich oft abwesend und nicht ganz da für Sie. Sie haben ja auch geträumt, dass er Ihre Wunde gar nicht richtig wahrnimmt.«

Patientin: »Ja, das stimmt.« Und es fallen ihr ein paar Geschichten ein, wo ihr Vater nicht gekommen ist, wenn ihr was wichtig war. »Er ist auch nicht zum Brahms-Requiem gekommen. Dabei war das so eine tolle Aufführung! Mit einem super guten Chor, wo ich mitgesungen habe. Er sagt, Brahms ist so kitschig. Aber das finde ich nicht. Jeder, der ein Herz hat, muss das Requiem doch mögen. Mir geht das so nah! Ein Vater, der das nicht mag, kann doch gar nicht mein Vater sein!« Sie beginnt zu weinen und sagt: »Ich weiß gar nicht, warum ich weinen muss.«

(Mir fällt die Passage aus dem Requiem ein, in der das Sopran-Solo den Chor überwölbt. »Ich will euch trösten, wie einen seine Mutter tröstet« singt der Chor und die Solistin schwebt darüber, ihre Stimme transportiert den Trost gewissermaßen in der Art ihres Gesanges. Ich werde selbst ganz gerührt. Wahrscheinlich spielt eine Rolle, dass ich Brahms liebe.)

Ich sage zu ihr: »Vielleicht drückt das Singen selbst und das Brahms-Requiem für Sie ein ganz intensives Lebensgefühl aus. Da sind Sie so lebendig, im

Gegensatz zu dieser merkwürdigen Wunde am Arm, von der Sie geträumt haben. Und die Sie mit der jungen Türkin verbindet, die so bedroht war, weil sie singen wollte. Und deren Vater sogar ermordet wurde, weil er so gerne sang.«

Patientin: »Ja, die Wunde war so komisch.« Sie spricht weiter darüber, beginnt wieder zu weinen. »Ich habe solche Angst vor dem Tod. Ich habe solche Angst, hier aufzuhören. Das dauert ja noch bis dahin. Aber den Schluss hier, das kann ich mir gar nicht vorstellen [weint wieder]. Ich muss so viel weinen. Ich schäme mich so, verweint hier aufzustehen.« Die Stunde endet.

Erste Diskussion

Bis jetzt habe ich wiedergegeben, was ich während der Stunde selbst begriffen und in meinen Deutungen in Worte gefasst habe. Nun betrachte ich das Material mit einem »zweiten Blick« (Baranger, 1993) und versuche herauszuarbeiten, in welcher Weise Musik darin auftaucht. Sie nimmt zweierlei Gestalt an: die des Singens und die des Brahms-Requiems.

Die Assoziationen der Patientin nach der Traumerzählung präsentieren einige Tagesreste, d. h. Erlebnisse, die sie am Tag zuvor beschäftigt haben. Da ist als erstes die junge Türkin in der Fernsehshow, die sich getraut hat, öffentlich zu singen, obwohl sie gar keine großartige Sängerin war. Ihr Mut und ihr Auftritt imponieren der Patientin; daneben auch der unterstützende und nicht beschämende Umgang mit den Sängern in der Sendung – ich muss hinzufügen, dass Lena sich als Kind oft beschämt und herabgewürdigt gefühlt hat und sich erst allmählich traut, sich mit ihren Fähigkeiten zu zeigen. In den letzten Wochen hat sie begonnen, sich von mir abzusetzen und innerlich mit mir zu kämpfen. Ihr Wunsch, emotionalen Abstand von ihren Eltern zu finden, scheint sich in der Übertragung zu inszenieren. Das Singenwollen bewirkt die Bedrohung durch den Ehrenmord. Das zeigt, wie groß ihre Bestrafungsangst ist. Der Individuationsdrang scheint mit den massivsten Schuldgefühlen verbunden zu sein.

So ist das Singen im Traum assoziiert mit erstens, sich etwas zu trauen, mit dem eigenen Selbst zu exponieren, die eigene Stimme zu erheben; zweitens, Gefahr zu laufen, wegen der eigenen Stimme beschämt zu werden, und drittens, die eigene Stimme zu erheben als Ausdruck von Trennung und Verselbstständigung. Das bringt Schuldgefühle und Bestrafungsangst mit sich.

Der zweite Assoziationskomplex beschäftigt sich mit der Mutter. Sie überfällt die Patientin mit katastrophalen Geschichten und aktiviert eine tiefe Bedrohungsangst in ihr. Dieses Bedrohtsein assoziiert sich mit dem Strafwunsch und der Wunde im Traum. Die Mutter tritt in dieser Stunde auf als eine Vertreterin von Nicht-Kommunikation und Nicht-Resonanz.

Vor diesem Hintergrund sehe ich die Konfliktlage des Traumes wie folgt: Ich möchte singen, werde aber dafür mit dem Tod bedroht. Eine rätselhafte Wunde habe ich schon. Johannes, der idealisierte Vater-Anteil, der selbst Sänger war, ist umgebracht worden. Der geschwächte Vateranteil, der nur noch mit sich selbst beschäftigt ist, nimmt meine Not gar nicht erst wahr!

Nun taucht als dritte Assoziation noch der Betreuer im Feld der analytischen Stunde auf. Seine Figur bringt eine Gegenbewegung mit sich, denn er evoziert die Qualitäten eines nicht beschämenden, bezogenen und hilfreichen Vaters. Diese Qualität erlebt Lena auch bei mir, ihrem Analytiker, was ich emotional wahrnehme. Ich schaue quasi bei ihrer Wunde hin, anders als ihr Vater im Traum.

Latent enthält der Traum eine ganze Reihe höchst intensiver Emotionen. Diese sind jedoch durch einige Manöver der Traumarbeit entschärft worden. Insgesamt wirkt die Patientin in der ersten Hälfte der Stunde ziemlich distanziert von ihrem emotionalen Erleben. In einer solchen Situation ist es eine Aufgabe der analytischen Arbeit, etwas von diesen Emotionen in der Sitzung lebendig werden zu lassen. Wenn es gut geht, ballen sie sich zu einem emotionalen Ereignis zusammen, einem Dringlichkeitspunkt in der Stunde (Strachey), der eine Lösung, eine Öffnung, eine psychische Entwicklung mit sich bringt.

In dieser Sitzung findet das Unbewusste der Patientin das Brahms-Requiem, das nun zum emotionalen Ereignis wird. Sie war ja schon bei dessen Aufführung auf der Bühne gestanden, sie hatte gesungen, und ihr Vater war nicht dabei gewesen, weil er das Ausmaß der Emotionen nicht ertragen konnte – was er durch die Charakterisierung als »kitschig« rationalisiert und abfällig konnotiert hatte. Im Erzählen der Situation wird die ganze Traurigkeit der Patientin lebendig, die sie spüren kann, weil der Analytiker als bezogener Zuhörer dabei ist. Zugleich kommt es zu einer intersubjektiven Inszenierung, die sich darin äußert, dass die Brahmssche Musik in mir zu klingen beginnt und ich vor meinem inneren Ohr den Chorsatz »Ich will dich trösten« und die tröstend singende Stimme des Sopran-Solos höre. Die Musik ertönt gleichsam in der Stunde, die Patientin »singt« und erreicht und bewegt mich damit, und auch bei ihr kommt es zu vielfältigen emotionalen Resonanzen.

In meiner folgenden Deutung sage ich ihr, was ich erlebe: Sie kann im Singen der Brahmsschen Musik intensiv lebendig sein, selbst wenn sie dafür bedroht wird mit der merkwürdigen Wunde am Arm und dem Schicksal der türkischen Sängerin. Ich vermittle ihr, dass die Separations-Schuld anerkannt, überlebt und ausgehalten werden kann.

In der Patientin hat sich währenddessen etwas gelöst und geöffnet. Sie kann nun ausführlicher über die Wunde sprechen und ihre Angst vor Trennung und Loslösung in Worte fassen. Das Katastrophische hat sich anscheinend in Trennungsangst transformiert. Dabei fließen die Emotionen und auch die Tränen, die zuvor erstarrt oder verleugnet waren, weil sie unaushaltbar erschienen. Das analytische Verfahren, die Übertragungsbeziehung zum Analytiker und die Figurationen in der Stunde stellen einen Resonanzkörper zur Verfügung, den die Patientin für sich nutzen kann.

Zweite Diskussion

Auf einer höheren Abstraktionsebene möchte ich nun die beiden musikalischen Figuren betrachten, die in dieser Stunde eine Rolle spielen. Ich muss einräumen, dass weder die Patientin noch ich in der Stunde explizit singen und auch nicht Brahms hören, sondern nur darüber reden. Inwiefern ist es dann überhaupt berechtigt, Musik als ein Medium zu betrachten, das in dieser Sitzung Resonanzen ermöglicht? Ich meine, weil es eben nicht nur ein Reden ist, sondern weil durch unseren Austausch Inhalte zum Leben erweckt und die Musik aktiviert wird, sodass sie Resonanzen bewirken kann. Die Musik wird lebendig, sie wird zum Ereignis in der Stunde.

Manche Autoren, beispielsweise Arthur Schopenhauer, betrachten die Musik als diejenige Kunstform, welche die *menschlichen Emotionen* am direktesten auszudrücken vermag (zit. n. Hacker, 2018, S. 39f.). Welche Emotionen sind mit dem Auftritt der jungen Türkin im Traum verbunden? Ich habe die Patientin nicht direkt danach gefragt und kann deshalb nur meine Eindrücke wiedergeben.

Singen ist eine ausgesprochen körpernahe und expressive Kunstform. Die Lust an der körperlichen Aktion, die Freude, sich zu zeigen (Exhibitionslust), der Genuss der eigenen Stimme, der Wunsch gesehen, gehört und bewundert zu werden, die sublimierte Erotik, die Freiheit des eigenen Ausdrucks und der eigenen Gestaltung im Solo-Gesang – dies alles dürfte ein intensives Lebensgefühl von *»Ich-selber-Sein«* aktivieren. In der folgenden Sitzung wird sich zeigen, dass das Singen für Lena *»ihre eigene Art zu leben«* verkörpert. Musik in Form des Gesanges ist für sie ein *Ausdruck der Selbstwerdung*. Das Singen stellt dar, wie sehr sie um die Ausbildung eines kohärenten und eigenen »wahren Selbst« ringt (Winnicott). Ich fasse es wie folgt zusammen: Für diese junge Frau ist das Singen ein *expressives Medium der Subjektwerdung*.

Das Brahms-Requiem verkörpert ebenfalls die besondere Qualität von Musik, auf direkte Weise menschliche Emotionen ausdrücken und gestalten zu können. Clara Schumann schrieb in einem Brief an Brahms darüber: »Es ist ein ganz gewaltiges Stück, ergreift den Menschen in einer Weise wie wenig anderes.« Seine Wirkung sei »wunderbar, erschütternd und besänftigend« (zit. n. Reinisch, o.J., S. 96). Mithilfe der aktualisierten Erinnerung an die Aufführung kommt Lena in unserer Sitzung in Kontakt mit ihren eigenen Emotionen. Die Tränen beginnen zu fließen. Angst und Schmerz angesichts von Trennung und Tod können thematisiert und mit mir geteilt werden. Neben der expressiven Kraft von Musik zeigt sich hier ihre Qualität als *kultureller Container*, der Transformationsprozesse ermöglicht (Haas, 2002). Wenn Clara Schumann die Wirkung des Requiems »wunderbar, erschütternd und besänftigend« nennt, beschreibt sie genau diese *containing function* (Bion). Ein Kleinkind, das von unfassbaren und unbewältigbaren Emotionen überwältigt wird, erlebt mit der Zuwendung der Mutter, die – wenn es gut geht – spricht, tröstet, Körperkontakt sucht, die ungestalteten Emotionen des Kindes auffängt und auf dem Hintergrund ihrer eigenen Erfahrungen zu verarbeiten beginnt – das Kleinkind erlebt genau diese *containing function*, die das Requiem als komplexes musikalisches Kunstwerk in dieser Stunde bereitstellt. Für Lena ist das Brahms-Requiem hier ein *containendes Medium der emotionalen Selbstvergewisserung und Transformation*. Was ist damit gemeint? Das Requiem ermöglicht ihr, mit schwer fassbaren Emotionen, die zunächst als diffuse Ängste auftauchen, in Kontakt zu kommen – sie sagt: »Ich weiß gar nicht, warum ich weinen muss.« Die resonante Kraft der Musik erlaubt es, diese Emotionen zu konfigurieren, zu konkretisieren, einzuordnen und Worte dafür zu finden und auf diesem Weg die eigene Kapazität für emotionales Erleben zu erweitern.

Freiheit ist in dieser Stunde für unsere Patientin zunächst die Befreiung von dem übermäßigen Einfluss anderer. Diese Befreiung ist ein aktiver Prozess der Auseinandersetzung, der sich in dem eigenen Singen ausdrückt. Hier ist sie Freiheitssängerin. Freiheit bedeutet zudem eine wachsende Subjektwerdung. Diese kommt im Brahms-Requiem zum Ausdruck. Es hilft ihr, zu sich selbst zu finden und sich mithilfe der Musik kennenzulernen und auszudrücken. Im Zusammenhang mit der Übertragungsbeziehung zeigt sich jedoch auch, dass diese Art der Freiheit verbunden ist mit dem tiefen Bedürfnis der Patientin nach Bindung, Beziehung und Liebe. Indem sie mithilfe von Brahms ihre Angst vor Trennung und Verlust spüren und thematisieren kann, zeigt sie die Bedeutung menschlicher Beziehung für sie. Freiheit heißt hier nicht Autonomie im Sinne von Selbstbestimmung statt Fremdbestimmung, sondern *Freiheit heißt Subjektwerdung im Angesicht des Anderen* oder vielmehr *in Hörweite des Anderen*. Es ist ein *Prozess der Subjektwerdung*, mit dem Lena beschäftigt ist und bei dem ihr die Musik in dieser Sitzung hilft.

Dritte Diskussion

Abschließend möchte ich einige Verbindungen zur Literatur herstellen. Unser Beispiel zeigt, wie Musik die sinnliche, prozedurale und präverbale Erlebnisweise aktiviert, die wir aus den ersten Lebensjahren kennen. Diese ist, wie Sebastian Leikert es formuliert hat, durch kinästhetische Semantik geprägt (Leikert, 2011). Sicher hat dieser Vorgang eine regressive Komponente, doch in unserer Stunde steht etwas anderes im Vordergrund: Die unglaubliche Differenziertheit und Komplexität der Musik. Sie erweist sich für die Patientin als ein kulturelles Medium, das höchst persönlich ist, auf ihr Erleben eingeht und dieses erläutert. Um mit Philipp Soldt (2015, S. 112f.) zu sprechen, findet Lena in der Sitzung »ihre Musik«. Sie erlebt die Musik als einen Akteur, der ihre ureigenste Subjektivität zum Klingen bringt. Besser, als es die Eltern jemals konnten, kann die Musik sich – so wie sie es empfindet – in ihre intimen, emotionalen Erfahrungen gleichsam sehr genau einfühlen, um das, was sie erlebt, sinnlich verfügbar zu machen. Sie bleibt ein kulturelles Medium und wird zugleich zu einem prägenden Teil von Lenas innerer Welt.

Ihre emotionalen Erfahrungen betreffen die Ablösung von den elterlichen Objekten. Diese Bewegung konkretisiert sich in der jungen türkischen Freiheitssängerin des Traumes; hier hilft »ihre Musik« der Patientin beim adoleszenten Aufbruch. In einer wunderbaren Studie über das Sich-Einlassen in der Musik weist Anja Guck-Nigrelli (2015) darauf hin, wie die Stimme der Sängerin beim Auftritt kein Spielzeug mehr ist, sondern dass die ganze Person auf dem Spiel steht. Die Stimme mit ihrer Präsenz und Unmittelbarkeit gibt die Sängerin als ganze Person mit ihrer Identität und Kreatürlichkeit preis (ebd., S. 48). Dem entspricht der Traumgedanke, dass die junge Frau sich vom Ehrenmord bedroht sieht, weil sie sich traut zu singen.

Ihre Gefährdung und vitale Bedrohung zieht sich durch die ganze Stunde. Trennung und Tod sind das zweite große Thema. Hier möchte ich auf Leikert (2011) hinweisen, der herausgearbeitet hat, in welcher Weise Musik dabei hilft, die Erfahrung des psychischen Todes, die durch die Trennung der Liebenden entsteht, in das Lebensgefühl zu integrieren. Ich finde es frappierend, wie gut seine Idee von der Musik als einer ästhetischen Thanatologie zum Geschehen in dieser Sitzung passt. Das Brahms-Requiem vermag es, die Trennungsangst der Patientin sinnlich zu erfassen und darzustellen, ihre Zustände seelischen Schmerzes, von Verzweiflung und Verlust von Lebensgefühl auszudrücken und dadurch in die Kontinuität einzubinden, die sie benötigt, um sich lebendig zu fühlen (ebd., S. 56f.). Das Requiem bietet gleichsam eine aktive, liebende Hinwendung zum Tod. Der Tod kann dadurch als Teil des Lebens erfahren werden. So hilft das Requiem, die psychische Trennung der Patientin von ihren Eltern und schließlich vom Analytiker emotional zu erleben und in die Kontinuität ihres Lebensgefühls zu integrieren.

Es ist wie bei Joshua Durban und seinem libanesischen Patienten. Die Musik wird auch hier zu einem Lebensgeber, zu einem Medium, das den Tod mit dem Leben umfasst. Dies ist wohl auch der Grund, weshalb Musik ein unabdingbarer Begleiter von Begräbnissen ist. Hat es jemals ein Begräbnis ohne Musik gegeben? Sie kann den Überlebenden ihre Lebendigkeit bestätigen und erleichtert ihnen den Zugang zu den Gefühlen der Trauer.

Literatur

Altenmüller, E. (2016). Schauer und Tränen beim Musikhören: Woher kommen sie, wohin führen sie? Neurobiologie der durch Musik ausgelösten Emotionen. In K. Nohr & S. Leikert (Hrsg.), *Zum Phänomen der Rührung in Psychoanalyse und Musik* (S. 35–59). Gießen: Psychosozial-Verlag.

Baranger, M. (1993). The mind of the analyst. From listening to interpretation. *Int J Psychoanal, 74*, 15–24.

Durban, J. (2019). Heimat, Heimatlosigkeit und Nirgendwosein in der frühen Kindheit. *Psyche – Z Psychoanal, 73*, 7–41.

Guck-Nigrelli, A. (2015). Sich einlassen. Psychoanalytische Überlegungen zum ästhetischen Erleben in der Musik. In S. Leikert (Hrsg.), *Zur Psychoanalyse ästhetischer Prozesse in Musik, Film und Malerei* (S. 37–52). Gießen: Psychosozial-Verlag.

Haas, E.T. (2002). Psychoanalyse und Ritualtheorien. In ders., ... *Und Freud hat doch recht. Die Entstehung der Kultur durch Transformation der Gewalt* (S. 31–41). Gießen: Psychosozial-Verlag.

Hacker, P. (2018). *The Passions. A Study of Human Nature*. Chichester: Wiley.

Leikert, S. (2011). Musik als ästhetische Thanatologie. Historische und psychoanalytische Aspekte. In ders. (Hrsg.), *Der Tod und das Mädchen. Musikwissenschaft und Psychoanalyse im Gespräch* (S. 43–59). Gießen: Psychosozial-Verlag.

Moser, U. (2005). *Psychische Mikrowelten – Neuere Aufsätze*. Göttingen: Vandenhoeck & Ruprecht.

Picht, J. (2014). Sehen – Hören – Berührung. Zur Musik der Psychoanalyse. In I. Bozetti, I. Focke & I. Hahn (Hrsg.), *Unerhört – Vom Hören und Verstehen. Die Wiederentdeckung der grundlegenden Methode der Psychoanalyse* (S. 182–192). Stuttgart: Klett-Cotta.

Reinisch, F. (o. J.). Nachwort. In Johannes Brahms, *Ein deutsches Requiem. Klavierauszug*. Wiesbaden: Breitkopf & Härtel.

Roussillon, R. (2013). Pluralität und Komplexität in der Psychoanalyse. *EPF-Bulletin, 67*, 269–283.

Soldt, P. (2015). Spielarten der Wahrnehmung. Überlegungen zu medienspezifischen Formen ästhetischer Erfahrung von Bild, Film und Musik. In S. Leikert (Hrsg.), *Zur Psychoanalyse ästhetischer Prozesse in Musik, Film und Malerei* (S. 97–117). Gießen: Psychosozial-Verlag.

Will, H. (2012). Die Suche nach Darstellbarkeit: Primärprozess-Denken in der analytischen Stunde. *Psyche – Z Psychoanal, 66*, 289–309.

Will, H. (2018). Wie ungesättigte Deutungen entstehen. Die Arbeit der Figurabilität. *Psyche – Z Psychoanal, 72*, 374–395.

Music as a Medium of Resonance and Emotional Vividness. A Psychoanalytic Case Study

Abstract: This paper describes a psychoanalytic session with a patient talking of a dream. She speaks about a Turkish »freedom singer« and then of the Brahms requiem. The author discusses the therapeutic function of music working as a medium of resonance and communication. Music allows the perception of emotions, such as fear of death and separation anxiety. Thus music becomes a life giver. In activating the emotional experiences, music helps to represent and to transform unconscious conflicts.

Keywords: music in therapy; psychoanalysis; resonance; medium; case study

Der Autor

Herbert Will, Dr. med, M. theol., Facharzt für Psychotherapeutische Medizin, als Psychoanalytiker in eigener Praxis tätig, Supervisor, Lehranalytiker (DGPT, DPG, DPV, IPA). In Lehre und Forschung tätig mit Schwerpunkten auf Konzeptentwicklung, Therapie und Technik der Psychoanalyse und interdisziplinären Fragestellungen. Einer der Herausgeber der *PSYCHE*. Bücher u. a. über Depression, psychoanalytische Kompetenzen, Freuds Atheismus. Klinische Papiere zuletzt über ungesättigte und gesättigte Deutungen. Zu den Veröffentlichungen s. www.herbert-will.de.

E-Mail: herbert.will@gmx.de

Anklang und Berührtheit

Resonanzerfahrungen als Grundprinzip therapeutischer Beziehung

Barbara Gindl

Jahrbuch für Psychoanalyse und Musik • Band 5 (2021), 189–212
https://doi.org/10.30820/9783837930436-189
www.psychosozial-verlag.de/pum

Zusammenfassung: Emotionale Resonanz als eine *bestimmte* Form zwischenmenschlicher Interaktion ist eine basale Erfahrung *jeder* zwischenmenschlichen Beziehung. Sie meint eine ganzheitliche Form des Aufeinander-bezogen-Seins und bezieht als prä- bzw. extraverbales Beziehungsgeschehen die seelische, körperliche, geistige und spirituelle Ebene gleichermaßen mit ein. Dieses subtile zwischenmenschliche Schwingungsgeschehen, ein Grundprinzip von Beziehung, wird unabhängig von der verbalen Kommunikation(-sfähigkeit), von Alter, Intelligenz, sozialer, kultureller Prägung und anderen Faktoren erfahren. Auf der Grundlage eines entwicklungspsychologisch verstandenen Therapieverständnisses, ausgehend von der frühen Mutter-Kind-Beziehung als wechselseitigem Resonanzprozess, wird ein musik- und körperpsychotherapeutisches Therapieverständnis vertreten, das den vorsprachlichen und schon intrauterin erlebten Beziehungserfahrungen in wechselseitigen Resonanzprozessen zentrale Bedeutung beimisst. Therapeutische Grundhaltungen wie Resonanzbereitschaft, Sein und Mit-Sein, modulierte Resonanz werden beschrieben.

Stichworte: emotionale Resonanz, Gefühlsabstimmung, vorsprachlicher Dialog, Resonanzbereitschaft, Musiktherapie als »developmentally based psychotherapy«

Daran stirbt man
Niemals reden können
In der Betonung, die dem Tiefsten eigen
Nie im Hauche Du zum anderen gehen können
Nie den Hörer haben
Der mit lügenloser Geste
Warm
Angerührt
Und einfach
Antwort gibt

Menz (in Hoffmann, 2008)

Schläft ein Lied in allen Dingen,
die da träumen fort und fort
und die Welt hebt an zu singen,
triffst du nur das Zauberwort

Eichendorff (in Schultz, 1987, S. 238)

Einstimmung

Was brauchen Menschen in der Psychotherapie, um mit sich selbst und ihrem Inneren und mit mir als Therapeutin in Beziehung zu treten und sich so dem intersubjektiven Prozessgeschehen öffnen zu können?

Was ist das »Zauberwort«, welches das schlafende Lied in ihnen wecken kann, das neue Lebendigkeit, Veränderung, Linderung, vielleicht Heilung ermöglicht?

Wie kommen Therapeut*in und Patient*in vom Hören zum Lauschen, was braucht es, um berührbar zu werden, sich berühren zu lassen?

Was brauchen Menschen in der Musikpsychotherapie, um auf die Musik zu lauschen, sich auf sie einzulassen und zu erlauben, dass die Musik mit ihnen in Beziehung tritt?

Jede Therapie, jede medizinische Behandlung oder pädagogische Intervention, die von nachhaltiger Wirkung sein soll, ist das *Gemeinschaftswerk* zweier Menschen, die sich aufeinander einlassen. Ihren Kern bildet die Erfahrung emotionaler Resonanz, eines verborgenen, aber fühlbaren Geschehens, durch das wir in unserer Tiefe berührt werden und das uns befähigt, uns auf einen anderen

Menschen emotional einzustimmen und mit ihm mitzuschwingen. Resonanz ist ein elementares und universales Entwicklungs- und Gestaltungsprinzip. Resonanzerfahrungen beinhalten eine Qualität des Seins, einen Zustand, in dem Zuhören, Lauschen, Mitgehen und Mitschwingen, Stille, Achtsamkeit, Abstimmung und das stimmige Maß wesentlich werden. Resonanzerfahrungen begleiten die wirklich tief berührenden Momente, in denen im therapeutischen Prozess nachhaltige Dinge passieren. Beispiele dafür sind ein wirklicher Kontakt, emotionales Erleben, tiefes Verstehen und Verstandenwerden, ein Wendepunkt oder ein Durchbruch in der Therapie, eine nicht nur rationale Erkenntnis. Diese Momente hängen – so glaube ich – mit Prozessen zusammen, in denen Patient*in und Therapeut*in von einer gemeinsamen Schwingung ergriffen werden; von etwas Feinstofflichem, das begrifflich schwer zu fassen ist. Dabei erleben wir die Dimension des Seins, und auf dieser Ebene geschieht Resonanz.

Emotionale Resonanz als eine bestimmte Form zwischenmenschlicher Interaktion ist eine basale Erfahrung *jeder* zwischenmenschlichen Beziehung. Sie meint eine ganzheitliche Form des Aufeinander-bezogen-Seins und bezieht als prä- bzw. extraverbales Beziehungsgeschehen die seelische, körperliche, geistige und spirituelle Ebene gleichermaßen mit ein. Emotionale Resonanz ist in einem weiteren Kontext ein »transverbales«[1] Phänomen, in dem letztlich das Geheimnis des Angerührt-Werdens zum Ausdruck kommt. Emotionale Resonanz lässt in uns etwas anklingen und berührt uns. Ob, wann und in welchem Ausmaß etwas in mir oder im Anderen anklingt, ist weder machbar im Sinne von gezielt herstellbar noch kontrollierbar. Stellen sich Resonanzerfahrungen ein, berühren sie auch Dimensionen, die außerhalb des rational Fassbaren und Messbaren liegen.

Dieses subtile zwischenmenschliche Schwingungsgeschehen, ein Grundprinzip von Beziehung, welches unabhängig von der verbalen Kommunikation(-sfähigkeit), von Alter, Intelligenz, sozialer, kultureller Prägung und anderen Faktoren erfahren wird, bildet die Grundlage meiner Dissertation

1 Der Begriff »transverbal« wird hier in Anlehnung an Ken Wilber (1996) gebraucht, der zwischen präpersonal und transpersonal unterscheidet. Musik kann in der Musiktherapie also sowohl als ein präverbales Medium wie auch als ein transverbales Medium verstanden werden. Präverbal insofern, als sie Erinnerungen an frühere Entwicklungsstufen dem Wiedererleben zugänglich macht, die vor dem Spracherwerb liegen, transverbal, als sie durch die Schaffung (Ermöglichung) intersubjektiver Prozesse diejenigen Strukturen aufzubauen hilft, die es braucht, um neue, transformative Entwicklungen in Gang zu bringen, und weil sie Zugang zu transpersonalen, spirituellen Erfahrungen schaffen kann.

(vgl. Gindl, 2016 [2002]). Darin beschreibe ich das Phänomen der Resonanz aus einem weitgefassten und interdisziplinären Blickwinkel. Auf der Grundlage eines entwicklungspsychologisch verstandenen Therapieverständnisses, ausgehend von der frühen Mutter-Kind-Beziehung als wechselseitigem Resonanzprozess, vertrete ich ein musik- und körperpsychotherapeutisches Therapieverständnis, das den vorsprachlichen und schon intrauterin erlebten Beziehungserfahrungen in wechselseitigen Resonanzprozessen zentrale Bedeutung beimisst. Den Anstoß zur Auseinandersetzung mit dem weit gefassten Thema der Resonanz gab meine mehr als 30-jährige Tätigkeit als Musik- und Psychotherapeutin mit Menschen mit strukturellen Störungen, mit Folgen früh stattgefundener chronischer Komplextraumatisierungen, mit Essstörungen oder anderen psychosomatischen Erkrankungen, vorwiegend mit den Menschen, die im Lauf ihrer Entwicklung oder bereits von Anfang ihres Lebens an Verletzungen ihrer emotionalen Schwingungsfähigkeit erlebt haben, denen die Fähigkeit zu ausgewogener emotionaler Kommunikation und Austausch abhandengekommen ist und die keine »Sprache« (mehr) für diese Erfahrungen haben, obwohl sie der verbalen Sprache durchaus mächtig sein können. Was diese Menschen oft am dringendsten brauchen, ist ein/e Zuhörer*in, einen Menschen, der ihnen Antwort gibt. Sie suchen eine Beantwortung ihres Seins und ihres Leidens, vorab auf der Ebene des Wahrgenommen-Seins und nicht auf der Ebene von Ratschlägen und Verhaltensmodifikation. Ein Umdenken/Neudenken in der Therapie tut not: weniger »Machen« und mehr »Sein«.

Sein und Mit-Sein und somit das Erfahren und Erfahrbarmachen von emotionaler Resonanz gehen in den evidenzbasierten Behandlungsmethoden oft verloren. Diese Haltungen widersprechen scheinbar der Forderung nach rascher und effizienter Symptombekämpfung, mit der möglichst schnell, mit von außen bereitgestellten Mitteln eine Problematik beseitigt und ein Mensch wieder funktionstüchtig gemacht werden soll. Wird die wesentliche Ebene des Seins und die wesentliche Not der behandelten Menschen jedoch nicht berührt, werden vermutlich keine nachhaltigen therapeutischen Veränderungen erzielt werden können.

Dialogisches Resonanzverständnis

Neuere Wissenschaftsparadigmen wie bspw. die Quantenphysik verstehen lebendige Strukturen nicht als fest gefügte, gleichbleibende, quasi-materielle Gegebenheiten, sondern als sich ständig in Schwingung befindliche Kreisläufe, die sich in einem subtilen Prozess der Regulierung, An- und Abgleichung befinden und sich dadurch in einem relativen Gleichgewicht halten. Resonanz beschreibt als universelles Gestaltungsprinzip eine Wechselwirkung solch schwingender Systeme (vgl. Cramer, 1996). Dem in diesem Artikel verwendeten Resonanzbegriff liegt ein dialogisches Verständnis von Resonanz zugrunde. Die Philosophie der Dialogik, welche auf Martin Buber (1977) und Hermann Levin Goldschmidt (1964; zitiert nach Herzka et al., 1999, S. 246) zurückgeht, postuliert, dass zwei im Widerspruch stehende Gedanken, Strebungen, die nicht gleichzeitig verwirklicht werden können, oder zwei Begriffe, die sich gegenseitig ausschließen und je einen Bereich für sich bezeichnen, gleichzeitig und gleichwertig gemeinsam ein Ganzes ausmachen (vgl. Gindl, 2016 [2002]). Buber (1977) umschreibt diese Wechselwirkung mit dem Begriff des »Zwischen«.

In ihrer *physikalisch-akustischen Qualität* wird Resonanz definiert als Mitschwingen eines Körpers beim Erklingen seines Eigentones. *Emotionale Resonanz* bezeichnet metaphorisch ein zwischenmenschliches körperlich-seelisches Schwingungsgeschehen, das uns befähigt, mit anderen Menschen mitzuschwingen, uns aufeinander ein- und miteinander abzustimmen und so Verbundenheit zwischen an sich getrennten Entitäten herzustellen und Emotionen wechselseitig zu regulieren. Das bedeutet: Resonanzerfahrungen umfassen körperliche (also sinnlich wahrnehmbare, hirnphysiologische, hormonelle, neurologische, physikalische, akustische) Einschwingvorgänge und gleichzeitig ein seelisches, energetisch-feinstoffliches, spirituelles Berührt-Sein und Ergriffenwerden. Zwischenmenschliche Resonanz eröffnet ein Beziehungsfeld, das man im weitesten Sinn als immateriell bezeichnen kann, es wirkt sich dabei gleichzeitig materiell/somatisch aus.

Exkurs in die Resonanzforschung

Resonanz als Weltbeziehung (vgl. Rosa, 2016) ist im letzten Jahrzehnt zunehmend in den Fokus sowohl sozial-, geistes- und naturwissenschaftlicher als auch psychotherapeutischer und musiktherapeutischer Praxis und Forschung gekommen (vgl. Bauer, 2005, 2019; Langenberg, 1988; Neugebauer, 1998; Siegel, 2007, 2010). Aspekte des »Zwischen« (Buber, 1977), die Fokussierung auf ein intersubjektives Feld der therapeutischen Begegnung (vgl. Stolorov et al., 1996; Stern, 2005) gewinnen als therapeutische Wirkungskomponenten zunehmend an Gewicht.

Biologische Forschungen (vgl. Lipton, 2006) haben gezeigt, dass die molekulare Kommunikation in den Zellen auch von Schwingungsfrequenzen und schwingenden Energiefeldern beeinflusst wird. Die so entstehende Resonanz kann die Genexpression ebenso regulieren wie bspw. biochemische Signale. Dies bedeutet, dass jegliche Erfahrung emotionaler Resonanz bis auf die Zellebene wirkt. Dies wird dort bedeutsam, wo es um epigenetische Prägungen wie z. B. während der Schwangerschaft oder um Speicherung von Erlebtem im Zell- und Körpergedächtnis geht, also um den ganzen präverbalen Bereich, mit dem wir es in der Musiktherapie immer auch zu tun haben.

Die *neuropsychologische Forschung* der letzten 20 Jahre zeigt, dass unser Gehirn ein komplexes Resonanznetzwerk bildet, das immer wieder in wechselseitiger Interaktion mit unserem Körper und der Umwelt steht (vgl. Bauer, 2005, 2019; Siegel, 2007, 2010). Die sogenannten Spiegelneurone, die einen wesentlichen Bereich der »Resonanzschaltkreise« (Siegel, 2007) im Gehirn darstellen, sind für zwischenmenschliche Abstimmungsvorgänge von besonderer Bedeutung: Spiegelneurone erzeugen beim Betrachten einer Handlung dasselbe Aktivitätsmuster wie bei deren Ausführung. Ihre Aktivierung geschieht spontan, unwillkürlich und ohne kognitive Beteiligung. Dadurch wird im Betrachter eine primäre Körperwahrnehmung ausgelöst. Diese ermöglicht uns, in unserem eigenen Erleben Emotionen, Intentionen, die wir bei anderen beobachten, mitzufühlen. Zwischen zwei Menschen, die miteinander in Kontakt stehen, wird so eine kontinuierliche, in hohem Maße gleichlaufende Aufmerksamkeit, Synchronisation und Regulation hergestellt. »Durch Musik hören, spielerisches Musizieren oder Singen lässt sich zudem im Gehirn eine Harmonisierung und Synchronisation der in verschiedenen Gehirnregionen generierten neuronalen Aktivitätsmuster erreichen« (Hegi-Portmann et al., 2006, S. 32). Diese Effekte können in der Musiktherapie gezielt zur Stressbewältigung, Entspannung oder Schmerzlinderung eingesetzt werden. Schon Neugeborene verfügen über die Fähigkeit, interaktive Verhaltensweisen in rhythmischen und mehr oder weniger vorhersagbaren Sequenzen zu produzieren. Dies ermöglicht Wechselseitigkeit und Synchronisation und bildet eine zentrale Basis der frühen präverbalen Kommunikation (vgl. Stern, 1993; Papoušek, 1994). Damit sich dieses Spiegelneuronensystem (vgl. Siegel, 2007) entwickelt, muss es durch ausreichend erlebte elterliche Spiegelung und Abstimmung eingespielt werden.

Die *entwicklungspsychologische Forschung*, moderne *Säuglingsforschung* und *pränatale Psychologie* gehen von sehr frühen körperlich-seelisch-geistig-energetischen Austauschprozessen zwischen Mutter und Kind, welche lange vor der verbalen Verständigung stattfinden, als zentrale Entwicklungsfaktoren aus. Die früheste Erfahrung von Resonanz macht das Kind im Mutterleib. Dem Hören wird dabei eine besondere Bedeutung beigemessen. Der Gehörsinn ist ab dem fünften Monat voll funktionsfähig. In einer ganzheitlichen Wahrnehmungsweise als psychosomatische Gesamtempfindung sind das Hören des mütterlichen Herzschlages und das gleichzeitig kinästhetische Fühlen des Bewegtwerdens (durch diesen Puls und durch die Atembewegungen der Mutter), das akustische Hören auf die Mutterstimme und das Spüren der sie begleitenden Vibrationen (Hören durch die Knochenleitung) quasi eins. Bereits intrauterin werden über das »spürende Hören« erste individuelle Wahrnehmungskonfigurationen geschaffen, die als Keime erste Erfahrungen von Ich und Nicht-Ich beinhalten. Diese Höreindrücke, so wird angenommen, werden im akustischen und im Körper-Gedächtnis mit anderen Sinneseindrücken und Basisaffekten wie Wohlgefühl oder Unwohlgefühl, gekoppelt mit Bewegungsmustern gespeichert. Diese Resonanzprozesse als elementarste Form von Beziehung und Dialog finden gleichzeitig auf hormoneller, neurophysiologischer Ebene und auf psychischer Ebene statt. Ein Kind ist viel früher, als man lange Zeit annahm, empfänglich und aufnahmefähig für die Stimmungen, Gefühle, Ängste, (Stress-)Erfahrungen der Mutter, aber auch des Vaters und seiner nächsten Umwelt (vgl. van den Bergh, 1990). Frühes Erleben hinterlässt Erinnerungsspuren im Zellgedächtnis und in den neuronalen Netzwerken des Gehirns und beeinflusst wesentlich alle späteren Erfahrungen. Hier werden die frühesten Erinnerungsspuren geglückter oder missglückter Beziehungserfahrung gebildet, lange bevor wir diese emotional-kognitiv erfassen oder gar verbal ausdrücken können (vgl. Loos, 1986; Nöcker-Ribaupierre, 2012; Haslbeck, 2018). Da sie vor dem Erwerb der Sprache liegen, können sie später nicht bewusst erinnert werden. Sie werden nur über Handlungen und sensomotorisches Erleben abrufbar und veränderbar. Musik als nonverbales Medium, das sensomotorisch erlebbar ist, kann Zugang zum frühen vor- und außersprachlichen (prozeduralen) Gedächtnis gewinnen. Dieses implizite Beziehungswissen (vgl. Stern, 2005) kann in der musiktherapeutischen Arbeit mit Klang, Rhythmus, Körperwahrnehmung wiederbelebt werden und als partielle Reinszenierung der pränatalen Mutter-Kind-Beziehung veränderungswirksam eingesetzt werden (vgl. Loos, 1986; Hegi-Portmann et. al., 2006). Nach der Geburt lässt sich eine frühe Wechselseitigkeit zwischen dem Säugling und seinen Bezugspersonen anhand des Blickverhaltens, der wechselseitigen Vokalisierungen, Berührungen und Imitationen beobachten (vgl. Stern, 1993). Der frühe präverbale Dialog zwischen dem Säugling und seiner Bezugsperson vermittelt den Eindruck eines Zwiegespräches oder eines gemeinsamen Tanzes, der durch die zeitliche bzw. rhythmische Abgestimmtheit der beiden Personen charakterisiert ist. Die prosodisch-musikalischen Parameter dieser »Mutter-Sprache«, eingebettet in die Erfahrung einer »Zwischenleiblichkeit« (»intercorporéité«) von Mutter und Kind (Merleau-Ponty, 1962, zitiert nach Fuchs, 2014), vermitteln Bindung, Sicherheit und Urvertrauen. In Synchronisation und intersubjektivem Austausch, im absichtslosen Miteinandersein von Mutter und Kind, das nichts anderem dient als dem Teilen gemeinsamer Gefühlsräume, schafft die affektive Resonanz der Mutter auf die Rhythmen des Kindes Nähe, Intimität und ermöglicht so das Erleben und das Regulieren von Emotionen. Diese mütterliche Affektabstimmung (»affective attunement«) beschreibt Stern (1993, 2005) nicht als ein Sich-anstecken-Lassen und einfaches emotionales Mitschwingen, vielmehr stimmt sich eine feinfühlige Bezugsperson selektiv spiegelnd auf das Kind ab, reagiert also auf die feine Rhythmik von Kontaktsuche und Wieder-zu-sich-selbst-Kommen des Babys. In den frühen Abstimmungsprozessen zwischen Mutter und Kind erhalten nun die musikalischen Parameter der Interaktion (Rhythmik, Tonfall, Sprachmelodie, Timing) zentrale Bedeutung. Durch diese prosodischen Merkmale der sog. Ammensprache (vgl. Papoušek, 1994) wird das Gesprochene recht eigentlich zu einem Gesungenen und die Muttersprache zu einer »Musiksprache« Diese Art der »Ansprache« wird unterstützt durch die Körpersprache der Mutter und ist untrennbar mit dem körperlichen Gehaltenwerden, mit dem Blickkontakt etc. verbunden und beinhaltet neben dem Was und dem Wie auch das »pacing«, d. h. das gemeinsam gefundene Zeitmaß.

Klang und Anklang – der musikalische Aspekt von Resonanz

Nicht von ungefähr ist es die Musik, die dieses zentrale Beziehungsphänomen der Resonanz zu offenbaren vermag. Resonanz ist eine der grundlegenden musikalischen Erfahrungen. Was keine Resonanz auslöst, klingt nicht. Der *musikalische* bzw. *akustische Aspekt der Resonanz* kann zunächst als eine Form des physikalischen Aspekts betrachtet werden. Die Klangqualität der verschiedenen Musikinstrumente und der menschlichen Stimme basieren auf Resonanzphänomenen. Diese bestimmen die spezifische Färbung des Klanges (durch das spezifische Mitschwingen der einzelnen Obertöne). Der Resonanzboden eines Streichinstrumentes verstärkt den Klang, sodass er überhaupt klingt. Beim Singen dient der menschliche Körper mit seinen Klangräumen (Kopf, Brustkorb, Bauchraum, etc.) als Resonanzkörper. Musik als schwingendes System per se kann mit einem menschlichen Organismus (als ein anderes lebendiges, schwingendes System) in Resonanz treten. Dies geschieht z. B. in der musiktherapeutischen Arbeit auf diversen Ebenen: Musik[2], und in ihrer elementaren Form: der Schall, als Bezeichnung für alle hörbaren Schwingungsvorgänge, löst erst einmal eine Resonanz im *physikalischen* Sinn im Menschen aus. Der Mensch gerät wörtlich in Schwingung durch Musik. Ich arbeitete musiktherapeutisch mit einem 11-jährigen Mädchen, das schon früh an Diabetes erkrankt war und ihren Körper kaum spürte, bzw. die gelernt hatte, nicht nur ihre unangenehmen Körperempfindungen beim Spritzen des Insulins, sondern überhaupt die Wahrnehmung ihres Körpers abzuspalten. Ich legte ihr das Cello auf den Rücken und strich über die leeren Saiten. Die Vibrationen zu spüren und gleichzeitig die Klänge zu hören war für sie eine sehr angenehme Erfahrung, die sie in jeder Stunde wiederholen wollte. Diese positiven Körpererfahrungen eröffneten ihr einen neuen, veränderten Zugang zu ihrem Körper außerhalb der für sie belastenden Symptomatik. Dies geschah hier auf der Ebene der körperlichen (neuromuskulären, physiologischen, hirnphysiologischen und vegetativen) Vorgänge.

Beim Vorspielen eines Klanges in der Musiktherapie kann bspw. erfahren werden: Wo bleibt ein Klang im Körper hängen, wo löst er körperliche Reaktionen aus? Wie empfindet jemand (körperlich) den hohen Ton einer Klangschale im Vergleich zu den tiefen Vibrationen eines Gongs? Wie fühlen sich die Vibrationen des Cellos an? Welche Resonanz löst meine Stimme aus, wenn ich, Rücken an Rücken sitzend, mit einer Patientin Töne summe? Solche oder ähnliche Erfahrungen sind für manche Menschen die erste Erfahrung, ihren Körper (wieder) bewusst wahrzunehmen. Auf diesen (u. a. auch körperlichen) Resonanzprozessen basieren z. B. der Einsatz von Musik in der Anästhesie oder im Bereich der Entspannung und Stressreduktion. Musik wirkt erwiesenermaßen auf unsere vegetativen Funktionen (z. B. Reduktion oder Erhöhung des Herzschlages, Vertiefung der Atmung, Beeinflussung der Hormonausschüttung, hirnphysiologische Veränderungen, Veränderung der Herzratenvariabilität (vgl. Kölsch, 2019; Schäfer, 2018).

Auf der *seelischen* Ebene findet ebenfalls Resonanz statt. Hier vermögen Klänge oder Rhythmen z. B. tranceinduzierend oder bewusstseinserweiternd zu wirken. Uralte schamanische oder meditative Praktiken mit Musik machen sich seit jeher diese Wirkung zu eigen. Musik vermag uns auf emotionaler Ebene zu erreichen und lässt emotionales (Mit-)Erleben anklingen. So weist Loos (1986)

---

2 In der Musiktherapie wird ein erweiterter Musikbegriff verwendet. Das bedeutet, alles, was tönt, oder auch die Stille in diesem Kontext, wird als »Musik«, d. h. als »eine besondere Form der psychodynamischen Kommunikation, mit der Betonung auf nonverbale bzw. coänesthetische Verständigung und Ausdrucksgestaltung« (Hegi-Portmann et al., 2006, S. 20), verstanden.

bspw. darauf hin, dass durch Schwingungen von Klang und Rhythmus auch extraverbale Schichten des Unbewussten erreicht werden können. Allerdings sind diese Resonanzprozesse von weit komplexerer Art als lange Zeit angenommen und lassen sich nicht linear auf die Musik an sich (z. B. auf den jeweiligen Musikstil, ein bestimmtes Musikstück oder eine spezifische Klangqualität allein) zurückführen. Diese Resonanzprozesse werden in hohem Maß durch das zirkuläre Zusammenwirken zwischen Hörer*in/Spieler*in und der Musik wirksam.

Anklang fühlen – der emotionale Aspekt von Resonanz

Anklang zu finden und – in einem vertieften Schritt des Zulassens –Anklang zu fühlen entspricht einem menschlichen Grundbedürfnis; vielleicht ist es so etwas wie ein Menschenrecht. Es meint mehr als von außen kommende Bestätigung und Anerkennung. Als gefühlte Resonanzerfahrung umfasst es die innere Gewissheit, gehört und wahrgenommen zu werden, als wertvoll erachtet zu werden und für den eigenen Wert Bestätigung zu erhalten, durch eigenes So-Sein in anderen Menschen etwas zu berühren (bzw. andere Menschen berühren zu können), in ihnen eine Wirkung zu hinterlassen. Resonanz erfahren bedeutet, im innersten Wesen angesprochen, gemeint, zugehörig und mit dem Lebendigen verbunden zu sein. Anklang zu fühlen macht die eigene Daseinsberechtigung, das natürliche Erleben von »Ich darf sein« für uns fühlbar und konkret erlebbar. Es ist dies eine wesentliche Erfahrung von Beziehung, die unverwechselbar *mich* als ganzen Menschen meint, eine (Kindheits-)Erfahrung, die der Qualität des Selbstgefühls eine zentrale Verankerung für das ganze Leben gibt. Emotionale Resonanz ist immer eine interaktive, wechselseitige Erfahrung, eine Erfahrung von Bezogenheit und geteiltem emotionalen Erleben. Menschen, die genug emotionale zwischenmenschliche Resonanz erfahren haben, fällt es leichter, bei sich zu sein und zu bleiben, sich im eigenen Körper zu Hause zu fühlen und gleichzeitig in Verbindung und im Austausch mit anderen sein zu können und dies in einem abgestimmten, ausbalancierten und regulierten Maß. Emotionale Resonanzerfahrungen sind zentral für die Entwicklung einer leibseelischen Schwingungsfähigkeit, von Einfühlung, Verstehen, Mitgefühl sich selbst und anderen gegenüber und für eine bezogene, gefühlte Teilhabe am Leben und Lebendigsein überhaupt. Emotionale Resonanz wird zum Anklang, zum Angerührt-Werden. Als elementare Form des Aufeinander-bezogen-Seins bildet sie die Grundlage für Präsenz, Empathie und Mitgefühl, Synchronisation und Regulation und somit ein Grundprinzip in der Gestaltung der therapeutischen Beziehung (vgl. Gindl, 2016 [2002]). Anklang zu fühlen oder vielmehr Anklang zu suchen ist daher besonders ein Grundthema all jener Menschen, die in ihrer (meist) frühen Entwicklung zu wenig oder eine zu wenig auf sie abgestimmte Resonanz erfahren haben oder denen es nicht gelungen ist, in ihrer Umwelt die für sie nötige und stimmige emotionale Resonanz freizusetzen. Gelingt dies nicht, kann ein Mensch im späteren Leben nicht genügend in sich selbst ruhen und sich selbst in Ordnung finden; seine Daseinsberechtigung wird immer wieder auf schwankendem Boden stehen, sein Selbstwertgefühl gering und anfällig sein.

Resonanz innerhalb der therapeutischen Beziehung – Intersubjektivität und Begegnung

Intersubjektivität

In den letzten Jahren des vorigen Jahrhunderts begann sich ein neues Paradigma der »Beziehungs-Psychotherapie« abzuzeichnen. Die neueren Entwicklungen in der Psychotherapie stehen unter dem theoretischen Einfluss der psychoanalytischen Objektbeziehungstheorien, der Selbstpsychologie, der relationalen und intersubjektiven Ansätze in der neueren psychoanalytischen Literatur und der Säuglingsforschung. Sie spiegeln sich auch in Erfahrungen, z. B. der analytischen Körperpsychotherapien und nicht zuletzt der Musiktherapie. Sie bewegen sich von einer Ein-Personen-Psychologie und deren Fokussierung auf das Intrapsychische (z. B. Strukturen, Abwehr) in Richtung einer Zwei-Personen-Psychologie[3] (oder einer Mehr-Personen-Psychologie), hin zur Fokussierung eines »intersubjektiven Feldes« (Stolorov et al., 1996). Mein Verständnis emotionaler Resonanz beschreibt in Übereinstimmung mit Stolorov, Brandchaft und Atwood (ebd.) das emotionale Beziehungsgeschehen in der Therapie nicht als ein Zusammenwirken zweier an sich getrennter Entitäten, sondern als Überschneidung zweier subjektiver Erlebniswelten, welche in einem kreisförmigen *Resonanzprozess* interagieren, und betont die *Wechselseitigkeit*, jene *Reziprozität des Resonanzprozesses* als einem emotionalen Ein- bzw. Abstimmungsprozess, welche alle Beteiligten umfängt, beeinflusst und durch welche er mit allen »etwas tut«.

3 Dieser Begriff wurde von Balint in den 50er Jahren des letzten Jahrhunderts geprägt. Die frühen Konzepte (Balint, Winnicott) zur Beziehung wurden in den relationalen bzw. intersubjektiven Ansätzen aufgegriffen und mithilfe der empirischen Säuglingsforschung weiterentwickelt und differenziert.

Die klassischen psychotherapeutischen Konzepte von *Übertragung* und *Gegenübertragung* aus der Sicht der Ein-Personen-Psychologie beschreiben nur einen *Ausschnitt* emotionaler Resonanz. Emotionale Resonanzprozesse in einem intersubjektiven Feld sind jedoch wechselseitig und umfassen vor allem auch leibliche, emotionale, kognitive, transpersonale, spirituelle und energetische »Schwingungsprozesse«. Das klassische Konzept von Übertragung und Gegenübertragung zu erweitern und durch ein umfassenderes Verständnis *wechselseitiger* emotionaler Resonanzprozesse zu ersetzen, erscheint mir vor allem dort angebracht, wo sich diese Prozesse schwerpunktmäßig auf eine entwicklungspsychologisch frühe, prä- bzw. extraverbale Ebene der Kommunikation beziehen. Das sind jene Ebenen, die wir in der Musiktherapie zu erreichen versuchen. Die Wirkungskomponente emotionale Resonanz im Rahmen der therapeutischen Beziehung zu fokussieren heißt auf den Prozesscharakter der Resonanz, auf dieses dynamische Schwingungs-, Abstimmungs- und Wandlungsgeschehen ein Hauptaugenmerk zu legen. Damit wird das, was *zwischen* zwei Menschen in Bewegung oder in Schwingung gerät, und das *Wie* dieser »Zwischenbewegung« zum zentralen Fokus.

Begegnung

Die »Kunst« einer gelingenden Psychotherapie besteht darin, eine wachstumsfördernde Atmosphäre zu kreieren und dadurch einen Begegnungsraum bereitzustellen, in welchem Resonanz sich ereignen kann. Emotionale Resonanz umfasst die Fähigkeit, sich auf einer tiefen Ebene auf die Erfahrungswirklichkeit des anderen einzulassen und in Achtsamkeit den anderen Menschen in seinem Gesamt wahrzunehmen. Momente, in denen emotionale Resonanz *erfahren* wird, sind Momente der wechselseitigen Begegnung, eines Prozesses, der beide ergreift. Martin Buber hat sich intensiv mit der Frage der zwischenmenschlichen Begegnung beschäftigt. Er schreibt (Buber, in Buber Agassi, 2008, S. 55f.), dass der/die Psychotherapeut*in bereit sein müsse, sich auf eine intersubjektive Begegnungserfahrung mit den Patient*innen einzulassen: auf einen wechselseitigen Prozess, der in der Folge auch sie/ihn selbst, nicht nur die Patient*innen, zu verändern vermag. Sie/er muss sich betreffen, verunsichern, emotional mit hineinnehmen lassen, bisweilen ohne die sicheren Leitplanken des fachlichen und methodischen Wissens und Könnens. Die Trennung zwischen Fachperson, (Expert*in, gesund, wissend) und Patient*in (dysfunktional, leidend, krank) wird in solchen Begegnungsmomenten aufgehoben, beide begegnen sich in einem Bereich des »Zwischen«. Der/Die Therapeut*in nimmt in Kauf, und mehr noch, durchlebt, dass er/sie psychisch »angesteckt« wird, und dass die gleichen Schwingungen, seien es nun Emotionen, Körperempfindungen, psychophysiologische Vorgänge, auch sie/ihn erfassen. Das bedeutet, wenn ich einem Menschen wirklich begegnen will, muss ich bereit sein, auch meiner eigenen Verwundbarkeit, meinen eigenen Abgründen und Verletzungen zu begegnen. Carl Rogers betont diese Wechselseitigkeit 1957 in einem öffentlichen Dialog mit Martin Buber: »Es scheint mir, dass die Momente, in denen Personen sich mit größter Wahrscheinlichkeit ändern, oder ich denke darüber sogar als die Momente, in denen sich Leute *wirklich* ändern, die Momente sind, in denen vielleicht die Beziehung auf dieselbe Weise von beiden erfahren wird« (Buber Agassi, 2008, S. 247). Er beschreibt die Begegnung, in seinen Worten, den »effektiven Moment in einer therapeutischen Beziehung« so:

> »Dann denke ich auch, dass ich in solch einer Beziehung eine wirkliche Bereitschaft fühle, für diese andere Person zu sein, was sie ist. Das nenne ich ›Annahme‹. […] meine Absicht ist hier, dass ich bereit bin, für ihn die Gefühle zu besitzen, die er besitzt, die Einstellungen zu haben, die er hat, die Person zu sein, die er ist. […] ich bin tatsächlich in der Lage, […] zu fühlen, wie seine Erfahrungen ihm erscheinen, es tatsächlich von innen zu betrachten, und doch ohne meine eigene Persönlichkeit oder Abgegrenztheit hier zu verlieren« (ebd., S. 241).

Und er ergänzt: »[…] dann scheint es mir, dass ein richtiges, experimentelles Treffen von Personen stattfindet, in dem jeder von uns verändert wird […], dass beide von uns verändert werden in dieser Erfahrung« (ebd.).

Analog zur Zwei- oder Mehrstimmigkeit in der Musik bewirkt emotionale Resonanz nicht Auflösung der Individualität oder Verschmelzung, sondern Verbundenheit. Heilsame Resonanz kann sich nur ereignen als Dialog zweier voneinander abgegrenzter Wesen und entsteht aus dem Bewusstsein und Zulassen der eigenen Grenzen. Sie ermöglicht das Erfahren von Wechselseitigkeit und Gegenseitigkeit und stiftet durch das Ergriffensein auf einer tieferen Ebene eine Verbundenheit und Zugehörigkeit; lässt diese erfahrbar werden. In einer solchen therapeutischen Begegnung geht es nicht bloß um ein passives Mitschwingen und emotionales Angesteckt-Werden, sondern um den Prozess bewusst modulierter Resonanz hin zu Empathie und wirklichem Mitgefühl. In einer geglückten Begegnung, einem von beiden Seiten mitgestalteten Dialog entsteht so etwas Drittes, etwas Neues, das aus den beiden allein heraus nicht möglich wäre. Reagieren beide, Patient*in und Therapeut*in, wechselseitig auf diese Ergriffenheit, ändert sich auf einer tiefen Ebene auch das implizite Beziehungswissen (beider) (vgl. Stern, 2005). Daraus erwächst ein »Wissen« über eine neue Form von Bezogenheit und Kontakt. Diese neuen Beziehungserfahrungen ermöglichen, dass alte Verwundungen und entwicklungshemmende Beziehungsmuster überwachsen werden können.

Grundhaltungen emotionaler Resonanz – Sein, Mit-Sein, Mitgefühl Resonanzbereitschaft, modulierte Resonanz

Sein

Der Zustand des »Seins« kann umschrieben werden mit Begriffen wie innehalten, zu sich kommen, bei sich sein, bei dem verweilen, was ist, annehmen, was ist, Gegenwärtigkeit, wesentlich werden, Achtsamkeit, Stille, Hingabe. Die Frage stellt sich dabei: Wo komme ich an, wenn ich zu mir komme, ganz bei mir bin?

Verschiedene Autor*innen der humanistischen Psychologie und spiritueller Traditionen postulieren einen inneren unzerstörbaren Kern im Menschen, einen tiefsten Urgrund, von dem wir niemals getrennt sind, und sehen diesen als das Zentrum der uns innewohnenden Gesundheit, aus dem heraus wir unser Lebendigsein und unser Verbundensein mit allem, was existiert, empfinden können; als unser innerstes Wesen, unser Selbst, unsere Essenz. Diese uns innewohnende Gesundheit erfüllt und unterstützt alle Lebensprozesse und Persönlichkeitsformen, egal wie gestört diese zu sein scheinen. Die Verbundenheit mit dem Sein ist unser natürlicher Zustand. Diesen Zustand bringen wir quasi natürlicherweise mit, er muss nicht erworben werden. Er kann aber bereits durch sehr frühe Erfahrungen verstört, verletzt, verdunkelt werden.

Franklyn Sills, ein führender Vertreter der biodynamischen Craniosakraltherapie, beschreibt in seinem Modell drei ineinander wirkende Ebenen (Sills, 2009, S. 7ff.). Diese beziehen sich auf die Entwicklung dieses Seinsgefühls in der Kindheit und gelten auch als Implikation für die therapeutische Beziehung. Als »Quelle« und »Urgrund« (»source«) bezeichnet er ein Feld von Verbundenheit und Offenheit im Kern unseres Menschseins. Das »Sein« (»being«), das daraus erwächst, ist ein spontanes Zentrum von Präsenz, von Gegenwärtigkeit, eine Empfindung von »Ich-bin«, von Achtsamkeit, Gewahrsein, von wechselseitiger Abhängigkeit und Zugehörigkeit mit allen Lebewesen. Als »Selbst« (»self«) bezeichnet er die Konstellation psychisch-emotionaler-physiologischer Prozesse, die wir gewöhnlich als »Ich-bin-das« wahrnehmen. Es ist eine dynamische Matrix von Energieaustauschprozessen, kein statischer Zustand. Durch unser »Selbst« manifestiert sich das »Sein«. Es gestaltet sich aus den verinnerlichten Neigungen, früheren Erfahrungen und Wahrnehmungen, es ist eine tonale, verkörperte Gefühlserfahrung. Von Natur aus ist das »Selbst« relational. Wenn das »Sein« seine Verbindung zum »Urgrund« behält und sich das persönliche »Selbst« um diese Verbindung herum organisiert, dann erfüllt ein Gefühl von »Kontinuität des Seins« das sich entwickelnde »Selbst«.

Sills beschreibt verschiedene Achsen von Beziehungen und Interaktionen dieser Ebenen. Wird das »Sein« vom sich entwickelten Selbstsystem als eine stabile Präsenz erfahren, erscheinen in unserem Erleben alle Lebewesen, alles Lebendige von dem einen »Urgrund« zu stammen und untereinander verbunden, nicht voneinander getrennt zu sein. Dieses Bewusstsein ermöglicht eine zwischenmenschliche »Sein-zu Sein-Verbindung«, die der Psychoanalytiker und Objektbeziehungstheoretiker Fairbairn »basic state of interbeing« und »being-to-being-interconnection« nennt. Damit meint er ein zwischenmenschliches Beziehungsfeld, welches in wechselseitigem Mitgefühl gründet (Fairbairn et al., 1994, zitiert nach Sills, 2009, S. 8). Die oberste Ebene, das »Selbst«, bezeichnet unsere personale Identität, »Ich-bin-das«, unsere Gefühle, Gedanken, Handlungen, unser Gewordensein und unser Verhalten. Ist das mütterliche/väterliche Feld eingestimmt auf das Kind und auf diese tiefere Seinsebene, d.h., können die Eltern immer wieder an diese Verbindung mit ihrem »Urgrund« anknüpfen und in ihrem eigenen »Sein« ruhen, so kann sich das Kind ebenfalls als seiend, als existent erleben und es erfährt auch das eigene Verbundensein zum tieferen »Urgrund«. Diese being-to-being-interconnection erlaubt es dem archetypischen Beziehungsfeld der Mutter oder Bezugsperson, sich auf das »Sein« des Kindes, seine inneren Zustände und Grundbedürfnisse abzustimmen. Sie erlaubt auch dem Kind, dieses Sein der Mutter zu spüren und sich so in seinem tiefsten Wesen anerkannt, wahrgenommen und geliebt zu fühlen. Winnicott beschreibt diesen Zustand des Kindes, welches in sich ruhen kann und sich der Verbundenheit sicher ist, als »Kontinuität des Seins«, als »Zustand des fortdauernden Seins« (Winnicott, 1984 [1965], S. 7, 1983 [1958], S. 168).

Dieser »Zustand des fortdauernden Seins«, welches in einem günstigen Fall als ein In-Resonanz-Sein mit sich und der Umwelt (bzw. der Bezugsperson) erlebt wird, ist grundlegend dafür, dass sich eine personale Existenz und Identität im Sinne eines »Ich-bin« aufbauen kann. Die »Kontinuität des Seins«, diese geschenkten Momente, in denen ein Mensch einfach sein darf, ohne etwas tun zu müssen, diese Zeitlosigkeit im Fühlen und Erleben, dieses Authentisch-Sein, das einhergeht mit einem Ineinander-verschränkt-Sein von (innerer) Wahrnehmung und (Ausdrucks-)Bewegung oder Handlung, kann man auch als einen schwingungsfähigen Zustand beschreiben, in dem sich der Organismus immer wieder reguliert.

Mit-Sein

Viele Menschen, die später eine therapeutische Begleitung suchen, haben in ihren frühen Erfahrungen eine auf sie abgestimmte Resonanz und feinfühlige Zuwendung nicht in ausreichendem Maß erlebt. Sie erleben Empfindungen von Bodenlosigkeit, innerer Heimatlosigkeit, Selbstentfremdung, Fremdbestimmung. Sie fühlen sich wie ohne ein inneres Zentrum, ohne innere Referenz von Halt und Geborgenheit, sie können sich selbst nicht gut spüren. Für diese oft früh entstandene Seelenverwundung gibt es meist, weil so früh erlebt, keine Worte. Die »Sprache« dieser Verwundungen ist das allem zugrunde liegende Lebensgefühl, abgeschnitten und getrennt zu sein und keinen Bezug mehr zu sich, zu anderen, zur Lebendigkeit, zu diesem »Urgrund« zu haben. Diese Menschen können emotionales Berührtsein, Kontakt und zwischenmenschliche Resonanz oft nicht wahrnehmen, nicht zulassen, nicht auslösen oder nicht regulieren. In existenziellen Situationen wie etwa einer Geburt, der Konfrontation mit einem Trauma, einer schweren, lebensbedrohlichen Krankheit, einem Verlust oder dem Sterben geht diese Rückverbindung ebenfalls oft verloren. Kommen diese Menschen in Therapie, benötigen sie vorab nicht Übungen, Techniken und therapeutische Interventionen, die primär auf Veränderung abzielen, sondern einen Resonanzraum für sich, d. h. Raum und genügend Zeit, um überhaupt erst einmal wieder ins Fühlen, ins Wahrnehmen, ins Hören und in Kontakt mit sich zu kommen. Menschen, die einen Mangel an emotionaler Resonanz in ihrer (frühen) Kindheit erlitten haben und daran leiden oder krank geworden sind, können diesen inneren Raum oft nicht aus sich selbst heraus entwickeln und ohne unser gelebtes Mit-Sein, ohne die erlebte emotionale Resonanz innerhalb der therapeutischen Beziehung nicht gesunden. »Wie *bin* ich mit dem/der Patient*in? *Wer* bin ich für den/die Patient*in?« statt »Was *mache* ich mit dem/der Patient*in?«; das ist hier die primäre therapeutische Frage. Als Therapeut*in empfiehlt es sich, hier einen Raum und Interventionen anzubieten, die aus der eigenen Verbundenheit mit der inneren Tiefe und innerer Stille, aus der Achtsamkeit für den gegenwärtigen Moment erwachsen und den Patient*innen helfen, mit sich selbst und ihrer tragenden Tiefe in Verbindung zu kommen und diese (wieder) wahrnehmen zu können.

Von der Resonanz zum Mitgefühl

Emotionale Resonanz als liebendes Mitgefühl (»compassion«) entspringt nicht zuletzt der Leidensfähigkeit des/der Therapeut*in. Die Fähigkeit, das Leid anderer

Menschen mitzufühlen, basiert wesentlich auf dem Zulassen und der Bewusstheit der eigenen Verwundung und Verwundbarkeit und erwächst letztlich aus einer zugewandten, versöhnten Haltung dem eigenen Leiden gegenüber und aus der Erfahrung der Transformation der eigenen Verwundungen. Der Begriff »compassion« geht über den Begriff Empathie hinaus und bezeichnet eine Haltung, in der ein Mensch gleichzeitig mit dem anderen von dessen Leiden ergriffen und berührt wird, dieses mit ihm gemeinsam aushält, den Ausdruck dieses Leidens zulässt (ihm also Raum gibt), ohne vorschnell etwas damit zu »machen«, es zu verändern oder »wegzutherapieren«. Damit ist eine Haltung des aktiven Mit-Seins und Mit-Leidens verbunden mit einer warmherzigen Sorge und einem Gedeihen-Wünschen, einem Wohlwollen, das am Gedeihen des anderen interessiert ist, gemeint. Dies ist etwas anderes als »Mitleid zu haben«. Neueste neurobiologische und Hirnforschungen (vgl. Singer & Bolz, 2013) bestätigen dies und zeigen auf, dass Empathie und »compassion« nicht dasselbe sind, vielmehr werden sie von unterschiedlichen biologischen Systemen und Hirnstrukturen unterstützt. Während Empathie im Sinne von Gefühlsansteckung im Gehirn Distress aktivieren und damit einen Burnout begünstigen kann, fördert das Mitgefühl durch Aktivierung des körpereigenen Belohnungssystems im Gehirn positive soziale Affekte und Resilienz.

Resonanzbereitschaft als Haltung des Lauschens

Emotionale Resonanz ist nicht »machbar«. Damit sie sich einstellen kann, braucht es eine bestimmte Haltung, die als Resonanzbereitschaft (vgl. Gindl, 2016 [2002]) beschrieben wird. Voraussetzung dafür ist ein inneres Still-Werden und Sich-Einlassen, eine Haltung des Lauschens. Lauschen meint eine nicht agierende Aktivität der Begegnung mit dem Klingenden, eine aktive Haltung von Präsenz, hinspürender Bezogenheit und liebevoller Aufmerksamkeit, mit der ich meine Wachheit für das, was sich ereignen möchte, schule, und meine Empfindungen und meine leiblich-seelische Schwingungsfähigkeit dem anderen Menschen als »Resonanzkörper« zur Verfügung stelle. Mit der Haltung des Lauschens diesem Menschen zu begegnen, ermöglicht ein »Innewerden« des Gegenübers (vgl. Buber, 1977) und schafft einen Zwischen-Raum, in dem heilsame Beziehungen wachsen können. Resonanzbereitschaft ist keine methodische Intervention, sie bildet als eine Haltung des Herzens eine Basis, aus der therapeutisch stimmige Interventionen erwachsen. Sie geht im Idealfall jeder therapeutischen Intervention voraus, liegt ihr zugrunde und begleitet sie. Resonanzbereit sein heißt, mit dem Herzen zu lauschen und dadurch den anderen Menschen in seinem Gesamten, d. h. im Aspekt seines Leidens, seiner Pathologie, seiner Behinderung, wie auch im Aspekt seiner Qualitäten und Ressourcen, wahrnehmen zu können. Dies erst ermöglicht eine heilsame Resonanzerfahrung und eröffnet eine tiefe Ebene von Mitgefühl und Verbundenheit, die beide, Therapeut*in und Patient*in, gleichermaßen erfasst und umfasst. So verstanden ist eine heilsame Resonanz nicht nur oder nicht primär eine affektive Resonanz, ein affektives Sich-Einstimmen, ein emotionales Mitschwingen, sondern im Grunde eine Begegnung auf dieser »Herzensebene«. Es ist eine erweiterte Resonanz, die sich dann einstellen kann, wenn der/die Therapeut*in selbst in ein Feld der Stille, in diesen oben erwähnten Urgrund des Seins eintritt oder sich vielmehr dieser Seinserfahrung öffnet. Sie ist in ihrem Wesen absichtslos und entspricht einem Nicht-Wollen, Nicht-Machen, Nichts-Anstreben. Menschen, die unter Resonanzlosigkeit leiden, welche letztlich ein Nicht-in-Beziehung-Sein bedeutet, können oftmals erst erreicht werden, wenn diese Energie der Stille, die aus einem »offenen Herzen« kommt, sie berührt und wieder ins Fühlen, ins Leben hereinholt, wieder in lebendige Schwingung versetzt. Anders formuliert: Erst wenn es uns als Therapeut*innen gelingt, durch die Haltung unserer Resonanzbereitschaft mit unserem eigenen »Sein« und unserem »Urgrund« in Kontakt zu kommen; wenn wir uns auf dieses Feld der Stille einlassen, kann auf einer tiefen Resonanzebene diese Stille, dieses Verbundensein mit einem tragenden »Urgrund« auch in unserem Gegenüber anklingen und er/sie kann wieder mit der ureigenen heilenden Dimension in sich selbst in Kontakt kommen. Eine hinreichend gute therapeutische Resonanzbereitschaft ist weiter charakterisiert durch Achtsamkeit (»mindfulness«). Diese Haltung der Achtsamkeit verhilft dem Menschen sowohl bei sich als auch in Kontakt mit anderen zu sein und zwischen den beiden Resonanzräumen zu oszillieren (vgl. Rytz, 2018). Darin sind Erfahrungen leiblichen Spürens eingeschlossen und auch eher zugänglich. Achtsame Selbstwahrnehmung befähigt uns, unsere Resonanz bewusst im Dienste der Patient*innen zu modulieren, indem wir sie vom rein emotionalen Mitschwingen durch eine Gefühlsansteckung unterscheiden.

Modulierte Resonanz

Damit emotionale Resonanz zu einer therapeutischen, heilsamen Erfahrung wird, bedarf es einer besonderen Art von Umgang mit der eigenen Resonanz auf Patient*innen, einer Modulation und Regulation derselben durch den/die Therapeut*in. Was in uns als Gefühlsansteckung vorerst unbewusst anklingt und mitschwingt, wird nicht unbewusst ausagiert, sondern in sich gehalten, reguliert und abgestimmt auf die jeweilige Befindlichkeit des Gegenübers und das jeweils notwendige therapeutische Handeln. Eine in diesem Sinn verstandene modulierte Resonanz ist nicht gleichzusetzen mit Harmonie. Sie schließt die Resonanzen für die Dissonanzen des anderen mit ein und kann sich z. B. in Gefühlen eigener innerer Blockiertheit, Müdigkeit, Desinteresse, Ablenkung, innerer Leere äußern. All diese Empfindungen des/der Therapeut*in können auch eine stimmige, empathische Antwort auf die (unausgesprochene) Not des/der Patient*in sein. Gelingt es dem/der Therapeut*in, diese induzierten Gefühle in sich zu »hüten« und mitfühlend zu würdigen, wie schwer sie für das Gegenüber auszuhalten sind, kann das ein erster Schritt für den/die Patient*in sein, die Resonanz des/der Therapeut*in zuzulassen und sich für diese Gefühle zu öffnen. (Emotions-)Regulation in einem intersubjektiven Verständnis ist immer ein wechselseitiger Prozess, eine Ko-Kreation, die beide Beteiligten erfasst und verwandelt (vgl. Stern, 2005). Die Modulation der eigenen Resonanz stellt somit gleichermaßen eine Wachstumschance für beide Beteiligte dar. Für Therapeut*innen ist sie auch eine ethische und professionelle Herausforderung. Stimmige Resonanz im Rahmen der Therapie ist niemals emotionale Verschmelzung. Der Prozess ist dem Zusammenspiel zweier Musiker*innen vergleichbar, die miteinander eine Klangwelt entstehen lassen; jede*r spielt ihr/sein eigenes Instrument, jedoch stets auch auf die andere Person bezogen. Es bildet sich eine Zwei-Einheit, eine dialogische Dyade, in der Abgrenzung und Gemeinsamkeit gewahrt werden, vergleichbar dem Beziehungsprozess zwischen Mutter und Kind. Modulierte Resonanz achtet auch auf das stimmige Timing und »pacing« einer Intervention. Rhythmizität und Eigenzeit gelten als Basisfaktoren lebendiger Prozesse, insofern gleichermaßen für therapeutische Prozesse. Wachstums-, Entwicklungs- und Heilungsprozesse, verstanden als eine schwingende Angelegenheit, brauchen erfahrungsgemäß ihre (Eigen-)Zeit. Nicht nur was in der Therapie geschieht oder *wie* dies geschieht, ist wichtig, sondern auch *wann* (Timing) und in welchem Zeitmaß z. B. eine therapeutische Intervention gestaltet wird.

Musik- und körperpsychotherapeutische Implikationen

Musiktherapie stellt aufgrund eines gleichermaßen materiell-physikalisch-physiologisch-akustischen und immateriell-emotional-mentalen Verständnisses von Resonanz ein zentrales Potenzial in der Vermittlung und dem Erfahrbarmachen von emotionaler Resonanz bereit. Mit ihrem nonverbalen Medium Musik (und deren Komponenten Klang, Rhythmus, Melodie, Dynamik, Form [vgl. Hegi,

2010]) vermag sie einerseits den immateriellen Aspekt eines emotionalen Resonanzgeschehens anzubahnen und auszudrücken, andererseits dieses Geschehen unmittelbar sinnlich, d. h. materiell/körperlich erfahrbar, zu vermitteln. Die Fokussierung auf die komplexe Bedeutung von Schwingungsvorgängen im Rahmen des therapeutischen Geschehens verhilft der Musiktherapie nicht nur zu einer ureigenen musikpsychotherapeutischen Theoriebildung. Resonanz, verstanden als klingendes Beziehungsphänomen, vermag darüber hinaus, auch anderen (psycho-)therapeutischen Richtungen neue Verstehensmodelle für die komplexe, außersprachliche, atmosphärisch geprägte Beziehungsgestaltung anzubieten und so zu einer erweiterten psychotherapeutisch-theoretischen Konzeptbildung beizutragen (Knoblauch, 2000; Leikert & Scharff, 2013).

In der musiktherapeutischen Arbeit wird das therapeutische Augenmerk nicht primär auf die konkret hörbaren Tonfolgen einer musikalischen Improvisation gelenkt, sondern es wird vielmehr auf »die Musik hinter der Musik« gelauscht. Besonders in der Arbeit mit ausdrucksentmutigten, emotionsleeren und isolierten Patienten*innen kann es bspw. um die Frage gehen: »Gibt es etwas hinter der Leere, hinter dem Schweigen, hinter der Resonanzlosigkeit? Was kann ich davon wahrnehmen und wie klingt dies in mir als Therapeut*in an und was ist eine stimmige Antwort?« Resonanz erfahrbar zu machen heißt dann z. B., still zu werden, genau hinzuhören und hinzuspüren, sich musikalisch auf die verborgenen, manchmal kaum wahrnehmbaren Impulse der Patient*innen einzustimmen und diese mit Stimme, mit Berührung, Blickkontakt oder mit Klängen, die einem aus diesem Mitschwingen spielenderweise zufallen, zu verstärken. Diese Impulse werden so möglicherweise zu einer Melodie geformt, Klänge oder Worte können für das kaum Wahrnehmbare gefunden werden. In diesen freien Improvisationen, diesem Spielen mit Stimme, Körper, Klang und Rhythmus kann ein intersubjektiver Austausch angebahnt und ermöglicht werden. Gemeinsam folgen Therapeut*in und Patient*in quasi einer inneren Lebensspur zum Heilenden hin. Viele Patient*innen haben eine verminderte Wahrnehmung ihrer Eigenimpulse; sie trauen ihnen nicht oder können sie nicht adäquat ausdrücken und gestalten, solange sie ihnen nicht in der Resonanz eines anderen Menschen zurückgespiegelt und erfahrbar werden.

Erst wenn diese Impulse in ein solches Beziehungsgeschehen eingebettet werden, ersterben sie nicht mehr, noch ehe der/die Patient*in sie wahrnehmen und ausdrücken kann. In meinem Buch (Gindl, 2016 [2002], S. 261ff.) finden sich dazu ausführliche exemplarische Fallvignetten.

Greenspan (1997) prägte den Begriff der »developmentally based psychotherapy«. In diesem entwicklungspsychologisch fundierten Therapiemodell geht es darum, die therapeutischen Angebote in einem gleichsam präverbalen wie verbalen Zugang auf jene Entwicklungsebenen des/der Patient*in abzustimmen, die diese*r nicht oder nur unvollständig durchlaufen hat. Musiktherapie kann in diesem Sinn als eine psychotherapeutische Methode verstanden werden, die auf einem Beziehungsmodell basiert, bei dem sich die Erfahrung und Gestaltung der therapeutischen Beziehung um jenen nonverbalen Erlebnis- und Ausdrucksbereich erweitert, der durch Klang, Rhythmus, Melodie, Dynamik, Form ausgedrückt werden kann. Die Musik als therapeutisches Medium ist klingende Beziehungsgestalt, in der sich Resonanzprozesse abbilden und ausdrücken. Nach diesem Modell besteht die therapeutische Aufgabe darin, sich auf eben jene Entwicklungsstufe innerlich einzulassen, die der/die Patient*in »beherrscht«, d.h. auf dieser Ebene ein interaktives Geschehen anzubieten und von dort aus gemeinsam mit dem/der Patient*in die Beziehungserfahrungen zu erarbeiten, die das Herausbilden neuer Ich-Entwicklungsstufen ermutigen und erleichtern. »Musik« wird im Verständnis einer »developmentally based psychotherapy« im Rahmen ihrer prosodischen Merkmale gesehen, welche eine Analogie zur musikalischen Qualität des frühen Mutter-Kind-Dialoges (bzw. Vater-Kind-Dialoges) erlauben. Diese prosodischen Phänomene wie Stimmklang, Intensität, Dynamik, Anschwellen und Abschwellen, Pacing etc. sind auch die »Bestandteile« unseres Mediums in der Musiktherapie. Der musikalische Dialog in einer so verstandenen Musiktherapie wird analog zum frühen Dialog der affektiven Abstimmung zwischen Mutter und Kind begriffen und kommt ihm sehr nahe. Solche musikalischen Dialoge können Menschen auf der Ebene anrühren, auf welcher die Ursprünge ihrer Dialogerfahrungen und deren Verletzungen liegen. Hier kann man von der Überzeugung ausgehen, dass Verletzungen, welche in Beziehung entstanden sind, nur in heilsamen Beziehungserfahrungen geheilt werden können. Dies soll auf jener Erfahrungsebene und in jener »Sprache« erlebbar sein, in der die Mangelerfahrungen vermutlich entstanden sind.

»Implizites Beziehungswissen«, gespeichert in frühen Körpererinnerungsspuren und mentalen Repräsentationen, kann in einer solchen musiktherapeutischen Arbeit wiederbelebt und einer heilsamen gemeinsamen Neugestaltung zugänglich gemacht werden. Der musiktherapeutische Zugang mit dem Fokus auf emotionaler Abstimmung, intersubjektiver Synchronisation, emotionaler Regulation soll so auch dem Anbahnen basaler Dialogfähigkeit oder dem Wiedererleben heilsamer basaler Dialogerfahrungen dienen (vgl. Schumacher, 1999). Wenn sich Therapeut*innen darin schulen und üben, resonanzbereit zu sein, hinter die Worte und Töne auf das Ungesagte zu lauschen und darin die eigentliche Botschaft des leidenden Menschen wahrzunehmen, kann eine ganzheitliche Beantwortung des Menschen gelingen. Indem Musiktherapeut*innen ihren eigenen Körper und ihre seelischen Empfindungen als Kompass benutzen und den Menschen ihre emotionale und somatische Resonanz zur Verfügung stellen, verhelfen sie ihnen zu einer heilsamen Resonanzerfahrung und unterstützen sie darin, mit ihrem ureigenen Wesenskern jenseits ihrer gefühlten Not in Kontakt zu kommen und sich in ihrem gesunden »Urgrund« wieder verbunden zu fühlen. Ganzheitliche Gesundung ermöglicht es dann, wieder resonant zu werden für das Eigene, Stimmige, zu ihnen Gehörige und sich in sich geortet und auch zugehörig zu einem größeren heilenden Ganzen zu erleben.

Literatur

Bauer, J. (2005). *Warum ich fühle, was du fühlst.* Hamburg: Hoffmann und Campe.

Bauer, J. (2019). *Wie wir werden, was wir sind. Die Entstehung des menschlichen Selbst durch Resonanz.* München: Blessing.

Buber, M. (1977). *Ich und Du.* 9. Aufl. Heidelberg: Schneider.

Buber Agassi, J. (Hrsg.). (2008). *Martin Buber Werkausgabe 10. Schriften zur Psychologie und Psychotherapie.* Gütersloh: Gütersloher Verlagshaus.

Cramer, F. (1996). *Symphonie des Lebendigen.* Frankfurt a. M.: Insel.

Fairbairn, E., Birtles, E. & Sharff, D. (1994). *From Instinct to Self. Selected Papers of W. R. D. Fairbairn.* London u. Northvale, NJ: Jason Aronson.

Fuchs, T. (2014). Verkörperte Emotionen. Wie Gefühl und Leib zusammenhängen. *Psychologische Medizin, 25*(1), 13–20. https://www.researchgate.net/publication/264541202 (01.02.2021).

Gindl, B. (2016 [2002]). *Anklang – Die Resonanz der Seele. Über ein Grundprinzip therapeutischer Beziehung.* Paderborn: Junfermann.

Greenspan, S. (1997). *Developmentally Based Psychotherapy.* Madison: International Universities Press.

Haslbeck, F. & Bassler, D. (2018). Music From the Very Beginning – A Neuroscience-Based Framework for Music as Therapy for Preterm Infants and Their Parents. *Frontiers in Behavioral Neuroscience, 5*(12), o. S. 10.3389/fnbeh.2018.00112

Hegi, F. (2010). *Improvisation und Musiktherapie.* 6., unveränderte Aufl. Wiesbaden: Reichert.

Hegi-Portmann, F., Lutz Hochreutener, S. & Rüdisüli-Voerkel, M. (2006). *Musiktherapie als Wissenschaft. Grundlagen, Praxis, Forschung und Ausbildung.* Zürich: Autoren.

Herzka, H. S., Reukauf. W. & Wintsch, H. (Hrsg.). (1999). *Dialogik in Psychologie und Medizin.* Basel: Schwabe.

Hoffmann, C. W. (Hrsg.). (2008). *Maria Menz: Gedichte.* 3 Bde. Ostfildern: Thorbeke.

Knoblauch, S. H. (2000). *The Musical Edge of the Therapeutic Dialogue.* London: The Analytic Press.

Kölsch, S. (2019). *Good Vibrations. Die heilende Kraft der Musik.* Berlin: Ullstein.

Langenberg, M. (1988). *Vom Handeln zum Be-Handeln.* Stuttgart: Gustav Fischer.

Leikert, S. & Scharff, J. M. (2013). *Korrespondenzen und Resonanzen.* Frankfurt a. M.: Brandes & Apsel.

Lipton, B. (2006). *Intelligente Zellen.* Burgrain: Koha.

Loos, G. K. (1986). *Spiel-Räume.* Stuttgart: Gustav Fischer.

Merleau-Ponty, M. (1962). *The Phenomenology of Perception.* New York: Humanities Press.

Neugebauer, L. (1998). Musik als Dialog – eine Untersuchung zu physiologischen Veränderungen während der Musiktherapie. *Musiktherapeutische Umschau, 19*, 29–43.

Nöcker-Ribeaupierre, M. (Hrsg.). (2012). *Hören – Brücke ins Leben. Musiktherapie mit früh- und neugeborenen Kindern. Forschung und Praxis.* 2., überarbeitete und erweiterte Aufl. Wiesbaden: Reichert.

Papoušek, M. (1994). *Vom ersten Schrei zum ersten Wort. Anfänge der Sprachentwicklung in der vorsprachlichen Kommunikation.* Bern: Huber.

Rosa, H. (2016). *Resonanz. Eine Soziologie der Weltbeziehung.* Berlin: Suhrkamp.

Rytz, T. (2018). *Achtsam bei sich und in Kontakt. Emotionsregulation und Stressreduktion durch achtsame Wahrnehmung.* 4., aktualisierte und ergänzte Aufl. Bern: Hogrefe.

Schäfer, A. (2018). Psychophysiologische Studie zur Erhebung der Herzratenvariabilität und Achtsamkeitssensibilisierung in der rezeptiven Musiktherapie bei Patient*innen mit depressiver Störung. *Musiktherapeutische Umschau, 39*(4), 408–410. 10.13109/muum.2018.39.4.408

Schultz, H. (Hrsg.). (1987). *Joseph von Eichendorff: Werke.* Bd. 1, *Gedichte, Versepen.* Frankfurt a. M.: Deutscher Klassikerverlag.

Schumacher, K. (1999). *Musiktherapie und Säuglingsforschung.* Frankfurt a. M.: Peter Lang.

Siegel, D. J. (2007). *Das achtsame Gehirn.* Freiamt im Schwarzwald: Arbor.

Siegel, D. J. (2010). *Der achtsame Therapeut.* München: Kösel.

Sills, F. (2009). *Being and Becoming.* Berkeley, CA: North Atlantic Books.

Singer, T. & Bolz, M. (Hrsg.). (2013). *Mitgefühl. In Alltag und Forschung.* München: Max Planck Society.

Stern, D. (1993). *Die Lebenserfahrung des Säuglings.* 3. Aufl. Stuttgart: Klett-Cotta.

Stern, D. (2005). *Der Gegenwartsmoment.* Frankfurt a. M.: Brandes & Apsel.

Stolorov, R. D., Brandchaft, B. & Atwood, G. E. (1996). *Psychoanalytische Behandlung. Ein intersubjektiver Ansatz.* Frankfurt a. M.: Fischer.

van den Bergh, B. (1990). The influence of maternal emotions during pregnancy on fetal and neonatal behavior. *Journal of Prenatal & Perinatal Psychology & Health, 5*(2), 119–130.

Wilber, K. (1996). *Eros, Kosmos, Logos. Eine Vision an der Schwelle zum nächsten Jahrtausend.* Frankfurt a. M.: Krüger.

Winnicott, D. W. (1983 [1958]). *Von der Kinderheilkunde zur Psychoanalyse.* Frankfurt a. M.: Fischer.

Winnicott, D. W. (1984 [1965]). *Reifungsprozesse und fördernde Umwelt.* Frankfurt a. M.: Fischer.

Approval, *Echo* and Being Moved. Experiences of Resonance as the Basic Principle of a Therapeutic Relationship

Summary: Emotional resonance is a certain form of interpersonal interaction, a basic experience of every interpersonal relationship. It describes an integral form of being connected with each other and includes equally an emotional, somatic, mental and spiritual level. These subtle interpersonal »vibrational events« are also a fundamental principle of the therapeutic relationship. Resonance can be experienced regardless of the ability for verbal communication, of age, of intelligence, of social and cultural background. I present a concept of music and body psychotherapy, in which the already preverbally experienced processes of mutual resonance are of key importance founded on a developmentally based understanding of psychotherapy, that focusses on the mother-infant-interaction as a process of mutual resonance and responsiveness. Therapeutic basic attitudes of »Resonanzbereitschaft« (readiness for resonance), presence, co-presence, interbeing, and modulated resonance are described.

Keywords: emotional resonance, affective attunement, preverbal dialogue, readiness for resonance, music therapy as »developmentally based psychotherapy«

Die Autorin

Barbara Gindl, Dr. phil., ist Musikpsychotherapeutin, Psychologin, Lehrmusiktherapeutin und Dozentin an der Zürcher Hochschule der Künste (Master of Advanced Studies: Klinische Musiktherapie). Weiterbildungen/Lehranalysen in Analytischer Psychologie, Musik- und Körperpsychotherapie und prä- und perinataler Traumaarbeit. Arbeitsschwerpunkte: Stationäre Psychosomatik am Ostschweizer Kinderspital St. Gallen und freie Praxis in Wil SG. Seminar- und Vortragstätigkeit.

E-Mail: gindl@musikpsychotherapie.com

Empirische Forschung zu Musikerleben

Resonanzprozesse und Synchronie beim Musik-Erleben

Wolfgang Tschacher

Jahrbuch für Psychoanalyse und Musik • Band 5 (2021), 215–229
https://doi.org/10.30820/9783837930436-215
www.psychosozial-verlag.de/pum

Zusammenfassung: Synchronie und Resonanz spielen in Zusammenhang mit Musik in verschiedener Hinsicht eine große Rolle: Musiker eines Ensembles synchronisieren sich miteinander im gemeinsamen Spiel und auch in der kollektiven Improvisation, was für Zuhörer beobachtbar ist an der koordinierten Körperbewegung. Videoanalysen können zeigen, wie ausgeprägt diese Koordination ist. Entsprechendes gilt für das Konzertpublikum, wobei das Ausmaß dieser Publikums-Synchronie als ein Zeichen des ästhetischen Erlebens angesehen werden kann. Je größer die Synchronie der Musikrezipienten untereinander, desto größer ihr Mitgehen mit und ihre Immersion in der Musik. Diese Formen von Synchronie können dadurch empirisch untersucht werden, dass die Korrelation gemessener motorischer und physiologischer Variablen berechnet wird. In bisherigen Studien fanden wir Belege dafür, dass sich Zuhörer in klassischen Konzerten signifikant hinsichtlich Herzschlag, Atmung und Hautleitfähigkeit synchronisierten. Die physiologische Synchronie war höher bei höherem Gefallen an den Musikstücken. Insgesamt ist zu beobachten, dass sich das Forschungsinteresse hin zu der Verkörperung des ästhetischen Erlebens im Sinne des Embodiment-Ansatzes verschiebt. Forschung zur empirischen Ästhetik findet zudem nicht mehr nur im Labor statt, sondern zunehmend auch im natürlichen Rahmen gemeinsam gehörter Musik, dem Konzert.

Stichworte: Embodiment, nonverbale Synchronie, physiologische Synchronie, empirische Ästhetik, Konzertforschung

Resonanz und Synchronie

Resonanz ist aus dem lateinischen *resonare* abgeleitet und bedeutet zurückklingen, widerhallen. Der Zusammenhang zwischen Resonanz und Musik ist daher ganz offensichtlich und sogar ein wenig banal, denn alles an Musik ist Resonanz: Musikinstrumente klingen nur deshalb, weil sie in Resonanz geraten. Die angestrichene Saite erzeugt eine Vibration im Körper des Streichinstruments, dieser dann in der Luft, die schließlich das Trommelfall und die Haarzellen im Ohr des Wahrnehmenden in Schwingungen versetzt – alles per Resonanz. Resonanz ist also ein physikalischer Vorgang, bei dem sich die Schwingung eines Körpers auf einen anderen Körper überträgt. Psychologisch interessant werden diese Übertragungsprozesse erst dann, wenn wir das weitere Schicksal der Schwingung betrachten. Die mechanischen Schwingungen der Luft und im Innenohr werden in neuronale und physiologische Prozesse übersetzt und schließlich als Töne und Musik wahrgenommen. Hinter der Wahrnehmungsschranke ereignet sich, unter idealen Umständen, eine Kaskade von psychischen Prozessen, die das ästhetische Erleben beim Musikhören ausmachen. Man unterscheidet dann etwa die kognitiven von den emotionalen und rein qualitativen Anteilen dieser psychischen Prozesse.

Weil in diesen psychischen Prozessen die ursprünglichen akustischen Musikstimuli noch »widerhallen«, mag man das Musik-Erleben weiterhin als Resonanz bezeichnen, aber es handelt sich um eine Resonanz im übertragenen Sinne (Rosa, 2016). In der psychologischen Forschung der vergangenen Jahre spricht man neutraler oft von Synchronie, was bedeutet, dass sich Prozesse unterschiedlichster Art »zusammen in der Zeit« ereignen. Wenn zwei Prozesse synchronisiert verlaufen, wird also nicht vorausgesetzt, dass wir es mit (regelmäßigen) Schwingungen zu tun haben, oder dass sich eine irgendwo entstandene Schwingung gerichtet auf einen anderen Körper überträgt. Daher lassen sich also Resonanzprozesse immer als Phänomene von Synchronisation auffassen, während dies umgekehrt nicht immer möglich ist.

Ein Beispiel aus der inzwischen umfangreichen psychologischen Synchronie-Literatur soll dies verdeutlichen. In einem Experiment wurden Personen, die sich vorher nie begegnet waren, zu kurzen Diskussionen in Zweiergruppen eingeladen (Tschacher et al., 2014). Diese Diskussionen wurden in Videos dokumentiert, und aus den Videos wurde das Ausmaß der Körperbewegung jeder Person über die Dauer der Interaktionen automatisiert ausgelesen (Motion Energy Analysis, MEA: Ramseyer & Tschacher, 2011). Die beiden resultierenden Zeitreihen dokumentieren also einen Aspekt des körpersprachlichen Ausdrucks, der die inhaltlichen Diskussionen begleitet: ob sich die Personen mehr oder weniger bewegen, welche Gesten sie machen und insbesondere auch, ob sie sich in der Zeit koordinieren, weil sie sich mehr oder weniger synchron bewegen. Das Ausmaß ihrer Koordination bezeichnen wir als Synchronie und kann mit statistischen Korrelationsmethoden bestimmt werden.

Die erste grundlegende Frage ist dabei, ob sich die interagierenden Personen überhaupt koordiniert haben, denn auch Zufallszeitreihen können miteinander korreliert sein. Eine Methode, die dazu entwickelt wurde, ist die Surrogat-Synchronie (SUSY), ein Computerprogramm[1], das zuerst die Synchronie der gemessenen Zeitreihen als Korrelation berechnet, dann die Originalzeitreihen segmentweise zerstückelt und daraus in derselben Weise Pseudosynchronien berechnet (Tschacher & Haken, 2019). Der Vergleich der echten Synchronie mit den Pseudosynchronien beantwortet die Frage, ob tatsächlich überzufällige Synchronie vorhanden ist, und wie ausgeprägt dieser Effekt der Synchronisierung ist. Die empirische Studie mit 84 Dyaden von Versuchspersonen zeigte, dass sie sich tatsächlich signifikant synchronisierten. Unter den weiteren Befunden war zudem, dass die Bewegungssynchronie mit der Stimmung der Interaktionspartner zusammenhing und höhere Synchronie im Gespräch positiveren Affekt nach sich zog.

In den vergangenen Jahren wurden viele Studien in der Sozialpsychologie und Psychotherapieforschung durchgeführt, die sich mit der Bedeutung von Synchronie in der sozialen Interaktion beziehungsweise in therapeutischen Gesprächen befassten. Die Tendenz, sich zu synchronisieren, zeigte sich nicht nur in der Körperbewegung, sondern auch in anderen Bereichen. Untersucht wurden verschiedene Variablen der Physiologie, wie etwa Herzaktivität, Atmung und Hautleitfähigkeit. Diese peripheren physiologischen Signale repräsentieren in unterschiedlicher Mischung die Aktivität des sympathischen und parasympathischen Nervensystems, also von körperlicher Erregung und Beruhigung. Die Hautleitfähigkeit etwa wurde in einer Studie mit Ehepaaren gleichzeitig bei beiden Partnern gemessen, während die Paare Vorteile und Probleme ihrer Beziehung besprachen (Coutinho et al., 2019). Man wies nach, dass sich fast alle Paare physiologisch synchronisierten, und bestätigte mit der SUSY-Methode die frühere Forschung zur Paarinteraktion, die besonders ausgeprägte Koordination gerade in den Problemdiskussionen fand. Physiologische Synchronie wurde auch in Therapiesitzungen erhoben (Tschacher & Meier, 2020). Ein Ergebnis dieser Forschung war, dass sich die Herzfrequenz und Atmung von Therapeutin und Klientin einander systematisch anglichen, also synchron waren.

1 Siehe: www.embodiment.ch (»Synchrony Computation«).

Die Forschung zur Synchronie fand in der Regel so statt, dass den Versuchspersonen nicht direkt mitgeteilt wurde, dass es um ihre motorische oder physiologische Koordination ging. Das bekräftigt die Auffassung, dass Synchronie ein weitgehend unbewusster und spontaner Vorgang ist, der beide Interaktionspartner erfasst. Es handelt sich also nicht um eine Form von willentlicher Imitation oder gerichteter Resonanz, sondern um einen wechselseitigen (bidirektionalen) Prozess, durch den sich ein soziales System selbst organisiert. Eine systematische Übersichtsarbeit (Wiltshire et al., 2020) fasst zusammen, dass Synchronie basierend auf physiologischen Variablen, Körperbewegung und auch stimmlichen nonverbalen Massen als soziales Phänomen existiert und mit Psychotherapie-Outcome, Empathie und der Qualität der therapeutischen Beziehung verknüpft ist.

Wenn es zutrifft, dass engagierte und affektiv positive Interaktionen zu höheren Synchronien führen, könnte der vermuteten Wechselseitigkeit oder Bidirektionalität wegen auch das Umgekehrte gelten. Tatsächlich wurde in sozialpsychologischen Experimenten gefunden, dass Synchronie induzierende Instruktionen prosoziale Einstellungen, Gemeinschaftsgefühl und Empathie nach sich zogen (z.B. Hove & Risen, 2009; Lakens & Stel, 2011). Besonders bei musikalischen Stimuli scheint Synchronie mit Sympathie, die dem synchronisierten Gegenüber entgegengebracht wird, verbunden zu sein (Stupacher et al., 2017). Daher ist auch verständlich, weshalb Synchronisierung ein wichtiger Bestandteil vieler kultureller Rituale ist, von militärischen Paraden bis zu Demonstrationen, Sportveranstaltungen, Gedenkfeiern oder Gottesdiensten.

In der heutigen Psychologie spielt das Konzept Embodiment eine große Rolle (Tschacher & Bergomi, 2011). Embodiment bezeichnet allgemein, ganz im Einklang mit dem bereits zu Synchronie Gesagten, die Bidirektionalität zwischen Geist (Kognition, Erleben, Psyche) und Körper (nonverbales Verhalten, physiologische Prozesse, Motorik). Im Kern erkennt man darin das philosophische Leib-Seele-Problem, das sich als Grundfrage von der Antike bis in die Jetztzeit zieht. Die Kognitionswissenschaft spricht auch von »4E-Kognition« (Newen et al., 2018): Kognition ist *e*mbodied (verkörpert), *e*mbedded (eingebettet in die Anforderungen und Möglichkeiten der jeweiligen Umwelt), *e*xtended (ausgedehnt: Denken mit Werkzeugen, z.B. mit Formeln, Statistiken, Diagrammen), und *e*nactive (enaktiv: Denken basierend auf dem fortlaufenden Aufstellen und Überprüfen von Hypothesen). Insgesamt grenzt sich Embodiment deutlich von der herkömmlichen Auffassung ab, dass Kognition reine Informationsverarbeitung sei. Schlagwortartig gesagt: Embodiment ist der Gegenentwurf zur Computermetapher des Geistes.

Synchronie und Musik

Wie kann man diese Leitgedanken der derzeitigen Diskussion mit Musik und Musik-Erleben verbinden? Wenden wir uns zuerst dem Zusammenhang zwischen Embodiment und musikalischem Erleben zu. Musik-Erleben ist zu einem großen Teil emotionales Erleben, Rezipienten fühlen sich häufig von Musik emotional »bewegt« (Menninghaus et al., 2015). Emotionen stellen eine wichtige Motivation dar, überhaupt Musik zu hören und Konzerte zu besuchen. Solches Sich-bewegt-Fühlen führt nicht selten sogar zu Erscheinungen wie Gänsehaut, Erschaudern und Tränen. Darin erkennt man klare Zeichen einer starken physiologischen, also körperlichen Beteiligung bei musikalischen Emotionen (Zickfeld et al., 2020). Solche Embodiment-Aspekte wurden aber bisher wenig in der musikologischen Diskussion berücksichtigt, insofern hier noch herkömmliche kognitivistische Theorien vorherrschen. Es zeichnet sich jedoch bereits ab, dass sich ein neues Verständnis herausbildet, das verkörperte und enaktive Modelle des Geistes in den Vordergrund stellt (Schiavio et al., 2016).

Das Embodiment des Musik-Erlebens wird durch die inzwischen große Zahl von (fast immer im Labor durchgeführten) Studien unterstützt, die die physiologischen Reaktionen bei der Wahrnehmung von Musik betreffen (Panksepp, 1995). Mori und Iwanaga (2017) untersuchten beispielsweise Spitzen des emotionalen Erlebens beim Hören von Musik, während derer die Hörer mit Gänsehaut und Tränen reagierten. Beides war mit physiologischen Änderungen gekoppelt, mit einer kurzfristigen Erhöhung der Herzfrequenz, Atemtiefe und Hautleitfähigkeit. Die erlebten Emotionen waren das Empfinden sowohl von Freude wie auch Traurigkeit. Solche Aktivierung scheinbar entgegengesetzter Gefühle von wehmütiger Freude angesichts von Schönheit sind charakteristisch für das emotionale Bewegtsein.

In Einklang mit diesen empirischen Arbeiten stellte Korsakova-Kreyn (2018) theoretisch dar, wie musikalische Spannungen sich in körperlich-motorische Anspannungen umsetzen. Tonale Muster in der Musik werden in physischen Mustern verkörpert, und ausgehend von dieser »tiefen Ebene« des Embodiment entstehen auf anderer Ebene ästhetische Emotionen. Auf der tiefen Ebene bildet sich also eine Synchronisation zwischen dem Wahrnehmenden und den musikalischen Tonmustern heraus, gewissermaßen als Resonanz der Musik im Körper. Auf dieser Basis lässt sich auch beschreiben, welche Dynamik entsteht, sobald mehrere Musiker ein Stück gemeinsam in der Improvisation kreieren. Walton et al. (2015) bezeichnen diesen Vorgang als die Selbstorganisation mehrerer »musikalischer Körper«, die sich im gemeinsamen Spielen wechselseitig koordinieren. Entscheidend bei dieser Form der Synchronie ist die Körperbewegung, die gleichzeitig Ausdruck der Musik ist wie auch, auf körpersprachlicher Ebene, kommunikative Information für die Mitspieler anbietet, insofern auch Eindruck ist. In der Gleichzeitigkeit von Eindruck und Ausdruck zeigt sich wieder die bereits erwähnte Bidirektionalität. Chang et al. (2019) untersuchten die Körperbewegungen von Musikern, die in einem Trio Musikstücke mit unterschiedlicher emotionaler Tönung ausführten. Sie fanden, dass der Informationsfluss, der sich aus der motorischen Koordination zwischen den Musikern berechnen lässt (als sogenannte Granger-Kausalität) mit der Expressivität der Musik verbunden war.

Kollektive rhythmische Synchronie steht auch im Vordergrund bei Live-Konzerten. Swarbrick et al. (2019) untersuchten das synchrone Mitgehen von Zuhörern in einem Popkonzert durch die Berechnung der koordinierten Körperbewegung. Es zeigte sich, dass Fans der präsentierten Band sich stärker synchronisierten. Diese motorische Synchronie war aber unabhängig von der Art der Darbietung (Live-Konzert versus Playback-Konzert derselben Titel) und der musikalischen Expertise der Hörer.

Die Synchroniewirkungen können in der Kunsttherapie zur Behandlung eingesetzt werden, etwa mit der Technik der gemeinsamen Improvisation (Brinck, 2018). Foubert et al. (2017) beschreiben den Zusammenhang zwischen der Borderlinestörung, die durch Bindungsprobleme der interpersonellen Kommunikation gekennzeichnet ist, und einer reduzierten Fähigkeit, Synchronisation in der musikalischen Improvisation während der Musiktherapie aufrechtzuerhalten. Das gemeinsame Improvisieren könnte damit als therapeutische Intervention eingesetzt werden, um interpersonelle Synchronie und damit die Bindungsfähigkeiten zu fördern (Theorell, 2016; Kirschner & Tomasello, 2010).

Synchronie im Konzert

Wir haben bisher zusammengefasst, dass sich soziale Interaktion in Form von Synchronie manifestiert, und psychische Zustände der Interaktionspartner in Zusammenhang mit der sich einstellenden Synchronie stehen. Synchronisationsphänomene spielen eine besondere Rolle im Kontext der Musik, und zwar beim Spielen und Improvisieren der Musiker wie auch im Musik-Erleben der Rezipienten. Diese Prozesse sind sämtlich verkörpert, weil sich musikalische Stimuli bereits auf einer tiefen Ebene körperlich manifestieren. Im Einklang mit dem Embodiment-Ansatz ist das Ausmaß und die Art dieser Resonanz der Musik im Körper der Zuhörer mit psychischen und emotionalen Variablen verknüpft.

Wenn wir diese Folgerungen aus der Musikforschung auf den Rahmen des Konzerts anwenden, entstehen eine Reihe von Forschungsfragen und Hypothesen. In einem aufwendigen Projekt, dem von der Volkswagenstiftung geförderten »Experimental Concert Research« (experimental-concert-research.org), werden seit 2019 solche Fragen wie auch Fragen der modernen Inszenierung von Konzerten im Bereich der klassischen Musik untersucht (Tröndle et al., 2020).

Studie A:

Im Rahmen eines dem Projekt vorausgegangenen Forschungskonzerts, das im ArtLab des Max-Planck-Instituts für empirische Ästhetik in Frankfurt am Main durchgeführt wurde, wurden den Teilnehmern eines Konzertabends verschiedene Kammermusikwerke präsentiert. Die Bühne mit den Musikern und der Zuschauerraum wurde mit drei stationären Kameras erfasst. Die Körperbewegungen der Musiker und des Publikums konnten somit anhand der Motion Energy Analysis (MEA) aus den Videos ausgelesen werden. Damit waren alle Körperbewegungen in Zeitreihen dokumentiert, auch die minimalen Bewegungen der Zuhörer. Die Methode der Surrogat-Synchronie (SUSY) erlaubte es, die Bewegungssynchronie über die Korrelation der Bewegungs-Zeitreihen zu bestimmen (Seibert et al., 2018). Es wurden die Synchronien zwischen den Musikern berechnet, die erwartungsgemäß in fast allen Stücken deutlich ausgeprägt waren. Keine Synchronie wurde zwischen den Musikern und dem Publikum gefunden. Die Publikumssynchronie, also die mittlere Synchronisation der (wenn auch kleinen) Körperbewegungen aller Zuhörer untereinander, war in einem mittleren Ausmaß gegeben. Von allen Mitgliedern des Publikums wurden nach den einzelnen Stücken Einschätzungen des eigenen Musik-Erlebens mit einem Fragebogenverfahren erbeten, womit das Gefallen an der Musik und andere Aspekte eingeschätzt wurden. Hierbei zeigten sich allerdings keine Zusammenhänge mit der Publikumssynchronie, sodass die Hypothese einer Verknüpfung zwischen Synchronie und der Wertschätzung der Musik in dieser Untersuchung nicht bestätigt wurde.

Studie B:

Im Rahmen des »Experimental Concert Research«-Projekts werden die MEA-Auswertungen durch hochauflösende und mit Infrarottechnik ausgestattete Kameras unterstützt, die auch oberhalb des Publikums und der Bühne positioniert sind (Abb. 1). Das Beispiel ist dem »sneak-preview«-Konzert mit dem Yuval-Ensemble (Radialsystem in Berlin, 10. September 2020) entnommen. Ein Beispiel für die durch MEA gewonnenen Zeitreihen, die hochaufgelöst die Bewegungen im Video quantifizieren, ist in Abb. 2 dargestellt.

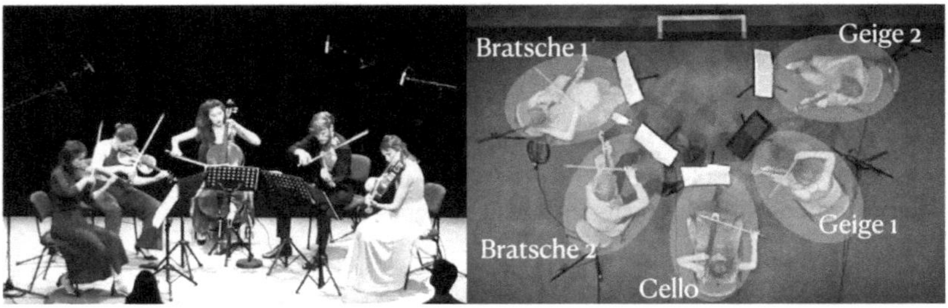

Abb. 1: Ausschnitt aus der Videoaufzeichnung der Konzertbühne, rechts aus Sicht der Topkamera. Ovale markieren den Bereich der Bewegungsmessung durch MEA.

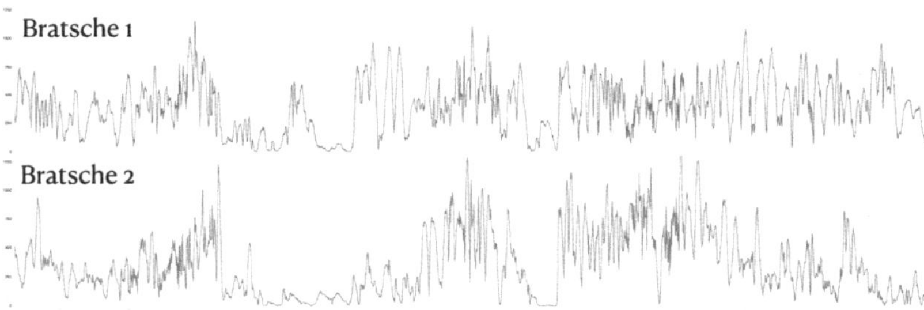

Abb. 2: Zeitreihen der Bewegungsmessung durch MEA. Die hier beispielhaft dargestellten Zeitreihen sind ein etwa zweiminütiger Ausschnitt aus einem Stück von Beethoven. Senkrechte Linien bezeichnen jeweils Fünf-Sekunden-Abstände.

MEA dokumentiert also die Bewegungen der Musiker. Abb. 2 zeigt mit bloßem Auge bereits deutlich, dass die beiden Zeitreihen ähnlich sind, und vermutlich synchronisierte Bewegungsmuster aufweisen – was selbstverständlich zu erwarten ist, denn der Bratschist und die Bratschistin spielten ja im selben Stück. Wenn die Zeitreihen erhoben sind, kann mit der SUSY-Methode die Synchronie eingeschätzt werden. Eine grafische Darstellung der zugrundeliegenden Korrelationsrechnung bietet Abb. 3.

In Abb. 3 ist deutlich, dass die grüne Kurve, die die Synchronie der echten Zeitreihen der beiden Musiker darstellt, wesentlich höher ausfällt als die Pseudo-Synchronie der Surrogate. Damit kann die extrem hohe Bewegungssynchronie der beiden hier beispielhaft gewählten Musiker quantifiziert und nachgewiesen werden.

Natürlich ist dieses Ergebnis trivial, da durch die Partitur festgelegt, und es soll hier nur zur Illustration der SUSY-Methode dienen. Interessante Anwendungen

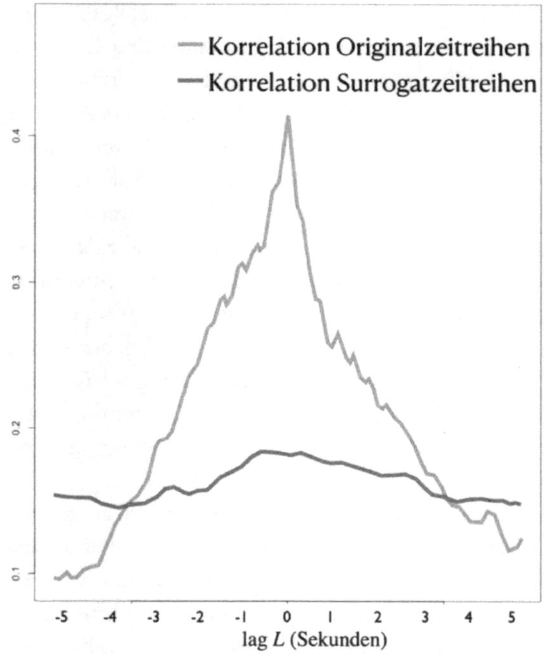

Abb. 3: Analyse der Bewegungszeitreihen durch SUSY. Y-Achse: Ausmaß der Korrelation der beiden Zeitreihen von Bratschennbsp--1 und Bratsche 2, grün (hell): empirische Daten, rot (dunkel): Zufallszeitreihen (Surrogate). X-Achse: »lag« ist die Verschiebung um bis zu 5 Sekunden der beiden korrelierten Zeitreihen gegeneinander.

können sich aber dann ergeben, wenn man etwa die Synchronie aller Musikerdyaden im Orchester mittelt und daraus die Gesamtsynchronie des Ensembles oder Orchesters je gespieltes Stück oder je Satz eines Stücks ermittelt. Im untersuchten Konzert war diese Synchronie bei Brahms sehr viel ausgeprägter als bei Beethoven und Dean. Eventuell hat dies Auswirkungen auf das Musik-Erleben im Publikum? Musikersynchronie ist sicherlich auch ein geeignetes Maß, um das Ergebnis von gemeinsamen Improvisationen im Jazz (Walton et al., 2015) oder um die in musiktherapeutischen Behandlungen erzielte Koordination einzuschätzen. Schließlich werden im Konzertprojekt die Unterschiede verschiedener Interpretationen desselben Stücks durch unterschiedliche Ensembles auch auf diese Weise zu explorieren sein.

Studie C:

Eine weitere, deutlich aufwendigere Studie wurde im Rahmen des »Experimental Concert Research«-Projekts ebenfalls im ArtLab des Max-Planck-Instituts durchgeführt. Die Ergebnisse aus dieser Konzertreihe mit drei aufeinanderfolgenden Konzerten mit Werken von Ludwig van Beethoven, Brett Dean und Johannes

Brahms sind in Czepiel et al. (2020, eingereicht) und Tschacher et al. (2020, eingereicht) dargelegt. Von insgesamt 98 Personen, die je eines der drei Konzerte besuchten, wurden physiologische Daten abgeleitet. Es wurde die Herzfrequenz (HR, *heart rate*, also Pulsfrequenz), die Atemfrequenz (RR, *respiration rate*, wie oft ein- und ausgeatmet wird) und die Hautleitfähigkeit (SCR, *skin conductance response*) erhoben. Diese physiologischen Maße wurden mit hoher Auflösung gemessen und anschließend für jeden einzelnen Takt der Musik zusammengefasst; dadurch entstanden Zeitreihen aus natürlichen Zeiteinheiten, im Falle des Beethoven-Stücks beispielsweise aus 1.185 aufeinanderfolgenden Werten. Außerdem füllten die Studienteilnehmer nach jedem Stück einen kleinen Fragebogen aus. Auf das jeweils gerade gehörte Stück bezogen, wurde das Musik-Erleben durch die Skalen »Wertschätzung« und »Verbundenheit« zur Musik eingeschätzt. Am Ende jedes Konzerts wurde zusätzlich das gesamte Konzert bewertet durch die Skalen »Wertschätzung des Konzerts«, »angemessene Dauer« sowie »gestört durch Datenerhebung«.

In der Studie von Tschacher et al. (2020) wurden zwei Hypothesen aufgestellt und überprüft. Die erste betraf die physiologische Synchronie des Publikums und lautete: Zuhörer reagieren physiologisch auf die Musik und dies führt zu signifikanter Synchronie. Die zweite Hypothese sagte voraus, dass solche Publikumssynchronie eine Art von Immersion misst, also Aspekte des Musik-Erlebens repräsentiert und daher mit den Einschätzungen der Wertschätzung assoziiert sein würde.

Die Publikumssynchronie wurde definiert als die mittlere Ausprägung der Synchronien aller Dyaden im Publikum. Dies erforderte, etwa bei einer Publikumsstärke von 30 Personen im Konzert, die Berechnung von 30 x 29 /2 = 435 Synchronien. Die Bedeutung dieser Synchronie ist eine andere als die in sozialen Interaktionen entstehende Interaktionssynchronie, da die einzelnen Publikumsmitglieder nicht direkt miteinander interagieren, ja sich im abgedunkelten Konzertsaal zumeist nicht einmal wahrnehmen können. Ihre Synchronisierung ist einzig erklärlich durch die gemeinsam erlebte Musik, weswegen es sich hier um Resonanzsynchronie im Sinne von induzierter Synchronie handelt.

Die Publikumssynchronie wurde differenziert für jedes physiologische Signal (HR, RR, SCR), Stück (Beethoven, Dean, Brahms) und Konzert (C1, C2, C3) gerechnet. Hypothese 1 wurde dadurch klar bestätigt, dass in fast allen Signalen von C1 und C2 signifikante Synchronie vorhanden war. Das dritte Konzert ergab weniger Synchronie, die Besucher dieses Konzert fühlten sich auch mehr gestört durch die Messapparaturen. Hypothese 2 wurde ebenfalls bekräftigt: in Regressionsmodellen ergab sich, dass die Evaluation der Stücke mit den Synchronien verknüpft war. SCR-Synchronie und Atemsynchronie waren mit höheren Werten der Wertschätzung verbunden, Herzfrequenzsynchronie mit Verbundenheit. Auf Ebene der Gesamteinschätzung der drei Konzerte zeigte sich ein ähnliches Bild. Wertschätzung des Konzerts und angemessene Dauer sagten SCR-Synchronie voraus, »gestört durch Datenerhebung« führte zu reduzierter Atemsynchronie. Es konnte also gezeigt werden, anders als im Fall der Bewegungssynchronie in Studie A, dass Synchronie auf physiologischer Basis bedeutsam mit dem berichteten Musik-Erleben korrelierte.

Diskussion

Insgesamt erscheint es, dass der Embodimentansatz einen gangbaren und vielversprechenden Weg eröffnet, Musik-Erleben zu untersuchen und zu verstehen. Wie auch in der Kunstforschung insgesamt, geht die Entwicklung weg von einer überwiegend kognitiv und soziologisch verstandenen Auffassung vom »gelehrten Geschmack« (Bourdieu, 1982) hin zu einem tieferen Verständnis des individuellen, emotionalen und verkörperten Erlebens von Kunst und Musik. Technische Fortschritte der ambulanten Datenerhebung erlauben es heute, genauer und detaillierter hinzuschauen, was beim ästhetischen Erleben vor sich geht (Tröndle et al., 2014). Dabei ergeben sich deutliche Hinweise auf die Verkörperung dieses Erlebens, was sich in der physiologischen Synchronisierung des Konzertpublikums zeigt, und was man als Konzertbesucher als motorische Synchronie der Künstler auf der Bühne direkt wahrnehmen kann. Die neuen Datenerhebungsmethoden ermöglichen auch, die Forschung aus dem Labor der Kunstpsychologen in die Orte zu tragen, in denen Kunsterleben stattfindet, also in die Gemäldegalerie oder das Konzert. Die damit gewonnene ökologische Validität kann zu einem klareren Bild führen, weil das Erleben in der authentischen Konfrontation mit der Aura eines Gemäldes oder der Atmosphäre eines Konzertsaals mit präsenten Musikern erfasst wird.

Nicht der gesellschaftlich zugeordnete Status im Sinne des Bourdieuschen Habitus ist allein entscheidend für ästhetischen Genuss, und entscheidend ist auch nicht, was der Betrachter kognitiv meint, gut finden zu müssen. In einer Studie zur bildenden Kunst erhoben wir die Kunstaffinität der Besucher, um den Einfluss des kognitiven Wissens und des Habitus auf das Erleben zu untersuchen (Tröndle & Tschacher, 2016). Erwartungsgemäß fanden kunstgebildete Menschen etwa die »Schönheit der Kunst« nicht besonders wichtig. Kunstaffine in unserer Untersuchung hatten entsprechend vor dem Ausstellungsbesuch ihre Erwartung, die Schönheit von Kunst zu erleben, vehement verneint, nach der Ausstellung berichteten sie jedoch oft von eben diesem ästhetischen Erleben. Bei den objektiven physiologischen Messgrößen und beim motorischen Verhalten in der Ausstellung zeigte sich überhaupt kein Unterschied zwischen mehr oder weniger kunstaffinen Rezipienten. Man kann daher vermuten, dass kognitives Wissen zwar die Erwartungen an Kunst beeinflusst, aber kaum Einfluss auf das tatsächliche Kunst-Erleben nimmt. Der Einfluss der reinen Kognition auf Kunst-Erleben und Schönheit liegt wohl hauptsächlich im Auge des (kunstaffinen) Betrachters. Was wirklich zählt, ist das im Körper verankerte ästhetische Erleben.

Literatur

Bourdieu, P. (1982). *Die feinen Unterschiede. Kritik der gesellschaftlichen Urteilskraft.* Frankfurt a. M.: Suhrkamp.

Brinck, I. (2018). Joint improvisation in the arts practices: Entrainment, engagement, and expert skill. *UC Irvine: A Body of Knowledge Conference.* https://escholarship.org/uc/item/8dd5979n#author (29.01.2021).

Chang, A., Kragness, H.E., Livingstone, S.R., Bosnyak, D.J. & Trainor, L.J. (2019). Body sway reflects joint emotional expression in music ensemble performance. *Scientific Reports, 9*(1), 205. 10.1038/s41598-018–36358–4

Coutinho, J.F., Oliveira-Silva, P., Ferrnandes, E., Gonçalves, O.F., Correia, D., Perrone McGovern, K. & Tschacher, W. (2019). Psychophysiological synchrony during verbal interaction in romantic relationships. *Family Process, 58*, 716–733. 10.1111/famp.12371

Czepiel, A., Fink, L.K., Fink, L.T., Wald-Fuhrmann, M., Tröndle, M. & Merrill, J. (2020). Synchrony in the periphery: inter-subject correlation of physiological responses during live music concerts. *bioRxiv preprint.* 10.1101/2020.09.01.271650

Foubert, K., Collins, T. & de Backer, J. (2017). Impaired maintenance of interpersonal synchronization in musical improvisations of patients with borderline personality disorder. *Frontiers in Psychology, 8*(537). 10.3389/fpsyg.2017.00537

Hove, M.J. & Risen, J.L. (2009). It's All in the Timing: Interpersonal Synchrony Increases Affiliation. *Social Cognition, 27*(6), 949–960. 10.1521/soco.2009.27.6.949

Kirschner, S. & Tomasello, M. (2010). Joint music making promotes prosocial behavior in 4-year-old children. *Evolution and Human Behavior, 31*(5), 354–364. 10.1016/j.evolhumbehav.2010.04.004

Korsakova-Kreyn, M. (2018). Two-level model of embodied cognition in music. *Psychomusicology: Music, Mind, and Brain, 28*(4), 240–259. 10.1037/pmu0000228

Lakens, D. & Stel, M. (2011). If they move in sync, they must feel in sync: Movement synchrony leads to attributions of rapport and entitativity. *Social Cognition, 29*(1), 1–14. 10.1521/soco.2011.29.1.1

Menninghaus, W., Wagner, V., Hanich, J., Wassiliwizky, E., Kuehnast, M. & Jacobsen, T.

(2015). Towards a psychological construct of being moved. *PLoS One, 10*(6), e0128451. 10.1371/journal.pone.0128451

Mori, K. & Iwanaga, M. (2017). Two types of peak emotional responses to music: The psychophysiology of chills and tears. *Scientific Reports, 7.* 10.1038/srep46063

Newen, A., De Bruin, L. & Gallagher, S. (Hrsg.). (2018). *The Oxford Handbook of 4E Cognition.* Oxford: Oxford University Press.

Panksepp, J. (1995). The emotional sources of »chills« induced by music. *Music Perception, 13,* 171–207.

Ramseyer, F. & Tschacher, W. (2011). Nonverbal synchrony in psychotherapy: Coordinated body movement reflects relationship quality and outcome. *Journal of Consulting and Clinical Psychology, 79*(3), 284–295. 10.1037/a0023419

Rosa, H. (2016). *Resonanz. Eine Soziologie der Weltbeziehung.* Berlin: Suhrkamp.

Schiavio, A., van der Schyff, D., Cespedes-Guevara, J. & Reybrouck, M. (2016). Enacting musical emotions. Sense-making, dynamic systems, and the embodied mind. *Phenomenology and the Cognitive Sciences, 16,* 785–809. 10.1007/s11097-016-9477-8

Seibert C., Greb F. & Tschacher, W. (2018). Nonverbale Synchronie und Musik-Erleben im klassischen Konzert. *Jahrbuch Musikpsychologie, 28.* 10.5964/jbdgm.2018v28.18

Stupacher, J., Wood, G. & Witte, M. (2017). Synchrony and Sympathy: Social Entrainment with Music Compared to a Metronome. *Psychomusicology: Music, Mind, and Brain, 27*(3), 158–166. 10.1037/pmu0000181

Swarbrick, D., Bosnyak, D., Livingstone, S.R., Bansal, J., Marsh-Rollo, S., Woolhouse, M.H. & Trainor, L.J. (2019). How live music moves us: Head movement differences in audiences to live versus recorded music. *Frontiers in Psychology, 9*(2682). 10.3389/fpsyg.2018.02682

Theorell, T. (2016). Growing evidence supports the positive impact of music on child health. *Acta Paediatrica, 105*(10), 1119–1120. 10.1111/apa.13518

Tröndle, M., Greenwood, S., Kirchberg, V. & Tschacher, W. (2014). An integrative and comprehensive methodology for studying aesthetic experience in the field: Merging movement tracking, physiology, and psychological data. *Environment and Behavior, 46*(1), 102–135. 10.1177/0013916512453839

Tröndle, M., Greenwood, S., Ramakrishnan, C., Uhde, F., Egermann, H. & Tschacher, W. (2020). Integrated methods: A call for integrative and interdisciplinary aesthetics research. In M. Nadal & O. Vartanian (Hrsg.), *Oxford Handbook of Empirical Aesthetics.* Oxford: Oxford University Press.

Tröndle, M. & Tschacher, W. (2016). Art affinity influences art reception (in the eye of the beholder). *Empirical Studies of the Arts, 34*(1), 74–102. 10.1177/0276237415621187

Tschacher, W. & Bergomi, C. (Hrsg.). (2011). *The Implications of Embodiment: Cognition and Communication.* Exeter: Imprint Academic.

Tschacher, W., Greenwood, S., Egermann, H., Wald-Fuhrmann, M., Czepiel, A., Tröndle, M. & Meier, D. (2020). *Physiological Synchrony in Concert Audiences.* Im Erscheinen.

Tschacher, W. & Haken, H. (2019). *The Process of Psychotherapy: Causation and Chance.* Cham: Springer Nature.

Tschacher W. & Meier D. (2020). Physiological synchrony in psychotherapy sessions. *Psychotherapy Research, 30,* 558–573. 10.1080/10503307.2019.1612114

Tschacher, W., Rees, G. M., & Ramseyer, F. (2014). Nonverbal synchrony and affect in dyadic interactions. *Frontiers in Psychology, 5*, o. S. 10.3389/fpsyg.2014.01323

Walton, A. E., Richardson, M. J., Langland-Hassan, P. & Chemero, A. (2015). Improvisation and the self-organization of multiple musical bodies. *Frontiers in Psychology, 6*(313), o. S. 10.3389/fpsyg.2015.00313.

Wiltshire, T. J., Philipsen, J. S., Trasmundi, S. B., Jensen, T. W. & Steffensen, S. V. (2020). Interpersonal coordination dynamics in psychotherapy: A systematic review. *Cognitive Therapy and Research, 44*, 752–773. 10.1007/s10608-020-10106-3

Zickfeld, J. H., Arriaga, P., Santos, S. V., Schubert, T. W. & Seibt, B. (2020). Tears of joy, aesthetic chills and heartwarming feelings: Physiological correlates of Kama Muta. *Psychophysiology, e13662*, o. S. 10.1111/psyp.13662

Resonance and Synchrony in Experiencing Music

Abstract: Synchrony and resonance are introduced as core concepts in the context of music: Musicians of an ensemble synchronize themselves while playing and improvising, which results in coordinated body movement visible to their audience. Video analyses can substantiate the degree of this coordination. In analogy, audiences likewise become synchronized and the extent of audience synchrony yields measures of aesthetic experience and appreciation – the higher the synchrony in the audience, the stronger the entrainment by, and the immersion in the music. The various kinds of synchrony can be assessed empirically by the correlation of measured motoric and physiological variables. In recent studies, we found evidence that listeners of classical concerts were significantly synchronized with respect to their heart rate, respiration and electrodermal activity. Physiological synchrony was associated with the appreciation of music pieces. In sum, we may recognise that the focus of research interest is currently shifting towards the embodiment of aesthetic experience. Research in empirical aesthetics is increasingly conducted not only in the laboratory but also in the natural frame of collective listening, the concert.

Keywords: embodiment, nonverbal synchrony, physiological synchrony, empirical aesthetics, concert research

Der Autor

Wolfgang Tschacher ist Professor für Psychologie an der Universität Bern. Frühere Tätigkeiten umfassen: Fellow am Freiburg Institute for Advanced Studies der Universität Freiburg und Präsident des European Chapter der Society for Psychotherapy Research, Organisator und Mitbegründer der seit 1990 laufenden Konferenzreihe »Herbstakademie«. Seine Arbeitsschwerpunkte sind: Psychotherapieforschung, Forschung im Bereich Embodiment/Leiblichkeit, interpersonelle Synchronie, Kunstpsychologie. Quantitative Forschung zur Komplexitätstheorie. Er ist Autor und Herausgeber zahlreicher Fachartikel und Bücher, u. a. *Prozessgestalten* (1997), *The Implications of Embodiment* (2010), *The Process of Psychotherapy – Causation and Chance* (2019).

E-Mail: wolfgang.tschacher@upd.unibe.ch

Unterschiede in der emotionalen Wahrnehmung freier Improvisation zwischen den Musizierenden und Rezipierenden

Christopher Mahlstedt

Jahrbuch für Psychoanalyse und Musik • Band 5 (2021), 231–252
https://doi.org/10.30820/9783837930436-231
www.psychosozial-verlag.de/pum

Zusammenfassung: Resonanz zwischen Musizierenden und Rezipierenden zeigt sich in vielen Formen: in Zwischenrufen, in Applaus, innerhalb der Improvisationen von Jazzmusikern, in Gesten oder Mimik und auch in sich anschließenden Gesprächen. Aufbauend auf der 2015 publizierten Studie »Comparing perceived emotions while playing and listening to music« (Mahlstedt et al., 2015) werden Analysen vorgestellt, die anhand von Fragebögen, visualisierten Emotionsverläufen und musikalischen Analysen unterschiedliche Resonanzprozesse sichtbar machen. Im Fokus stehen die Momente differenten Erlebens der Beteiligten und die Einflussfaktoren für Veränderungen des Erlebens: Es wird gezeigt, wie die von Fisher (1954, 1956) und Friedman (1960) herausgearbeiteten Transformationsmechanismen auch bei freier Improvisation die affektive Konstellation der Beteiligten zu der erklingenden Musik verändern. Resonante Veränderungen der Valenz bei den Rezipierenden können als analoge oder sekundäre Phänomene beobachtet werden – dann, wenn die Musizierenden resonant miteinander interagieren.

Stichworte: Resonanz, Improvisation, emotionale Wahrnehmung, Begegnungsmoment, Transformationsmechanismen

Einleitung

Mit dem Titel dieses Beitrags möchte ich nicht nur auf die vielfältigen Formen von Resonanzprozessen anspielen, vielmehr soll das Spannungsfeld der emotionalen Wahrnehmung zwischen Musizierenden und Rezipierenden – vermittelt durch musikalische Improvisation – näher erforscht werden. Dabei werden neben Unterschieden auch Gemeinsamkeiten des Erlebens sichtbar. Unterschiedliche Resonanzschemata, die hier im Text dargelegt werden, verdeutlichen dies. Einleitend jedoch muss zunächst der Frage nachgegangen werden: *Wie können interaktive Prozesse im Spannungsfeld Emotionen, Musik und Resonanz überhaupt konzipiert werden?*

An dieser Stelle einen umfassenden Überblick zu Emotionstheorien zu geben, ist im Rahmen dieses Beitrags nicht möglich. Verwiesen werden soll deshalb insbesondere darauf, dass zunehmende Einigkeit darüber besteht, »Emotionen als Prozesse zu verstehen, an denen verschiedene Reaktionskomponenten bzw. Subsysteme beteiligt sind« (Scherer, 1984, 1990, 2000 und Krause, 2012, zitiert nach Benecke, 2014, S. 42). Plassmann (2019) beschreibt, wie diese Prozesse vermittelt werden und führt damit sogleich die Themen Emotionen und Resonanz zusammen: »Emotionen werden intersubjektiv auf dem Wege der Resonanz wahrgenommen« (ebd., S. 67). Spezifischer im Hinblick auf den Resonanzprozess umschreibt Plessner, dass dieser zwischen Reaktion und Antwort zu verorten sei. Er sagt:

> »Als durchstimmende Angesprochenheit steht das Gefühl […] zwischen ›Reaktion‹ und ›Antwort‹. Für eine Reaktion […] ist es zu lose mit dem Anlass verknüpft. Es wird nicht einfach (von einem Reiz) ausgelöst und gleichsam in Gang gebracht, sondern eine Qualität ›spricht‹ zum Menschen und weckt in ihm eine Resonanz« (zitiert nach Herzfeld-Schild, 2017, S. 132).

In einem ähnlichen Sinne verweisen Carver und Scheier darauf, dass es implizite Voraussetzungen dafür gibt, wann Emotionen beim Anderen hervorgerufen werden: »In the paradigmatic case, an emotion is aroused when an event is appraised as having the capacity to affect the goals of the perceiver somehow« (zitiert nach Juslin & Västfjäll, 2008, S. 560). Jene, die zielgerichtet »empfangen« und affiziert werden, tun dies nicht ohne Weiteres – es ist ein bestimmtes Format erforderlich, damit dies gelingen kann!

Als ich im Januar 2019 den »Call for Papers« für das 11. Symposium der Deutschen Gesellschaft für Psychoanalyse und Musik e. V. las, resonierte da etwas sehr vertraut in mir. So habe ich im Studium an der International Psychoanalytic University (IPU) Berlin Fragestellungen verfolgt, die mich als Jazzmusiker viele Jahre begleiteten. Im Rahmen eines empirischen Forschungspraktikums unter der Leitung von Prof. Richard Georgi stellte ich gemeinsam mit meinen Mitstudierenden Rilana Maria Kühn, Bahar Tajdini, Caren Vogler und Ricarda Wohlfeil die Forschungsfrage auf: »Werden die Gefühle der Musiker durch das Musizieren auf die Zuhörer übertragen?« Um uns dieser Fragestellung zu nähern, konnten wir verschiedene Probanden für unsere Studie gewinnen: Zum einen vier professionelle Jazzmusiker, die frei miteinander improvisierten, zum anderen 32 Studierende der IPU als Rezipierende. Wir strebten damit nicht im engeren Sinne eine »psychoanalytische Untersuchung« an, die Forschung bewegte sich vielmehr im Bereich der systematischen Musikwissenschaft. Der Titel unseres Forschungsprojekts lautete: »Comparing perceived emotions while expressing and listening to music«. In der Verschriftlichung meines Vortrages zum 11. Symposium der DGPM e.V. werde ich Ihnen zum einen die Studie von 2015 näher vorstellen, zum anderen aber auch neue Daten präsentieren.[1] Schließlich sollen die Ergebnisse im Kontext der Fragestellungen des Symposiums »Resonanzprozesse zwischen Werk und Biografie in Musikproduktion und -rezeption« verortet werden. Dazu möchte ich anhand der verwendeten Forschungsmethoden Resonanzprozesse sichtbar und Theorie verständlich machen.

Theorie

Ein kurzer theoretischer Überblick zu Resonanz, Transformationsmechanismen und improvisierter Musik soll genügen, um im Anschluss verschiedene Resonanzprozesse anhand von Daten zu untersuchen.

Resonanzfacetten

Dem eingangs beschriebenen Prozess von intersubjektiv hergestellter Emotionalität kann man sich weiter über die Konzeptionalisierung von Resonanz annähern. Da der Resonanz-Begriff jedoch unterschiedlich Verwendung findet, möchte ich mich nur auf wenige, aber für das spätere Verständnis wichtige Aspekte beziehen:

1 Für das Vertrauen der Forschungsgruppe, die Daten der Studie für weitere Arbeiten zu verwenden, möchte ich mich an dieser Stelle noch einmal herzlich bedanken!

a) Resonanz ist ein physikalisches Phänomen, das hörbar wird, vergleichbar einer mitschwingenden Saite. Typisch ist jedoch auch eine »Marge der Ungenauigkeit« – die Eigenfrequenz der anzuregenden Saite muss nur annähernd mit der gespielten Saite übereinstimmen (Breyer & Gerner, 2017, S. 34).
b) Als Resonanz können wir die »emotionale Reaktion des Hörers auf ein Stück« (ebd., S. 35) verstehen.
c) Die Synchronisierung von Körperbewegungen und die Interaffektivität stellen Resonanzprozesse dar, ebenso wie die Interaktion mit einem Instrument – die zu sogenannten »flow«-Erlebnissen (ebd.) führen kann.
d) Es gibt ein Spektrum möglicher Auslöser und Medien der Resonanz (z. B. Tonträger, Kommunikationskanäle oder Musikinstrumente).
e) Ein »Spielraum der Abweichung und der kreativen Emergenz« (ebd.) ist erforderlich, damit Resonanz möglich wird.

Um die Veränderung der emotionalen Wahrnehmung von Musizierenden und Rezipierenden im Verlaufe einer Tonaufnahme mit improvisierter Musik zu analysieren und als Folge eines Resonanzprozesses zu betrachten, bilden nicht nur die erstgenannten Kennzeichen (a–d) eine Voraussetzung. Bedeutsam ist vor allem das, was sich unter e als »Spielraum der Abweichung und der kreativen Emergenz« (ebd.) beschreiben lässt. Denn hieran ist die Frage anzuknüpfen: *Wie kann dieser »Spielraum« also wahrnehmbar ausgestaltet werden, sodass Resonanz hervorgerufen wird?*

Transformationsmechanismen

Stanley Friedman weist in dem Standardwerk *Psychoanalyse und Musik. Eine Bestandsaufnahme* (1960) darauf hin, dass die in den Forschungsarbeiten von Fisher (1954, 1956) zu Träumen und Imaginationen erstellte Liste von Transformationen auch auf Musik übertragbar ist. Er bezieht sich auf musikalische Themen klassischer Musik, die er als Beispiele heranzieht, und zeigt Mechanismen der Veränderung innerhalb der Kompositionen auf, denen er eine im Primärprozess verwurzelte Qualität zuspricht. Folgen wir der Hypothese, dass die von Friedman beschriebenen Mechanismen über eine größere Allgemeingültigkeit verfügen und auch auf freie Improvisation übertragbar sind, so lassen sich diese nun heranziehen, um den Resonanz hervorrufenden »Spielraum der Abweichung« auszuformulieren und für die späteren Analysen anwendbar zu machen. Eine verkürzte Auswahl der *Transformationsmechanismen* nach Friedman sei dazu hier abgebildet:

a) Größenveränderungen, sowohl longitudinal (Themen/Motive) als auch vertikal (z.B. Lautstärke)
b) Verdopplungen und Vervielfachungen von Wahrnehmungsinhalten (z.B. Themenfragmente), diese erhöhen die affektive Qualität!
c) Figur-Grund-Wechsel: Beispielsweise, wenn eine Instrumentengruppe, die bisher thematisch im Vordergrund gespielt hat, in den Hintergrund rückt, und eine andere Instrumentengruppe in den thematischen Vordergrund rückt.
d) Veränderungen der Gestalt: Diese können sich beispielsweise am Rhythmus oder an einzelnen Noten des Themas zeigen.

Ich fasse zusammen: Diese Mechanismen implizieren und evozieren das, was zuvor als »Marge der Ungenauigkeit« und »Spielraum der Abweichung und kreativen Emergenz« (Breyer & Gerner, 2017, S. 34) beschrieben wurde und deshalb Resonanz erzeugt![2]

Improvisierte Musik als Gegenstand resonanter Interaktion

Frei improvisierte Musik als Gegenstand resonanter Interaktion zu konzeptualisieren wird durch folgende Eigenarten begünstigt: Bei freier Improvisation ist die Aufmerksamkeit nicht an Vorgegebenes (z.B. Noten) gebunden. Es wird frei aus dem Moment heraus miteinander improvisiert. Implizit spielt Negation dabei eine wichtige Rolle – insofern als die Musiker musikalische Klischees, *licks*[3] und klare Tonalitäten meiden. Dadurch wird auch eine unmittelbare, genuine Interaktion ermöglicht, in denen emotionale Qualitäten kommuniziert werden können. Wir können aufgrund der zu kreierenden Musik von einem gemeinsamen Aufmerksamkeitsfokus und einem koordinierten wechselseitigem Engagement von zwei (bzw. hier mehreren) Individuen in Bezug auf eine Entität ausgehen. Dies wird in

2 Der Resonanzbegriff selbst ist so unscharf, dass im Allgemeinen in jedem eine andere Vorstellung von seiner Bedeutung auftaucht und er auf diese Weise Resonanz erzeugt. Dieses Prinzip der *Resonanz der Resonanz* beschreibe ich später anhand musikalischer Ereignisse.

3 Mit dem Begriff *lick* ist eine musikalische Phrase gemeint, auf die in unterschiedlichen Solokontexten zurückgegriffen wird und die dadurch wiedererkennbar ist.

der Säuglingsforschung als *joint attention* bezeichnet (Tomasello, 1995). Hier wäre diese im Fokus stehende Entität die gemeinsam musizierte Musik im Moment des Improvisierens. Ein musizierender Teilnehmer der Studie von 2015 differenziert und relativiert die komplexen, prozesshaften Zusammenhänge folgendermaßen:

> »For me, the emotions connected with playing music are not that concerned with musical reactions. Improvised music is better served by active listening and sound reactions rather than emotional reactions. Emotional reactions for me come more into play when you've played with someone for a long time and know them very well, and then more as a tool to break things up and change the nature of the interplay.«

Durch das Zitat wird deutlich, dass auch Vertrautheit die Form resonanter emotionaler Reaktionen beeinflusst und aktives Zuhören sowie bewusst gesteuertes Spielen mit musikalischen Mitteln wichtige Bestandteile dieser Interaktionen sind.

Aus Sicht des Kritikers John Corbett kann der Prozess des Rezipierens freier Improvisation auch mit der einer Aufgabe verglichen werden: *»Der Weg vom Lärm zur Musik muss nicht vom Musiker, er muss vom Hörer gegangen werden. Erst seine Analyse bringt Ordnung in die Klänge«* (zitiert nach Bissig, 2016).

Datenmaterial und Studiendesign

Für die Analyse verschiedener Resonanzprozesse greife ich auf das Datenmaterial der genannten Studie (Mahlstedt et al., 2015) zurück und stelle dazu im Folgenden das Studiendesign kurz vor.

Zu den Probanden der Studie zählten vier professionelle Jazzmusiker aus der Berliner Jazzszene sowie 32 Studierende der International Psychoanalytic University (IPU). Letzteren kam primär die Rolle der Rezipierenden zu. Der Ablauf der Studie lässt sich wie folgt zusammenfassen:

In einer ersten Phase wurden die Musizierenden nach einer kurzen Einspielphase instruiert, frei miteinander zu improvisieren, dabei ihre Emotionen wahrzunehmen und in die Improvisation einfließen zu lassen. Nach »gefühlten drei bis vier Minuten« sollten sie die Improvisation selbstständig beenden. Im Anschluss daran rekonstruierten die Musiker anhand der aufgenommenen Improvisation und mithilfe der Software »EMuJoy« (Nagel et al., 2007), wie sie sich beim Spielen gefühlt hatten. Dies taten sie mithilfe einer Cursor-Navigation, anhand derer sie ihre Valenz und ihr Arousal beim Hören der Aufnahme (s. Abb. 1) evaluierten. Auf diese Weise wurde elektronisch rekonstruiert, ob sie sich beim

Spielen der Musik zu unterschiedlichen Messzeitpunkten positiv (bzw. gut) oder negativ (bzw. schlecht) fühlten und dabei ihre Erregung hoch oder niedrig war.

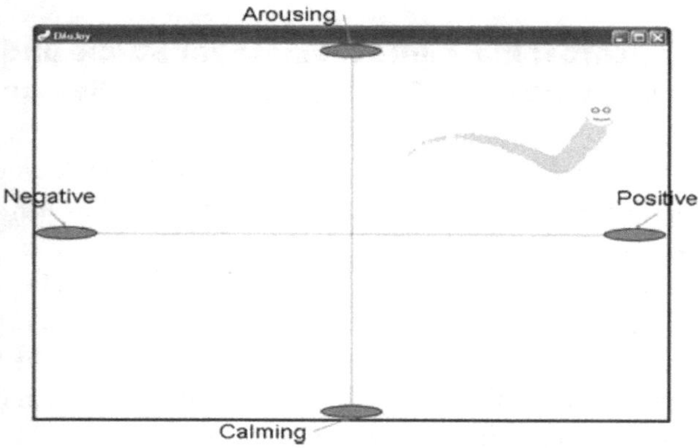

Abb. 1: Durch die Verwendung der Software EMuJoy wurde »Emotion« im Sinne eines zweidimensionalen Emotionsmodells als Valenz und Arousal operationalisiert. Die Abbildung, entnommen aus Nagel et al. (2007), zeigt das EMuJoy-Koordinatensystem, in dem auf der horizontalen Achse die Valenz der Emotion von negativ bis positiv erfasst und auf der vertikalen Achse das Arousal von ruhig bis erregt gemessen wird.

Darüber hinaus füllten die Probanden verschiedene Fragebögen aus. Vor und nach der Improvisation diente der *PANAS* (Positive and Negative Affect Schedule), ein Fragebogen mit 20 Items, zur Evaluation. Zehn der Items repräsentieren positive Empfindungen und Gefühle und zehn negative. Die Antwortskala für die Items besteht aus fünf Kategorien, die von »gar nicht« bis »äußerst« reichen. Zudem wurden die Musikpräferenzen der Probanden mithilfe des *STOMP* (Short Test of Music Preferences) erhoben. Mit dem *NEO-Fünf-Faktoren-Inventar* wurden Daten zu den Persönlichkeitsdimensionen Neurotizismus, Extraversion, Offenheit für Erfahrung, Verträglichkeit und Gewissenhaftigkeit generiert. Drei selbstkonstruierte Fragebögen wurden hinzugezogen, um zusätzliche Daten zu bekommen: Der als *Fragebogen Nr. 1* bezeichnete Fragebogen erfasste die Vertrautheit der Musizierenden miteinander sowie mit freier Improvisation. *Fragebogen Nr. 2* erfragte, wie gut die Umsetzung mit der Software EMuJoy gelang. *Fragebogen Nr. 3* fragte nach den Emotionen beim Hören der Musik. Erneut wurden die Fragebogen-Items anhand von fünf Antwortkategorien von den Probanden evaluiert. Es gab zwei Testphasen, in denen die Daten erhoben wurden: Am Tag der Aufnahme wurden die Daten der Musizierenden erhoben, in den sich anschließenden Wochen die der Rezipierenden.

Resonanz sichtbar machen: Schemata zur Studie und Analysen im Kontext der Fragestellungen des Symposiums

Vor dem Hintergrund der zu Beginn genannten Theorien und des vorgestellten Studiendesigns lassen sich nun verschiedene Analysen von Resonanzprozessen erstellen. Die möglichen Resonanzschemata sehen wie folgt aus:

a) *Die Interaktion der Musizierenden miteinander:* In der freien Improvisation findet, durch die Instruktion gestützt, eine resonante, interaffektive Kommunikation mittels musikalischer Ausdrucksmittel statt. Mit Hilfe von Musiknotation und dem Vokabular der Musiktheorie können diese Ausdrucksmittel abgebildet und benannt werden.

b) *Veränderungen »innerer Zustände«:* Anhand der Fragebögen können die inneren Zustände der Probanden vor, während und nach dem Einspielen bzw. Hören der Aufnahme analysiert werden. Veränderungen werden innerhalb der Gruppe der Musizierenden, der Rezipierenden sowie zwischen den beiden Probandengruppen sichtbar. Die Tonaufnahme der improvisierten Musik wird als Medium der Resonanz betrachtet.

c) *Musizierende/Rezipierende & EMuJoy:* Die Verwendung des Messinstruments EMuJoy durch die Musizierenden und Rezipierenden basiert auf einer auf Resonanz gestützten Interaktion. Der Fragebogen Nr. 2 gibt Aufschluss darüber, wie die Probandengruppen die Qualität dieser Interaktion bewerten.

d) *Valenz & Arousal der Probanden in Bezug auf die Tonaufnahme:* Die durch die Software EMuJoy generierten Kurvenverläufe bilden die Veränderungen der Valenz bzw. des Arousals der Probanden via »real-time measurement« und »continuous response-method« (Nagel, 2007, S. 283) ab. Die Musik wird als Auslöser der Resonanz betrachtet, die die sichtbar gewordenen Veränderungen hervorruft.

Die Interaktion der Musizierenden miteinander – eine erste Analyse des musikalischen Materials

Ich beginne mit der Analyse des unter a) aufgeführten Resonanzschemas und kontextualisiere es mithilfe einer zentralen Fragestellung des Symposiums: *»Wel-*

che inneren und äußeren Zustände und Prozesse der Musikschaffenden kommen in der Improvisation[4] *zum Tragen?«*

Gemäß der Instruktion für die Musizierenden, deren Aufgabe es war, ihre Emotionen beim Improvisieren wahrzunehmen und in die musikalische Interaktion einfließen zu lassen, ist davon auszugehen, dass eine erste Analyse des musikalischen Materials Aufschluss darüber gibt, mit welchen musikalischen Mitteln sie die Aufgabe umgesetzt haben. So werden aus den »inneren Zustände« äußerlich wahrnehmbare und beschreibbare musikalische Mittel, die sich hier wie folgt beschreiben lassen:

a) Es werden überwiegend dissonante Klänge hörbar.
b) Motivisch tauchen wiederholt absteigende Tonfolgen auf.
c) Dynamische Spannungsbögen sind gestaltend.
d) Es wird wenig Virtuosität zur Schau gestellt.
e) Klares *time*[5] bezogenes Zusammenspiel bzw. *groove* ist schwer oder selten erkennbar.
f) Das Kreieren von unterschiedlichen Klängen ist vordergründig.

Veränderungen »innerer Zustände« – Ergebnisse aus den Fragebogen-Daten

Um resonante Veränderungen beobachtbar machen zu können, muss zunächst eine *baseline* erhoben werden. Dies ist nun durch die Betrachtung der inneren Zustände vor dem Hören der Tonaufnahme möglich. Die Säulendiagramme (Abb. 2–3) bilden eine Auswahl der Items des PANAS ab, die auch durch den Fragebogen Nr. 3 erfragt worden sind, sodass für diese Items auch die »Emotionen« *beim* Spielen bzw. Hören der Aufnahme als Information vorliegen.

Anhand der Diagramme und mit Fokus auf die Antwortkategorien »einigermaßen«, »erheblich«, »äußerst« lässt sich erkennen, dass vorher nahezu keine Gefühle von Angst und Beschämung bei Musikern und Rezipierenden vorhanden waren. Etwa ein Drittel der Probanden waren vor dem Experiment freudig erregt bzw. angeregt.

---

4 Ich habe mich entschieden, die Fragestellung dem Kontext anzupassen. So soll es hier natürlich um die Improvisation und nicht um die Analyse eines Werkes gehen.

5 Mit dem Begriff *time* wird im Jazzkontext das Vorhandensein eines Metrums bezeichnet.

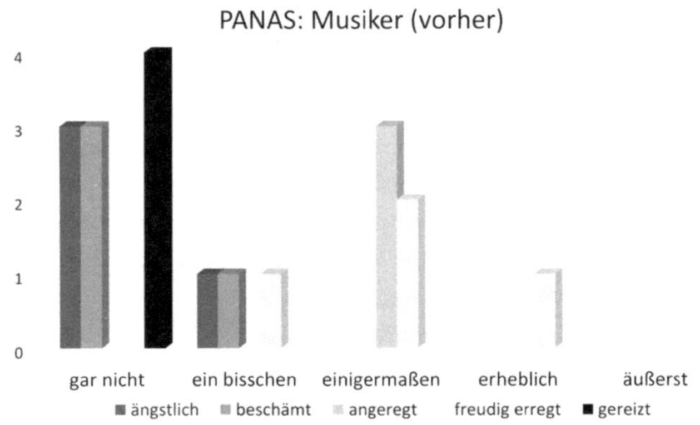

Abb. 2: Die Grafik zeigt die Angaben der Musiker vor dem Spielen der Improvisation: Lediglich positive Affekte wie »freudige Erregung« sowie ein affektives »Angeregt«-Sein finden sich unter den stärkeren Ausprägungen (»erheblich und einigermaßen«) ihrer Antworten.

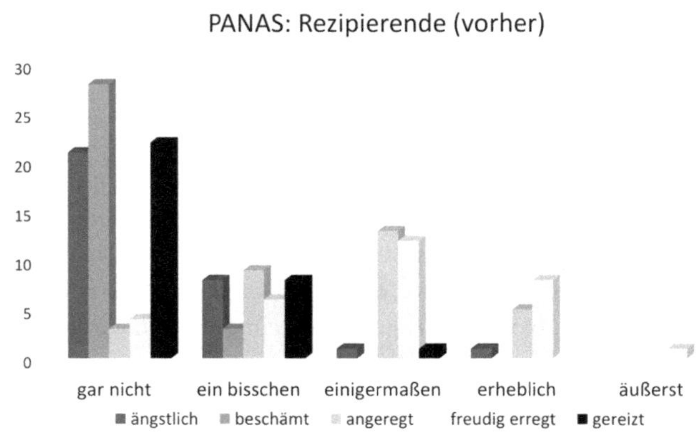

Abb. 3: Etwa ein Drittel der Rezipierenden waren im Vorfeld des Versuchs »freudig erregt« sowie einigermaßen »angeregt«. Angst oder Beschämung zu empfinden, gaben ebenfalls nur wenige Rezipierende und dies lediglich in der Ausprägung »ein bisschen« an.

Es lassen sich nun mit einer anderen zentralen Fragestellung des Symposiums die Daten weiter analysieren: »Werden diese vertonten Empfindungen als solche

»erkannt« und lösen sie vergleichbare Empfindungen bei den Musikhörenden aus?«

Die aus den Fragebögen gewonnenen Ergebnisse zeigen, dass die Evaluationen der Musizierenden und Rezipierenden durchaus *Gemeinsamkeiten* aufweisen: So zeigten sich sowohl für die wahrgenommene *Unsicherheit, die Erregung* als auch *das Spaßempfinden* Übereinstimmungen bei 30–50% der Probanden.

Unterschiede gab es insbesondere im Hinblick auf die *Ängstlichkeit*: Etwa ein Drittel der Rezipierenden nahmen Ängstlichkeit beim Hören der Aufnahme wahr, die die Musiker nicht empfunden hatten. Keiner der Musizierenden gab mit der Ausprägung »stark« oder »sehr stark« an, ängstlich beim Improvisieren gewesen zu sein. Die Ergebnisse des PANAS jedoch zeigen, dass die *Ängstlichkeit* vorher und nachher bei den Musizierenden und Rezipierenden in der Ausprägung »stark« bis »sehr stark« nahezu gleich null war. Im Vergleich zur *Erregung* der Rezipierenden vor der Testung mit der Erregung während des Hörens fällt auf, dass diese bei etwa einem Drittel der Probanden beim Hören höher war. Im Anschluss war das Erregungsniveau der Rezipierenden etwa vergleichbar mit dem Erregungsniveau vor dem Hören der Aufnahme.

Eine mögliche Schlussfolgerung im Hinblick auf die Ergebnisse zur *Ängstlichkeit* lautet: Die Zunahme der Ängstlichkeit und Erregung bei etwa einem Drittel der Rezipierenden könnte *als Folge* von Resonanzprozessen verstanden werden. Jedoch lassen die Fragebogendaten keine Rückschlüsse auf konkrete musikalische Ereignisse bzw. Messzeitpunkte zu. Mit Sicherheit kann festgehalten werden, dass die Musik zum Medium der affektiven Veränderungen der Probanden wurde.

Analyse der Valenzen von Musizierenden und Rezipierenden anhand der Kurvenverläufe

Betrachten wir nun die Valenzverläufe, wie sie durch die EMuJoy-Daten erstellt werden konnten (Abb. 4). Erkennen Sie die hellgrauen Linien im Hintergrund? Diese bilden sehr differenziert die emotionalen Veränderungen der Probanden beim Hören ab – aus diesem Grund habe ich meinen Vortrag zunächst einfach »Unterschiede in der emotionalen Wahrnehmung von Musizierenden und Rezipierenden« genannt. Auf der y-Achse sehen Sie die standardisierte Ausprägung der Valenz, auf der x-Achse den zeitlichen Verlauf der Musikaufnahme. Die Musiker konnten in zwei Subgruppen (Saxofon & Gitarre sowie Bass & Schlagzeug) eingeteilt werden, weil die Kurvenverläufe einander deutlich ähnelten (Mahlstedt et al., 2015). Wir sehen, dass die Valenz der Rezipierenden über einen Zeitraum von 170 Sekunden negativ wird, bevor sie sich zum Ende hin dem neutralen Nullpunkt annähert.

Folgende Abschnitte (s. Abb. 4) möchte ich mit Ihnen näher anschauen:

1. Die Kreise – sie zeigen parallele Bewegungen der Valenz in den Subgruppen; ihnen voran geht eine divergierende Bewegung (s. exemplarisch: gestricheltes Oval).
2. Die Kästchen – sie markieren die Knotenpunkte der Kurvenverläufe.
3. Der Pfeil – er weist auf einen Höhepunkt in der Valenzausprägung in der Subgruppe Bass & Schlagzeug hin.

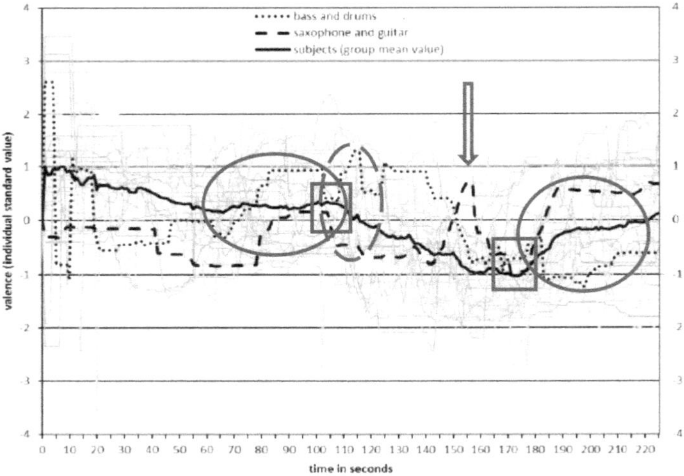

Abb. 4: Die gepunktete Linie zeigt den gemittelten Kurvenverlauf von Bass und Schlagzeug, die gestrichelte Linie den von Saxofon und Gitarre. Die durchgezogene Linie zeigt den gemittelten Kurvenverlauf der Rezipierenden.[6]

Abschnitt 1 – »Things Breaking up«

Ohne näher auf den Anfangspart der Aufnahme einzugehen, der als Einschwingen oder die Karikatur eines *tuning-in* bezeichnet werden könnte und in dem bereits motivisches Material präsentiert wurde, untersuche ich einen ersten Abschnitt, der eine deutliche Veränderung zu der bisherigen Improvisation hör- und sichtbar macht. Gleichwohl die Beschreibung der Musik im Rahmen des vorliegenden Artikels leider ohne akustische Hörbeispiele auskommen muss, kann der

6 Diese sowie auch die folgenden Grafiken stammen aus der Studie Mahlstedt et al. (2015).

erste Abschnitt mit den Worten von Beebe und Lachmann (2004) eingeleitet werden, die »Variabilität als Ursprung neuer Formen betrachten« (S. 253). Auf diese Weise versuche ich zugleich die Veränderungsprozesse in der freien Improvisation mit dem Blick moderner Psychotherapieforschung zu untersuchen:

> »Zur Veränderung eines Musters müssen Teile des Systems die ständigen stabilen Muster stören. Daraufhin bilden sich neue Muster als auftauchende Eigenschaften des Systems. Diese Muster sind nicht linear: Sie lassen sich nicht unbedingt aus den vorherigen Geschehnissen vorhersagen« (ebd.).

Ich beschreibe nun die als Abschnitt 1 gekennzeichnete Passage, die von etwa Sekunde 85–105 geht und die ich, Bezug nehmend auf die Aussage des bassspielenden Studienteilnehmers, mit »Things Breaking up« bezeichnet habe. Die Musik dieses Abschnitts lässt einen musikalischen Übergangsbereich hörbar werden, welcher durch die Abwärtsbewegung dreier Basstöne eingeleitet wird. Was dann folgt, ist beinahe Stille; es erklingt die Bassdrum und ein sehr langsamer Viertelpuls wird etabliert. Anknüpfend an die vorangestellten Theorien, ist in diesem Moment der Musik von einer hohen gemeinsam geteilten Aufmerksamkeit *(joint attention)* auszugehen. Es ist ein hohes Spannungsmoment spürbar und eine musikalische Abstimmung angesichts des stark verlangsamten Tempos und der geringen Lautstärke kann nur feinfühlig und einander zuhörend erfolgen, denn andernfalls zerfiele der musikalische Zusammenhang. Es ist Raum für alle Beteiligten, einander gewahr zu werden.

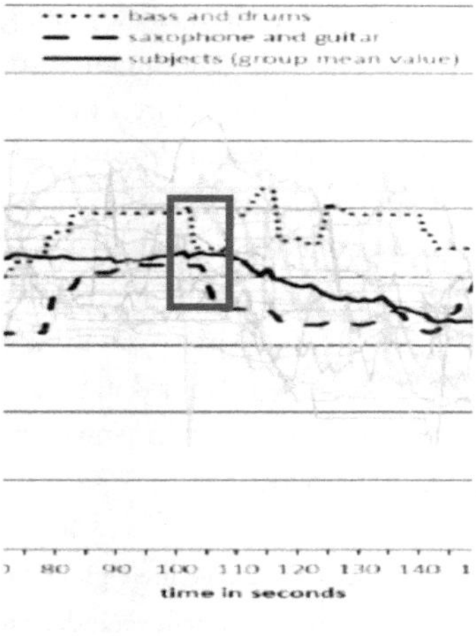

Abb. 5: Das Kästchen markiert den Abschnitt, an dem die gemittelte Valenz der drei Probandengruppen annähernd gleich ist.

Die visuelle Darstellung dieses ersten Abschnitts (Abb. 5) weist ebenfalls auf eine in dieser Form zuvor nicht dagewesene Besonderheit hin: Die Kurvenverläufe zeigen eine hohe emotionale Übereinstimmung der Valenzen beider Subgruppen und der Rezipierenden. Um die Veränderungen in der Valenz in Form der Annäherung der Kurvenverläufe zunächst entlang musikalischer Veränderungsprozesse zu erklären, ziehe ich zur Analyse die Fisherschen *Transformationsmechanismen* nach Friedman (1960) heran und mache folgende Beobachtungen: Die Aufmerksamkeitsverschiebung in die Bassstimme kann als *Figur-Grund-Wechsel* betrachtet werden; die vorherige Figur-Grund-Konstellation wird ignoriert. Mit dem Beginn des langsamen Viertelpulses kann der Beginn einer deutlichen *Gestaltveränderung* in der Bassdrum verzeichnet werden – ebenfalls eine Veränderung, welche sich visuell in dem Kurvenverlauf der Subgruppe Bass & Schlagzeug wiederfindet. Bezeichnend für die Improvisation der Subgruppe Saxofon & Gitarre ist eine deutliche *Größenveränderung* in Form eines decrescendos, das fast zu Stille wird.

Erneut aktuelle Psychotherapieprozessforschung einbeziehend, möchte ich nun das, was hier in dem Zusammentreffen der Valenzen sichtbar wurde und aufgrund der beschriebenen Transformationsmittel im Hinblick auf die Musik verdeutlicht wurde, in Analogie zum *Begegnungsmoment*, wie Daniel Stern ihn beschreibt, zu betrachten versuchen: »Begegnungsmomente werden gemeinsam konstruiert und setzen voraus, dass jeder der beiden Partner einen unverwechselbaren Beitrag leistet. Jeder Partner erfasst und ratifiziert eine emotionale Version dessen, was ›jetzt zwischen und beiden, geschieht‹« (Stern et al., 2012, S. 51). Hier sind vier Musizierende beteiligt, welche sich innerhalb einer genuinen musikalischen Interaktion auf- und miteinander abstimmen und deren Abstimmung in etwa mit der gleichen Valenz von den Rezipierenden wahrgenommen wird. Dies geschieht mit einer klaren Verankerung im Hier und Jetzt durch die beschriebene Neuetablierung der *time*. Die Musik fungiert bei diesen Prozessen als Medium der Resonanz. Sie ist das Bindeglied, auf das sich die Reaktionen der Probanden beziehen und welche via »real-time measurement« erfasst werden.

Wie improvisieren die Musizierenden nach den hör- und sichtbar gewordenen Veränderungen weiter? Erschließt sich nun, mit dem Begriff von Sander (1988, zitiert nach Stern et al., 2012, S. 69) ausgedrückt, ein »offener Raum«, in dem sich die »Partner aus dieser besonderen Begegnung lösen und in Anwesenheit der Anderen allein sein können« (Stern et al., 2012, S. 69)?

> »Wir nehmen an, dass der offene Raum den Beteiligten Gelegenheit gibt, die Konsequenzen ihres Begegnungsmoments zu assimilieren und in dem veränderten

intersubjektiven Zustand, in dem sie sich nun befinden, ein neues Gleichgewicht herzustellen« (Leikert et al., 2017, S. 82).

Abschnitt 2 – »Re-Forming«

Im Folgenden wird mit der Tonaufnahme hörbar, wie Baritonsaxofon & Gitarre resonant miteinander auf dissonante Weise interagieren. Es lässt sich von einer absichtlichen »Marge der Ungenauigkeit« (Breyer & Gerner, 2017, S. 34) im Zusammenspiel ausgehen, welche sich sowohl rhythmisch als auch tonal äußert. Das emotionale Empfinden dieser Subgruppe wird zunehmend negativ. Ebenso wird die gemittelte Valenz der Rezipierenden ab 105 Sekunden analog mit der dissonanten Motivik der Subgruppe Saxofon & Gitarre sichtbar negativer. Der gepunktete Graph von Bass & Schlagzeug hingegen verläuft gespiegelt dazu, in den positiven Bereich des Erlebens.

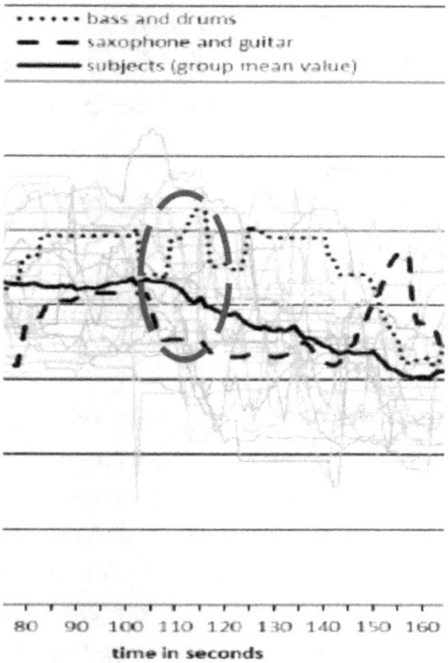

Abb. 6: Die beiden Kurvenverläufe der Subgruppen verlaufen nach der Annäherung ihrer Valenzen bei Sekunde 105 in gegensätzliche Richtungen: Die Valenz von Bass und Schlagzeug wird positiv, die von Saxofon und Gitarre negativ.

Erneut lassen sich Transformationsmechanismen nach Fisher in verdichteter Form auffinden: Hier zu nennen wären die *Vervielfachung von Wahrnehmungsinhalten* in Form der wiederholten, langsamen Bassdrum-Schläge oder die geringfügige *Änderung der Gestalt* der Subgruppe Saxofon & Bass. Für mich scheint jedoch vor allem die resonante musikalische Interaktion kennzeichnend für diesen Abschnitt zu sein. Demnach wäre die Resonanz der Rezipierenden als analoge Bewegung zur Resonanz zwischen den Musizierenden zu verstehen. Die zunehmend negativ werdende Valenz der Rezipierenden kann auf die vordergründig wahrnehmbaren Dissonanzen der Subgruppe Saxofon & Gitarre zurückgeführt werden. Ich bezeichne dieses Phänomen als *Resonanz der Resonanz*. Offen bleibt die Frage, wie der gespiegelte Kurvenverlauf der anderen Subgruppe interpretiert werden könnte. Stellen etwa der Bassist und Schlagzeuger in dem zuvor veränderten intersubjektiven Zustand nun mit musikalischen Mitteln »ein neues Gleichgewicht her« (Stern et al., 2012, S. 69)?

Abschnitt 3 – »Sichtbare Differenzen am Klimax«

Im Abschnitt 3 wird das Saxofon ab Sekunde 145 deutlich lauter, die Graphen von Saxofon & Gitarre erreichen bei Sekunde 155 den höchsten Punkt im Kurvenverlauf. Es zeigt sich hier die größte Differenz in der Valenz zwischen der Subgruppe Saxofon & Gitarre und den Rezipierenden. Das, was vom Saxofonisten und Gitarristen als positive Emotion beim Spielen wahrgenommen wird, wird von den Rezipierenden (und der anderen Subgruppe der Musiker) überwiegend negativ validiert: Die Valenz der Rezipierenden ist bei -1, die der anderen Subgruppe etwa bei y = -0.80. Wir können nicht zuletzt aufgrund der Intensität dieser Sequenz erneut von einer geteilten Aufmerksamkeit aller Beteiligten in Bezug auf die Improvisation ausgehen.

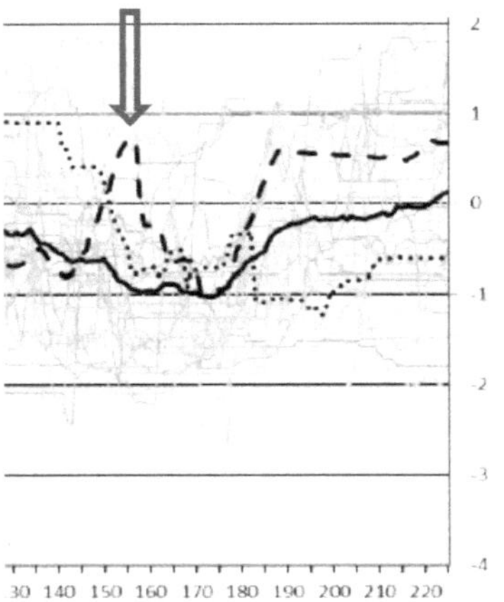

Abb. 7: Die gestrichelte, oben verlaufende Linie zeigt, wie der gemittelte Kurvenverlauf von Saxofon & Gitarre knapp unter dem y-Wert 1 bei Sekunde 155 einen Höhepunkt in der Valenzausprägung erreicht. Der gepunktete Graph von Bass und Schlagzeug erreicht zu diesem Zeitpunkt des musikalischen Abschnitts die stärkste negative Ausprägung, bei etwa y = -0,8. Der gemittelte Graph der Rezipierenden (durchgezogene Linie) erreicht bereits hier das Maximum der negativen Valenz, bei y = -1.

Nach dem Höhepunkt der positiven Valenzausprägung verläuft der Graph von Saxofon & Gitarre ab Sekunde 155 wieder abwärts, die Valenz wird negativ. Wir hören motivische Wiederholungen, eine melodische Aufwärtsbewegung, die wie eine Modulation klingt, und schließlich einen absteigenden Phrasenverlauf mit einem sich erst in der Wiederholung flüchtig und unscheinbar auflösenden, kadenzierenden Phrasenende. Hier, kurz vor der Auflösung, sind alle drei gemittelten Kurvenverläufe annähernd zusammen. So lässt sich nach etwa 175 Sekunden erneut etwas ausmachen, dass der Sternschen Beschreibung des Begegnungsmoments zumindest sehr nahekommt und anhand dessen Valenzverläufe der Beteiligten sichtbar werden.

Auch in diesem Musikabschnitt finden sich mehrfach die von Fisher und Friedman beschriebenen Transformationsmittel. Zu hören sind a) eine *Vervielfachung von Wahrnehmungsinhalten* in der Motivik des Saxofons, die eine Erhöhung der affektiven Qualität herbeiführt (Friedman, 1960), b) eine *Größenveränderung* (crescendo – decrescendo) sowie c) eine *Gestaltveränderung* (Modulation und pseudo-kadenzielle Auflösung).

Abschnitt 4 – »Balance«

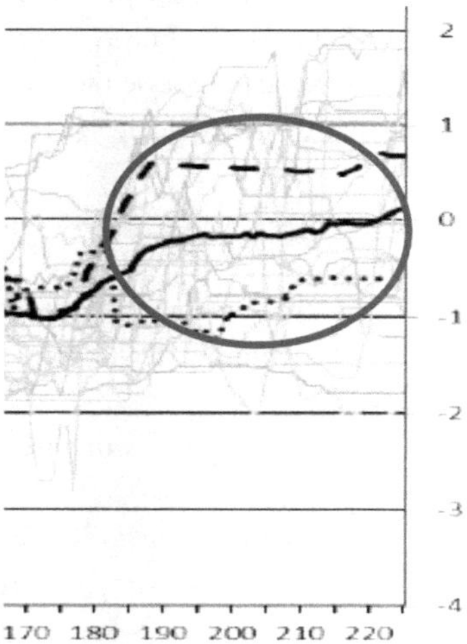

Abb. 8: Zum Ende der Improvisation verlaufen die Graphen beider Subgruppen der Musizierenden parallel und gespiegelt zueinander: Die gestrichelte Linie von Saxofon und Gitarre ist konstant bei etwa y = 0,7, die gepunktete Linie von Bass und Schlagzeug nähert sich dem Wert von y = -0,7 an. Der Graph der Rezipierenden verläuft Richtung y = 0.

Lesen wir nun, wie die freie Improvisation endet: Nach einem kurzen Übergangsbereich, vergleichbar einem Wiederaufbäumen, in dem das Schlagzeug mit klaren, schnellen Schlägen den Takt vorgibt, kommt die Musik der Improvisierenden langsam zur Ruhe. Es ertönen ausgehaltene Klänge, die in einem konsonant anmutendem Schlussklang ausklingen. Die Valenz der Rezipierenden verläuft Richtung y = 0 und nimmt damit eine neutrale Position ein. Die Valenzen der Subgruppen sind erneut zueinander gespiegelt. Mit den Worten Plassmanns ausgedrückt, lässt sich beschreiben, was sich hier widerzuspiegeln scheint: »[D]as Gleichgewicht zwischen positiven und negativen Emotionen bildet sich in einer rhythmischen Schwingung von einigen Minuten Dauer« (2019, S. 67).

Zusammenfassung und Einflussfaktoren für resonante Veränderungen

Im ersten Teil dieses Beitrags zu dem Themenkomplex »Emotion – Resonanz – Transformation und freie Improvisation« wurde theoretisch vorbereitet, dass Emotionen intersubjektiv wahrgenommen und ebenso – z. B. durch Musik oder Musizieren – reguliert werden können. Es wurde gezeigt, dass dies über vielfältige Formen von Resonanzprozessen geschieht (vgl. Abschnitt »Resonanzfacetten«). Ferner wurde verdeutlicht, dass Musik als Medium der Resonanz fungieren kann. In der freien Improvisation sind diese Prozesse als genuine Interaktion zu verstehen, in der emotionale Qualitäten kommuniziert werden und eine hohe geteilte Aufmerksamkeit *(joint attention)* wichtig ist. Damit Resonanzprozesse möglich werden können, braucht es nicht zuletzt eine »Marge der Ungenauigkeit« (Breyer & Gerner, 2017, S. 34).

Die nachträgliche, vertiefte Untersuchung des Datenmaterials der Studie von 2015 (Mahlstedt et al.) brachte folgende Ergebnisse:

a) Die Gesamtbetrachtung der Valenzverläufe zeigt deutlich mehr Unterschiede als Gemeinsamkeiten in der emotionalen Wahrnehmung der improvisierten Musik.
b) Der Valenzverlauf der Rezipierenden ist absteigend bis zum dissonanten musikalischen Höhepunkt der Musizierenden.
c) Im Höhepunkt der Improvisation zeigt sich ein deutlicher Kontrast in der Valenz zwischen der Subgruppe Saxofon & Gitarre und den Rezipierenden sowie der Subgruppe Schlagzeug & Bass.
d) Insgesamt nahmen die Ängstlichkeit und die Erregung bei etwa einem Drittel der rezipierenden Probanden während des Hörens der freien Improvisation zu.

In Bezug auf das Sichtbarwerden von Resonanzprozessen hinsichtlich der emotionalen Wahrnehmung am Gegenstand improvisierter Musik lassen sich folgende Bedingungen für deren Auftreten nennen:

a) Eine Auswahl der von Fisher (1956) und Friedman (1960) genannten Transformationsmechanismen werden in der Musik in verdichteter Form evident und bilden die Grundlage für den notwendigen »Spielraum der kreativen Emergenz« (Breyer & Gerner, 2017, S. 34).

b) Die Transformationsmechanismen führen zu Momenten in der Musik, in denen die Valenzen der Beteiligten annähernd gleich sind und die Qualitäten der Sternschen Begegnungsmomente aufweisen. Im Anschluss daran werden musikalische Übergangsbereiche hörbar und Divergenzen sichtbar.

c) Deutlich hörbare Resonanzprozesse innerhalb der Improvisation der Musizierenden erzeugen eine Resonanz bei den Rezipierenden. Dieser Prozess wurde als *Resonanz der Resonanz* beschrieben. Er geht miteinander korrespondierenden Änderungen der Valenzen einher.

Wiederholt ließ sich beobachten, dass jeweils im Anschluss an die emotionalen »Knotenpunkte« bzw. (musikalischen) Begegnungsmomente sich eine Balance der Valenzen einstellte: die Kurvenverläufe der Subgruppen verlaufen gespiegelt zueinander, die der Rezipierenden in der Mitte.

Wohlwissend, dass die hier gezeigten Analysen auch in ihrem Detailreichtum den Leserinnen und Lesern einiges an Aufmerksamkeit abverlangen können, möchte ich eine abschließende Zusammenfassung und einen Ausblick formulieren: In dieser Untersuchung des Datenmaterials der Studie Mahlstedt et al. (2015) wurde der Fokus auf die sich zwischen den Musizierenden und Rezipierenden zeigenden Resonanzprozesse gelegt. Die emotionale Wahrnehmung der Probanden anhand des Gegenstands der frei improvisierten Musik stand im Zentrum der Datenerhebungen, ebenso wie die analytischen Beschreibungen der musikalischen Vorgänge. Beides zusammen konnte im Vorher-Nachher Vergleich der Daten und anhand der Ergebnisse durch das »real-time measurement« (Nagel et al., 2007, S. 283) im Kontext der verschiedenen Konzepte zum Themenfeld Resonanz untersucht werden. Letztere wurden stark auf die von Breyer und Gerner (2017) herausgearbeiteten Facetten hin eingegrenzt, um einem überbordenden Bedeutungsüberschuss, der mit dem Gegenstand und dem Gebrauch des Resonanzbegriffs einhergeht, entgegenzuwirken. Emotionale Veränderungsprozesse der Probanden wurden mittels der von Fisher (1954, 1956) und Friedman (1960) gezeigten Transformationsmechanismen deutlich. Ebenso gingen resonante musikalische Interaktionen der Musizierenden mit Veränderungen der Valenz auch bei den Rezipierenden einher. Die phänomenologische Nähe der musikalischen Vorgänge zu psychotherapeutischen Prozessen, wie etwa Daniel Stern (2012) sie feinkörnig beschreibt, wurde nicht nur in den herausgearbeiteten Verweisen deutlich. Die durch die Software EMuJoy generierten Daten konnten auch ein empirisches Fundament beisteuern, dass in dieser Form meines Erachtens bis dato einzigartig ist.

Hinsichtlich der Frage nach möglichen sich anschließenden Forschungsarbeiten und Studien würde ich zunächst dazu raten, an das Studiendesign von 2015 anzuknüpfen und dessen Replizierbarkeit zu prüfen: U.a. wäre es spannend, herauszufinden, ob sich erneut anhand der Kurvenverläufe Subgruppen bilden lassen und die Veränderungen der Valenz wie hier gezeigt auch in anderen Improvisationen mit resonanter Interaktion der Beteiligten und einer Verdichtung der beschriebenen Transformationsmechanismen einhergehen. Der umfangreiche Korpus an Fragebögen könnte auf die jeweiligen Forschungsfragen hin angepasst werden. Unbedingt sollte ein ausführlicher Testlauf mit der Software EMuJoy die Anwendung vorbereiten. Zukünftige Studien, die das Verhältnis von interaktiven Prozessen am Gegenstand freier Improvisation in den Kontext psychotherapeutischer Prozessforschung stellen, könnten durch die am Erleben der Beteiligten orientierten Daten das empirische Verständnis von emotionalen Veränderungsprozessen anhand musikalischer/paraverbaler Interaktion vertiefen. Das Verhältnis und die Abgrenzung zu verbalen Interaktionen sollten dabei ebenso unter die Lupe genommen werden wie mögliche Limitationen, welche mit der analogen Betrachtung der Phänomene mit psychotherapeutischen Konzepten wie den Jetzt- oder Begegnungsmomenten einhergehen. Nicht zuletzt könnte sich ein Forschungszweig der Übertragbarkeit der Transformationsmechanismen (Fisher, 1954, 1956; Friedman, 1960) auf psychoanalytische Prozesse widmen – deren Potenzial in der Transformation von noch Unbewusstem liegt.

Literatur

Beebe, B. & Lachmann, F.M. (2004). *Säuglingsforschung und die Psychotherapie Erwachsener. Wie interaktive Prozesse entstehen und zu Veränderungen führen*. Stuttgart: Klett-Cotta.

Benecke, C. (2014). *Klinische Psychologie und Psychotherapie. Ein integratives Lehrbuch*. Stuttgart: W. Kohlhammer.

Bissig, F. (2016). Die Zumutung der Freiheit. *Neue Zürcher Zeitung*. https://www.nzz.ch/feuilleton/aktuell/freie-improvisation-die-zumutung-der-freiheit-ld.129140 (04.07.2020).

Breyer, T. & Gerner, A. (2017). Resonanz und Interaktion. Eine philosophische Annäherung anhand zweier Proben. In T. Breyer, M.B. Buchholz, A. Hamburger, S. Pfänder & E. Schumann (Hrsg.), *Resonanz – Rhythmus – Synchronisierung. Interaktionen in Alltag, Therapie und Kunst* (S. 33–46). Bielefeld: transcript.

Fisher, C. (1954). Dreams and Perception: The Role of Preconscious and Primary Modes of Perception in Dream Formation. *Journal of the American Psychoanalytic Association, 2*(3), 389–445.

Fisher, C. (1956). Dreams, Images, and Perception: A Study of Unconscious-Preconscious Relationships. *Journal of the American Psychoanalytic Association*, *4*(1), 5–48.

Friedman, S.M. (1960). Ein Aspekt der Musikstruktur. Eine Studie über regressive Transformationen musikalischer Themen. In B. Oberhoff (Hrsg.), *Psychoanalyse und Musik. Eine Bestandsaufnahme* (S. 189–210). Gießen: Psychosozial-Verlag, 2006.

Herzfeld-Schild, M.L. (2017). Resonanz und Stimmung. Musikalische Paradigmen im historischen Spannungsfeld von Anthropologie, Ästhetik und Physiologie. In T. Breyer, M.B. Buchholz, A. Hamburger, S. Pfänder & E. Schumann (Hrsg.), *Resonanz – Rhythmus – Synchronisierung. Interaktionen in Alltag, Therapie und Kunst* (S. 127–144). Bielefeld: transcript.

Juslin, P.N. & Västfjäll, D. (2008). Emotional Responses to Music: The Need to Consider Underlying Mechanisms. *Behavioral and Brain Sciences, 31*(2), 559–575.

Leikert, S. (2017). Sonate und analytische Stunde. Transformationsprozesse in Musik und Sprache. In S. Leikert & A. Niebuhr (Hrsg.), *Von der Musik zur Sprache und wieder zurück. Jahrbuch für Psychoanalyse und Musik,* Bd. 1 (S. 67–88). Gießen: Psychosozial-Verlag.

Mahlstedt, C., Wohlfeil, R., Vogler, C., Tajdini, B. Kühn, R.M. & von Georgi, R. (2015). Comparing perceived emotions while expressing and listening to music. *Ninth Triennial Conference of the European Society for the Cognitive Sciences of Music (ESCOM).* 17.–22. August: Manchester, UK.

Nagel, F. et al. (2007). EMuJoy-Software for Continuous Measurement of Perceived Emotions in Music. *Behavior Research Methods, 39*(2), 283–290.

Plassmann, R. (2019). Die Musik der Emotionen und die Technik der Prozessdeutung. In S. Leikert & S. Bauer (Hrsg.), *Transformationsprozesse in Psychoanalyse und Musiktherapie. Jahrbuch für Psychoanalyse und Musik,* Bd. 3 (S. 67–86). Gießen: Psychosozial-Verlag.

Stern, D.N., Bruschweiler-Stern, N., Lyons-Ruth, K., Nahum, J.P. & Sander, L.W. (2012). *Veränderungsprozesse. Ein integratives Paradigma.* Frankfurt a.M.: Brandes & Apsel.

Tomasello, M. (1995). Joint attention as social cognition. In C. Moore & P.J. Dunham (Hrsg.), *Joint Attention: Its Origins and Role in Development* (S. 103–130). Hillsdale, NJ: Erlbaum.

Differences in the Emotional Perception of Free Improvisation Between Musicians and Recipients

Abstract: Resonance between musicians and recipients is diversely expressed: by interjections, applause, within improvisation of jazz musicians, by gestures or facial expressions and in subsequent talks. Sometimes resonance is formed by inner processes. Based on the study »Comparing perceived emotions while playing and listening to music« (Mahlstedt et al., 2015) questionnaires, curves of emotions and musical analysis are used to visualise different processes of resonance. The focus is shifted towards moments of experiences that differ between the participants, and on influences that change them resonantly.

Keywords: resonance, improvisation, emotional perception, mechanisms of transformation, moments of encounters in music

Der Autor

Christopher Mahlstedt, B. A. Musik und M. A. Psychologie, studierte Jazzsaxofon an der Hochschule für Musik Franz Liszt Weimar und dem Jazz-Institut Berlin und Psychologie an der International Psychoanalytic University Berlin. Als Musiker spielte er diverse Konzerte, u. a. auf dem Jazzfest Berlin oder dem Jazzfest München und nahm CDs mit unterschiedlichen Bands und eigenen Kompositionen auf. Christopher Mahlstedt ist Lehrer für Saxofon, Klarinette und Ensemblespiel und arbeitet als Schulpsychologe. Momentan absolviert er eine Ausbildung in tiefenpsychologischer Psychotherapie. Als Mitglied der Deutschen Gesellschaft für Psychoanalyse und Musik e. V. gab er 2017 und 2018 Workshops zu musikalischen Dimensionen in Gruppenprozessen und zu relationalen Implikationen musikalischer Parameter des Gesprächs.

E-Mail: christophermahlstedt@gmx.de

Ulrich Bahrke, Dominik Sackmann, Esther Schoellkopf Steiger (Hg.)

Vertrautes und Fremdes in Musik und Psychoanalyse

Jahrbuch für Psychoanalyse und Musik, Band 4

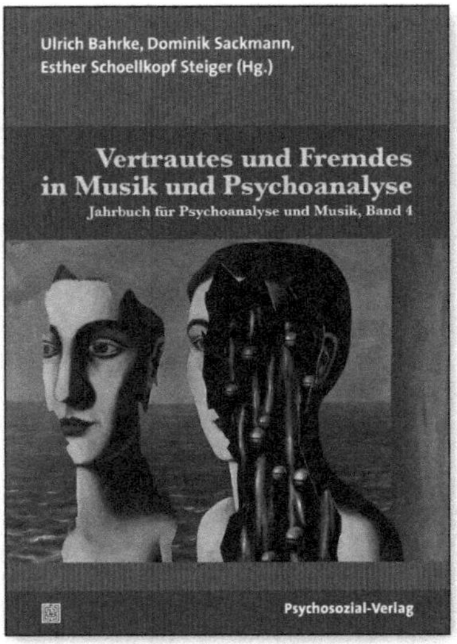

2020 · 189 Seiten · Broschur

ISBN 978-3-8379-2869-3

Fremdes schockt, Fremdes lockt – von der faszinierenden Dynamik, die sich entwickelt, wenn Traditionelles auf Experimentelles oder Bewusstes auf Unbewusstes trifft

Fremdes – von innen und außen – fordert ein Leben lang heraus. Es wird eingebunden in das Wechselspiel von Internalisierungen und Projektionen. Solche von der Psychoanalyse untersuchten Phänomene können in der Musik in analoger Weise beobachtet werden: Als die hohe Kunst der Wiederholung lädt die Musik ein zum Verweilen im Vertrauten, reizt aber ebenso zum Ausbruch ins unwägbare Neue. Die Auseinandersetzung mit dem bereits Verinnerlichten fordert und bereichert jeden, der komponiert, interpretiert, improvisiert und zuhört. Musik, als Element jeden menschlichen Lebens, wird so zu einer Daseinsmetapher.

Die Autorinnen und Autoren denken aus der doppelten Perspektive von Psychoanalyse und Musik erhellend über Kompositionen, Inspirationen, Rezeptionshaltungen und vielfältige Deutungen klanglicher Phänomene nach.

Mit Beiträgen von Eckart Altenmüller, Ulrich Bahrke, Hannes König, Annegret Körber, Marianne Leuzinger-Bohleber, Tomi Mäkelä, Lucia Pinschewer-Häfliger, Dominik Sackmann, Martin Weimer, Chris Wiesendanger